法国当代
心理治疗

理解与治疗强迫症

Comprendre et traiter les Troubles Obsessionnels Compulsifs

［法］安妮－埃莱娜·克莱尔
Anne-Hélène CLAIR

［法］樊尚·特里布 等／著
Vincent TRYBOU, et al.

朱广赢　张　巍／译

U0394985

上海社会科学院出版社
SHANGHAI ACADEMY OF SOCIAL SCIENCES PRESS

作者简介

安妮-埃莱娜·克莱尔（ANNE－HÉLÈNE CLAIR），心理学家，皮埃尔和玛丽居里大学（UPMC）神经科学博士，服务于巴黎皮提耶-萨尔佩特里尔医院大脑和脊髓研究院（ICM）。

樊尚·特里布（VINCENT TRYBOU），临床心理医生，认知行为疗法专家，服务于巴黎情绪和焦虑问题中心（CTAH）。

埃利·昂托谢（ELIE HANTOUCHE），精神科医生，强迫症和双相情感障碍专家。曾任职于圣安娜医院和皮提耶医院，如今在巴黎管理着整个情绪和焦虑问题中心。他主持了超过800场讲座，组织了30多场国际研讨会。

吕克·马莱（LUC MALLET），精神科医生，全国保健和医学研究所（Inserm）研究主任，服务于巴黎皮提耶-萨尔佩特里尔医院 ICM。

玛戈·莫尔吉瓦（MARGOT MORGIÈVE），心理学家，UPMC 科学社会学博士，服务于巴黎皮提耶-萨尔佩特里尔医院 ICM。

安妮-埃莱娜·克莱尔和樊尚·特里布衷心感谢所有为本书的撰写贡献力量的朋友，无论是出于他们的见解，还是他们在科学和临床方面的思考，或者只是在我们撰写、问询和修改过程中的陪伴。

作者们还要感谢AFTOC和所有在日常中使我们获得学习、促使我们对一些已有的成果重新思考并将其应用于生物医学研究的患者。

前　言

　　面对安妮-埃莱娜·克莱尔和樊尚·特里布的工作，以及他们在各种假设的基础上为理解这个如此古怪的强迫症状的世界而表现出的慷慨热忱，立刻出现在我脑中的是两个词：毅力和激情。不仅仅是理解，当人们遭遇强迫症并承受这种障碍性疾病的痛苦时，还要对其实施治疗，就像我们每天都能在 AFTOC[1] 看到的那样。安妮-埃莱娜和樊尚在他们的研究和临床实践中是十分互补的。他们向我们证明，模型是可以被推翻的，强迫观念不一定是强迫症的核心，而更是一种面具，一个展现给临床医生的漂亮外壳，可以有多种阐释方式和无穷无尽的模型，但根据他们的研究，它掩饰了强迫症真正的源动力。这影响了治疗师的实践和对强迫症的研究。强迫行为和回避行为在这里被重新考虑，一些疗法因此得到了修正。现在我们知道，认知行为疗法应该进行改进，以获得更高的治疗效率。评估一项治疗在研究条件下的效率不足以得出其在所有情况下的有效性。时间、替代、性格、治疗师和患者的

---

　　[1]　法国强迫症患者协会。

I

人格特征，诸多限制因素被纳入有效的治疗模型中，但有时一旦这些因素离开了临床研究的场域和环境，就不再有效。

所有类似或相关的强迫症都会被研究，以回答以下这个经常被提出的问题："这真的是强迫症吗?"有时，强迫行为、回避行为、强迫观念这些显性的症状序列及其产生的痛苦会掩饰其他症状，而当这些症状没有被纳入考虑时则更加可怕，并且会导致患者接受不合适的治疗。

强迫思维和强迫行为是临床研究真正的拱顶石，对精神疾病的多年观测贯穿了整个 19 世纪，直到最近五十年开启新型药物研发的大门。两者依旧培育着一些专家学者和临床医生的兴趣，在我们看来人数已经非常稀少了。

安妮-埃莱娜和樊尚就是其中两位。在他们实践的基础上，发展出了一套研究和治疗的工具，为患者、患者的家庭、他们的治疗师同事和整个科学界提供了服务。

此著作开启了新的视野，我们希望它可以就强迫症的研究和治疗在医疗界引起反响，同时也向强迫症患者及其家人提供帮助，因为书中一部分内容是面向所有人的。

克里斯托夫·德蒙福孔
（Christophe Demonfaucon）
AFTOC 主席[1]

---

[1] AFTOC 联系地址：
12, route de Versailles
78 117 Châteaufort
Tél. 01 39 56 67 22
eode@club-internet.fr
www.aftoc.org

目　录

第三部分　强迫症的行为神经学疗法

第四部分　亲属对病人病情的影响

第五部分　顽固性强迫症和神经外科

引　言

　　强迫症(或者 TOC)是一种神经心理学疾病,其症状在几百年前就已被描述出来,最近才又涉及 DSM‐Ⅳ‐TR[1]的诊断标准。心理医疗工作者和神经科学家已经特别强调了其临床表现的差异性,从因害怕受神明惩罚而抑制不住去数楼梯台阶数的青少年,到核对了多年自己的工作文件后在公寓入口设置一个"空气净化安全气闸室"的退休老人。

　　然而,本书的目的不是给出第 n 个对强迫症及其临床表现的描述,而是在于让临床医生和病患家属了解最新的科学和/或理论数据,使得如今的我们能够更有效地制止其发作。从 20 世纪初弗洛伊德描述的强迫性神经官能症开始,神经科学技术的发展又提出了对强迫症的其他解释,并且开启了新的治疗技术。

　　对疾病的理解和治疗间的联系,通常有两重意思。最著名的例子当属血清素再获取抑制剂(或者 IRS),显示了神经调节剂在

---

　　[1]《精神疾病诊断和统计手册》第 4 版修订版(截至本译本出版[2019 年 9 月],已更新至第 5 版[DSM‐5]——编注)。

此症中的作用。正是从这些科学数据出发，我们又重新审视了那些模型和医疗实践。

　　能理解已经很不错了。能应用于实践中那就更好了！本书第三部分是对前两部分的直接应用：我们可以怎样使用这些科学文献、理论概念，并构建治疗工具。理解对于精神科医生、心理学家、心理疗法专家而言，就是能够发现线索，最大限度地治疗疾病，并给予患者及其家属一些方法和信息。理解对于患者而言，就是可以更积极地参与到康复的过程中。所以心理辅导是一次成功治疗的第一步！

　　从这所有的理论和科学知识出发，同时也是在和患者一起经历长期的询问、探讨和摸索之后，我们在本书中提出了一些新的模型和治疗技术。

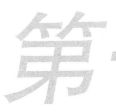

强迫症发病症状

安妮-埃莱娜·克莱尔

TOC,或者说强迫症,如今已被整个医疗卫生行业确认为一种能引起心理痛苦和机能障碍的正式疾病,患者成千上万。这种由纠缠的思想和强迫的行为构成的疾病,已得到越来越多的诊断和治疗。然而,支撑这种疾病的认知行为学及神经生物学机制依然不明确,并且多年来一直是心理学、精神病学和神经科学的研究对象。

从早期对强迫症的临床描述开始,就有各种不同的模型试图解释此症的发病原因和状况,即强迫观念和行为之间存在的联系。"清醒的疯狂"(Trélat, 1861)这一用语就完全表达了这层意思:怎样解释一个人自愿在长达数小时的时间里一直重复一些行为,同时又真心认为它们是荒诞的?从临床层面而言,这些重复性的行为应该源于对发生某件严重事情的焦虑和/或害怕,源于病人在这件事上被赋予的责任。但如果是强迫思维导致了强迫行为,那么强迫性的观念又来自哪里?所以早期的模型专注于个人心理机制的运作,现今的假设将认知功能或神经生物学纳入了强迫症的成因。

这一章由对强迫症的临床描述切入。接下来将介绍早期基于对此症临床表现的观察和研究而形成的解释性模型。神经科学进一步丰富了这些模型,同时也提供了更多的模型,后者专注于病人的认知能力和/或大脑功能。我们将在先前介绍的神经科学专著基础上,对强迫症的病理学模型进行考察,以便最终探讨支撑此症的机制。

第一章
强迫症的临床情况

强迫思维和强迫行为：从最初的临床研究到 DSM – IV – TR 中的诊断标准

历史概述

这类临床描述从 19 世纪起便存在，即一些人认为在无法预知的情况下，自己某些行为将对他人构成不利，因而始终处于恐惧之中。这种想法会导致强烈的焦虑，令他们不停地向自己确认什么也没有干，向周遭提出无数的问题，并避开一些可能立即引发他们恐惧的情境。另一些病人则一直怕自己不干净，害怕只要一接触某些物品就会得病，于是他们一遍遍重复毫无变化的洗漱、身体护理程序。当时，医生们在观察了这些案例之后（Esquirol, 1838），将着重点放在评述症状和维护智力上，由此这个疾病得到了"偏执"这个名字[1]。

---

[1] 埃斯基罗尔（Esquirol, 1838），在其论著《心理疾病》（*Des maladies mentales*）中指出，在偏执的情况下，"智力基本上未被削弱，因为它参与了精神错乱这一动作，因为病人总是试图为自己的情感和行为辩护"。

在这些临床案例中，人们注意到两大类症状，如今被称为**强迫思维**和**强迫行为**。两者结合形成了现在的强迫症（TOC），其诊断标准在 DSM - Ⅳ - TR（APA，2000）焦虑症（当代叫法！）一类中有所定义。

流行病学数据

强迫症涉及 2‰ 至 3‰ 的人口，对男女性一视同仁[1]，在童年、青少年、成年各阶段均可发病（Karno，1998）。此发病率似乎在各时代保持稳定，并且在不同的被研究人群中均如是。强迫症这种超越文化领域的存在，提示了在它产生和持续过程中一些通用机制（有可能是生物学机制）的介入。

强迫行为

强迫症最显著的表现通常是一些重复性的日常行为（或心理活动），或者遵照特定数量或顺序实施的一系列行动。这些强迫行为可以表现为多种形式，比如洗手洗上 30 分钟，确认十几遍闹钟已启动，以完全对称、遵循颜色规律的方式整理柜子里的衣服，或者一遍遍重复祈祷。这些行为可以占据一天中的好几个小时，发生在工作中、家里、大街上。行为人明知这种强迫行为极端且可笑，却不得不实施，为了避免产生强烈的焦虑感。

强迫思维

强迫行为的主要目的在于减轻一种巨大的焦虑感，而引起这

---

[1] 与多数焦虑症在女性中更为普遍的情况相反。

种焦虑感的,具有侵入性、重复性且令人烦躁的念头或画面被称为强迫思维。强迫思维的特点,也就是将其与谵妄念头区别开来的关键,是病人对其做出的评论,以及使其合理化的意愿。然而,有些病人没有很好地意识到自己的病症,他们将之通俗化,其强迫思维于是被描述成"自我和谐"。强迫思维可聚焦在各类主题上,从害怕被传染疾病到担心引起一场灾难,或者唯恐丢失什么重要物件。

DSM-Ⅳ-TR 制定的强迫症诊断标准

A. 强迫思维或行为的存在被定义为:

强迫思维	强迫行为
1. 在患病期间,反复并持续出现的,具有侵入性,会引起巨大焦虑和痛苦的不合宜的思想、刺激或表现。 2. 这些思想、刺激或表现不仅仅是关乎现实生活问题的过分忧虑。 3. 行为主体刻意努力无视或压抑这些思想、刺激或表现,或者通过其他的思想或行动来抵消这些心理活动。 4. 行为主体承认这些纠缠无休的思想、刺激或表现来源于其自身的心理活动(它们并不是由外界强加给自己的)。	1. 行为人为了回应强迫思维或根据某些必须坚定实施的规则,而感到被驱使去完成的重复性行为(洗手、整理、检查等)或心理活动(祷告、数数、默默重复一些词句等)。 2. 这些行为或心理活动的目的是为了抵消或减轻内心的痛苦感,或者阻止某一令人害怕的事件或情况发生。然而,这些行为或心理活动,或者与其声称要抵消或预防的事情毫无实际关联,或者很显然就是极端行为。

B. 在病症发作期间,行为人承认自己这些强迫思维或行为是极端的、无理性的(注:此条不适用于儿童)。

C. 这些强迫思维或行为导致一些痛苦情绪,因浪费大量时间(每天花费时间超过一个小时)而苦恼,或者与行为人的日常活动、他的职业(或学业)生涯以及正常社会活动及关系产生明显冲突。

D. 如果介绍轴Ⅰ的另外一个主题,那么强迫思维或行为这个主题就不仅仅局限于后者(例如,进食行为障碍者有与食物相关的忧虑;拔毛癖患者会扯自己的头发;躯体变形障碍患者会产生与外表相关的担忧;药物障碍者会有药物方面的忧虑;疑病症患者会忧心自己得了严重疾病;性欲倒错患者会对性冲动或性幻想产生困扰;严重抑郁症患者会反复咀嚼罪恶)。

E. 这些紊乱并非源于某种物质直接引起的生理反应(例如,引起滥用的某种物质、某种药物),也不源于某种一般性生理疾病。

强迫症的诊断

诊断主要基于强迫思维和行为（至少每天一小时）的存在，同时也基于对其行为极端性和无理性的承认（APA，2000）。这些症状不符合病人的正常行为，也就是说它们被认定是荒诞的、不受欢迎的（自我排斥的性取向特征）。要认定其病理性，这些症状必须在个人生活中产生显著的痛苦，比如，损害生活品质、家庭关系、工作能力。

国际神经心理学小型会谈（Sheehan，1998）是一个半正式会议，会议根据 DSM 标准制定了强迫症诊断标准。会上分辨出了尤其在情绪障碍或焦虑症患者中可能存在的疾病史或并发症。

在早期对强迫症的临床描述和理论评述中，让内（Janet，1903）就已经将这些症状同正常的思维和行为表现进行了对照。强迫思维和正常思维之间的区别不在于内容，而更在于其过度的重复性、焦虑性、难以控制性，即其自身导致的障碍性特点。强迫症伴有或多或少的功能障碍，从个人机能轻微改变到没有能力实施大部分日常活动。如今强迫症的严重程度可依据基于临床数据的各类标准进行测定，在专著中使用最多的是 Y - BOCS（Goodman，1989）。病症的严重程度一般主要考虑强迫思维和行为发生的频率，及其引起的尴尬和焦虑，同时也考虑个人对症状的抵抗能力和控制能力。

强迫综合征（SOC）

如果强迫症的诊断前提是存在吞噬时间的症状和/或病人身体机能的某种回应，那么常见的情况是那些强迫思维和行为并不满足这些标准。从机能正常到对日常生活几乎构成完全的侵犯是一个渐进的过程，中间的过渡阶段是强迫综合征（le syndrome obsessionnel compulsif，SOC），它包含多种不明显的障碍症状（Degonda，1993；Hantouche，1995）。SOC 涉及大概 5％至 6％的人口，呈现出和强迫症的强迫思维和症状一样的临床特征和亚型（特征）（Degonda，1993）。SOC 的演变呈现多样化特点，从自发地减轻到始终毫无缓和，甚至向强迫症演变。

综合性临床表现

强迫症的临床特征多种多样。因此就有了多套分类法，分别根据症状出现的年龄（在幼年时期或者更晚的阶段），强迫思维相较于强迫行为的严重程度，以及病人表现出来的症状主题。如今，根据强迫症的临床异质性特征，同时结合遗传学、神经科学、心理学、流行病学的研究成果，提出了一种针对此症的多维度研究方法（Mataix-Cols，2005）。

发病年龄

每个病人的发病年龄不尽相同。尽管有众多病人最初的强迫症状发生于青春期之前，也有不少人成年阶段才有最初的症状表现。这种不同导致了"早"发和"迟"发强迫症的区别[1]。

---

[1]　如今强迫症早发和迟发之间的分野并不十分明确：一些研究将 10 岁前出现的强迫症定义为"早"，另一些又定为 15 或 18 岁（Rosario-Campos，2004；Sobin，2000）。除了关于发病年龄的模糊界限，这些研究中纳入考虑的症状类型也各有不同。一些研究以强迫症初期症状的出现来定义发病日期，而另一些只关注症状已构成障碍的时刻（Jaisoorya，2003；Fontenelle，2003）。同时必须指出的是，发病年龄和疾病的持续时期关系密切，这也成为研究中一个令人困惑的因素。

早发型强迫症似乎更为严重,且大多涉及男性(Tukel,2005)。相较于那些迟发强迫症(它一般以更为突然的方式发病)患者,这些病人强迫症的恶化呈现更为明显的渐进性(Millet,2004)。在病人身上也发现了不同的症状类别:患有早发型强迫症的病人比其他病人更严重地受困于计数、奇思妙想、重复性动作和对称性(Sobin,2000)。早发型强迫症大多伴有冲动性抽搐,而迟发型强迫症病人则更多地受困于阶段性抑郁。涉及两组病人治疗应答和思维特征的数据十分有限,亦不坚实(Lomax,2009)。

强迫思维/强迫行为之天平

一旦强迫症安营扎寨,传统上便由强迫思维和行为两部分构成,两者在症状学上的严重性基本一致。洗手这一行为通常对应于对"脏"、"得艾滋病"、接触"有毒"产品的恐惧。同样,检查这一行为似乎是为了回应引起火灾、酿成失窃或丢失重要文件并对此负责的恐惧。然而,一些症状却很特殊,几乎仅由强迫思维或强迫行为构成。

强迫思维存在而几乎不存在强迫行为,或者相反的情况,已明确列在 DSM - IV - TR 的诊断标准中[1]。也可借助纳入两者对比(强迫思维/强迫行为)的 Y - BOCS 对强迫思维和行为进行定量。因此,根据强迫思维和强迫行为的份额,强迫症的三个综合征因子便十分明显:"行为强迫""思维强迫"和"混合型"(Hantouche,2002)。

---

[1] "或者是强迫思维的存在,或者是强迫行为的存在"(APA,2000)。

➤ 以强迫行为为主的强迫症：由检查、整理、收集、计数和对称强迫这些症状构成，它多数情况与运动性抽搐的存在相关联（Baer，1994）。在此类病人身上，强迫思维总体上是不存在的，或者极少形成，而那些仪式行为（也就是强迫行为）的实施是为了回应某种焦虑，而不是对某种明确的东西的恐惧。对对称、顺序或精确性的强迫行为如果不是受某个奇思妙想的暗示，便是最明显的例子。

➤ 以强迫思维为主的强迫症多数情况由强烈的强迫心理，对犯错、出丑的恐惧，以性和宗教为主题的强迫思维构成。所谓"思维强迫"病人之所以被如此命名，是因为他们没有或极少有运动性仪式行为。他们表现出来的仪式行为并非显性，可被定性为精神性强迫。这些精神性强迫一般不被临床医生察觉，他们错误地将这些病人归为纯粹的精神痛苦者。主要是为了减少强迫思维所引起的焦虑感，病人们才会实施此类精神性仪式（例如，无止境地反复思考，以向亲人发问或网络查询的方式试图获得安心）（Rachman，1976）。

➤ 混合型强迫症主要由害怕感染疾病的强迫思维和清洗的仪式行为构成，强迫思维的严重程度基本上等同于强迫行为的严重程度。这种形式是此障碍症最经典的模式，最常见，也最容易诊断（Hantouche，2002）。病人清楚描述出每天萦绕于脑际的强迫性念头，以及他试图疏导这些念头而采取的强迫行为，而这会极大地浪费时间。由此症引起的障碍也几乎以一样的方式归因于强迫思维和行为。

症状的主题

强迫症由诸多症状构成，其主题的个体差异巨大。一些病人仅涉及对于"脏"的恐惧,表现出各种清洗的仪式行为;另一些人怀有对他人造成伤害的恐惧,于是会在大街上不停地察看自己身后的情况。也常出现在同一病人身上同时存在多个主题的现象[1]。在此情况下,其中一个主题往往是主导性的,并且构成了病人的主诉,其他主题则症状更轻。

面对这种症状的多样性,临床医生很快就致力于将一些临床亚型作出区分,以加深对疾病本身、病因及治疗方面的理解。一些自我调查表或半正式谈话被确认有效,以量化并编列所有的症状主题。如今,最常用来鉴别不同强迫思维和行为的谈话是耶鲁-布朗强迫量表(Y-BOCS, Goodman, 1989)。这份半正式评估包含六十几种强迫症状,组成八大强迫思维主题和七大强迫行为主题(参见附录)。它涵盖了很大一部分在病人身上观察到的症状,但无法对列表中的每个症状进行量化。一些自我调查表,如毛德斯雷强迫症清单(MOCI)(Hodgson, 1977),或者帕多瓦清单(Sanavio, 1988)给出了一个量化评估,但仅仅聚焦强迫症的某几个维度。

面对这种多样性,一些根据"临床亚型"来重新分类的尝试启动了。当前的方法以析因分析技术为基础或者从中收集症状表现。由此提出了多套鉴别方式,基于一些行为表现,如"检验者"对照"洗手者"(Lewis, 1936),或心理过程,如"对风险的不正常评估""病态的怀疑"或"空虚感"(Rasmussen, 1991)。

在这些最初的理论推断之后,一些析因分析研究使用有效的心理测量工具(像 MOCI 或者帕多瓦清单),从而可以在大量病人

---

[1] 在同一病人的病程中,症状主题发生演变的情况亦十分常见。

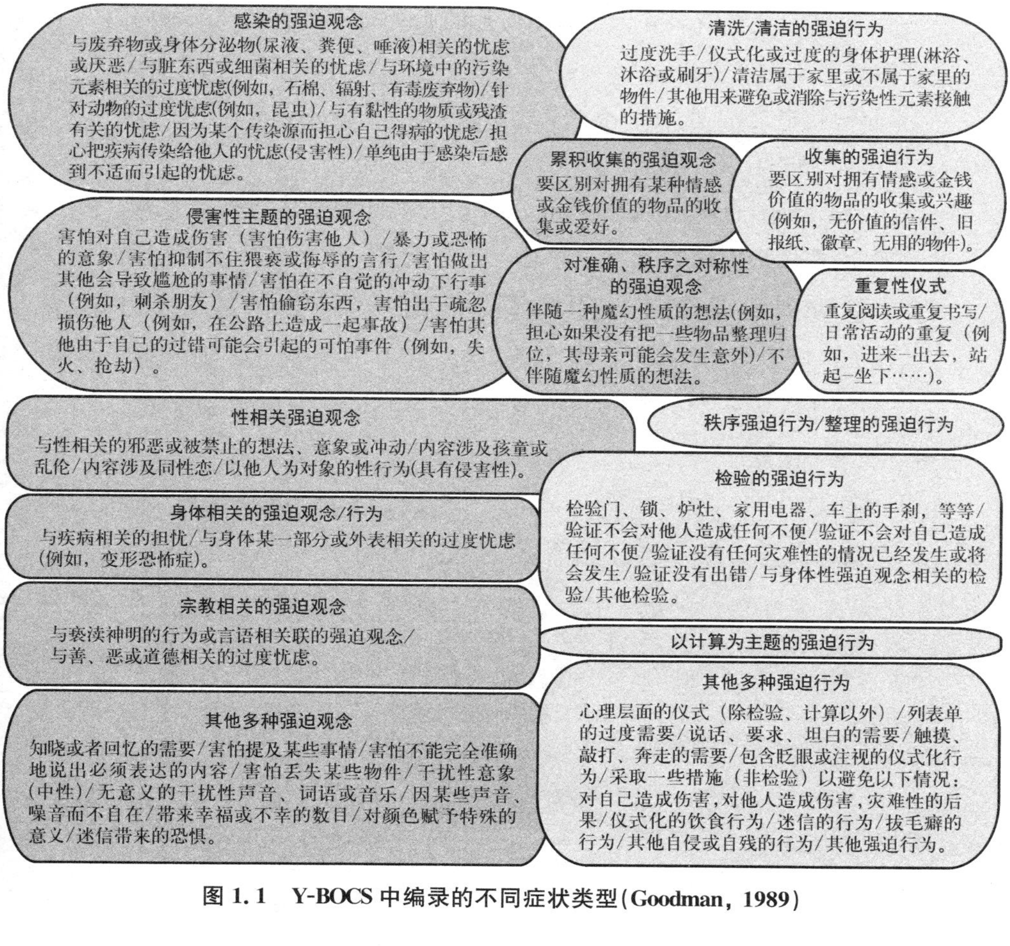

感染的强迫观念

与废弃物或身体分泌物(尿液、粪便、唾液)相关的忧虑或厌恶/与脏东西或细菌相关的忧虑/与环境中的污染元素相关的过度忧虑(例如,石榴、辐射、有毒废弃物)/针对动物的过度忧虑(例如,昆虫)/与有黏性的物质或残渣有关的忧虑/因为某个传染源而担心自己得病的忧虑/担心把疾病传染给他人的忧虑(侵害性)/单纯由于感染后感到不适而引起的忧虑。

清洗/清洁的强迫行为

过度洗手/仪式化或过度的身体护理(淋浴、沐浴或刷牙)/清洁属于家里或不属于家里的物件/其他用来避免或消除与污染性元素接触的措施。

累积收集的强迫观念

要区别对拥有某种情感或金钱价值的物品的收集或爱好。

收集的强迫行为

要区别对拥有情感或金钱价值的物品的收集或兴趣(例如,无价值的信件、旧报纸、徽章、无用的物件)。

侵害性主题的强迫观念

害怕对自己造成伤害(害怕伤害他人)/暴力或恐怖的意象/害怕抑制不住猥亵或侮辱的言行/害怕做出其他会导致尴尬的事情/害怕在不自觉的冲动下行事(例如,刺杀朋友)/害怕偷窃东西,害怕出于疏忽损伤他人(例如,在公路上造成一起事故)/害怕其他由于自己的过错可能会引起的可怕事件(例如,失火、抢劫)。

对准确、秩序之对称性的强迫观念

伴随一种魔幻性质的想法(例如,担心如果没有把一些物品整理归位,其母亲可能会发生意外)/不伴随魔幻性质的想法。

重复性仪式

重复阅读或重复书写/日常活动的重复(例如,进来-出去,站起-坐下……)。

性相关强迫观念

与性相关的邪恶或被禁止的想法、意象或冲动/内容涉及孩童或乱伦/内容涉及同性恋/以他人为对象的性行为(具有侵害性)。

秩序强迫行为/整理的强迫行为

检验的强迫行为

检验门、锁、炉灶、家用电器、车上的手刹,等等/验证不会对他人造成任何不便/验证不会对自己造成任何不便/验证没有任何灾难性的情况已经发生或将会发生/验证没有出错/与身体性强迫观念相关的检验/其他检验。

身体相关的强迫观念/行为

与疾病相关的担忧/与身体某一部分或外表相关的过度忧虑(例如,变形恐怖症)。

宗教相关的强迫观念

与亵渎神明的行为或言语相关联的强迫观念/与善、恶或道德相关的过度忧虑。

以计算为主题的强迫行为

其他多种强迫观念

知晓或者回忆的需要/害怕提及某些事情/害怕不能完全准确地说出必须表达的内容/干扰性意象(中性)/无意义的干扰性声音、词语或音乐/因某些声音、噪音而不自在/带来幸福或不幸的数目/对颜色赋予特殊的意义/迷信带来的恐惧。

其他多种强迫行为

心理层面的仪式(除检验、计算以外)/列表单的过度需要/说话、要求、坦白的需要/触摸、敲打、奔走的需要/包含眨眼或注视的仪式化行为/采取一些措施(非检验)以避免以下情况:对自己造成伤害,对他人造成伤害,灾难性的后果/仪式化的饮食行为/迷信的行为/拔毛癖的行为/其他自残或自残的行为/其他强迫行为。

图 1.1 Y-BOCS 中编录的不同症状类型(Goodman,1989)

身上显现两到五个因素(Van Oppen，1995；McKay，2004)。帕多瓦清单的使用(Sanavio，1988)尤其可以鉴别五个方面的症状：清洗，检查，反复思考，冲动和精确性强迫(Van Oppen，1995)。然而，这些自我调查表并未将此障碍症的所有临床症状都纳入在内。为了更全面地考虑到病人症状的多样性，Y－BOCS(Goodman，1989)就在之后被用于不同的研究当中(Denys，2004；Mataix-Cols，1999)。

据研究，自此清单始，已有三到七个不同的临床维度被显现。如今，使用最广泛的分类是莱科曼的分类法，分为四类：清洗/感染；严重强迫/检验；累积；对称/整理(Leckman，1997)；还有马泰-科尔斯分类法，它增加了性/宗教/精神仪式方面的维度(Mataix-Cols，1999，2006)(图 1.2)。

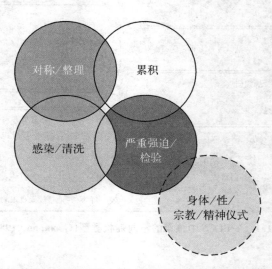

图 1.2　根据 Y-BOCS 所列主要症状归纳的莱科曼四因素(1997)和马泰-科尔斯划分出来的第五个因素(1999，2006)示意图

这些维度应该和临床有直接关联性,因为在"累积"方面具有较高比分的病人,对于血清素治疗的应答就不是太好,对 TCC 也一样(Mataix-Cols,1999;Abramowitz,2003;Black,1998)。对引起焦虑的信息(Frost,1989;Moritz,2008)和/或不同性质的神经心理学方面缺陷(Omori,2007;Nedeljkovic,2009)的处理也根据病人的临床亚型发现了特殊的进程。最近,一项神经影像学研究显示,强迫症病人的神经元随症状类型(Mataix-Cols,2004)或临床维度不同而不同(van den Heuvel,2008;Gilbert,2008;Phillips,2004)。

并发率和差别性诊断

强迫症的症状学十分复杂。一方面,它既有行为障碍,具有十分明显的表现(行为强迫),又有认知情感方面的障碍(思维强迫),并且,这又不一定同时出现在同一个病人身上(表现为思维强迫和/或行为强迫)。另外,这些障碍症可以经由大量的主题来呈现,虽然感染/清洗和侵略性强迫/检查是最常见的主题。临床多样性,症状初现年龄,以及性别比(被触及的男性和女性一样多)构成了诸多使得强迫症差别化诊断变得更复杂的因素。

此外,强迫症还常常和其他的焦虑症或情绪障碍联系在一起(Hollander,1996)。将这一事实纳入临床和治疗实践是十分重要的。比如,在对一位受强迫症困扰的病人实施一系列认知和行为上的康复训练之前,必须进行一段时间的重度抑郁治疗:如果病人的情绪是抑郁的,怎么才能在认知重建的过程中获得高效率,并拥有面对疾病发作的必要精力? 反过来,有时是在对强迫症治疗的推进过程中，显现出一些属于另一种焦虑症的症状：一位思维和行为强迫都已明显减轻的病人，针对日常生活的某些因素保持着无谓的障碍性焦虑，由此诊断得出广泛性焦虑障碍（Trouble Anxieux Generalise，TAG）。

最后，考虑并发率在强迫症特征上的影响是十分重要的。并发率的存在通常意味着更艰难的治疗，更长的病程，以及由此而来的更低的生活质量。

抑郁症状和重度抑郁发作期

就像大多数慢性病，无论是否是精神性疾病，通常抑郁症状会加重原本障碍症的痛苦。这些会一直发展，直到重度抑郁的抑郁元素在家庭、职业和社会生活中由于强迫症的入侵而得以大力滋生。羞耻心、负罪感、有时挫败感和无力感都是滋生抑郁状态的感受。

另有一项研究表明，近 50% 的强迫症病人或可在病程中遭受重度抑郁或病理性性情改变的困扰，这已成为最常见的并发症（Rasmussen，1994）。由此，一些流行病学数据显示出强迫症病人较普通人群拥有更高的失业率或病假率，并有更高的自杀企图。

如果说重度抑郁的诊断标准为护理人员所广泛熟知，并在精神性或神经性疾病的病人身上进行了近乎系统的研究，一个精细的临床评估在区分这些症状和强迫症的症状时也是必不可少的。尤其是对于患有强迫性迟缓的病人，很容易将之与抑郁性迟缓相混淆。在此情况下，分清迟缓相较于强迫症出现的时间点，并寻找其他抑郁症状（主要是日常的悲伤情绪和兴趣的完全丧失）是有用的。反复思考在两种情绪障碍症中都会出现,但抑郁症病人关注的通常是过去和失败,焦虑问题显然处于第二层面。负罪感也是两种病症均具有的情感,但强迫症病人对此大为批判(抑郁症病人则完全不或极少批判)。

抑郁症状通常和强迫症联系在一起,并且在减轻强迫症的心理疗法上构成了真正的阻碍。一经发现,人们就必须实施特殊的跟踪和治疗。

双相障碍

在情感性障碍中,双相障碍涉及强迫症病人的 10% 到 20%(Adam,2010)。发现这种并发性是十分重要的,无论是对于药物的跟踪/治疗还是心理治疗。

在强迫症及双相障碍病人中,思维和行为强迫的症状严重程度会随不同情感阶段而产生变化。在轻度躁狂阶段,强迫思维和行为会退居次席,而在抑郁阶段,则有加强的趋势。

焦虑障碍

在强迫症患者中,超过 60% 表现出或曾表现出同时被归入焦虑症范畴的症状(根据 DSM-IV 标准)(Adam,2010)。最常见的并发症为单纯性恐怖症(22%)和社交恐怖症(18%)(Adam,2010;Rasmussen,1992)。

强迫症和其他焦虑症,尤其是恐惧症或者广泛性焦虑障碍(trouble anxieux généralisé,TAG)的分野,并不总是十分清晰,值得进行细致的临床研究。所有病人都受困于严重的焦虑,他们中的一些人会对一些情境产生躲避或焦虑性预期。

TAG 病人的焦虑与日常生活的诸多事件相关（比如迟到，对经济或健康问题的预感），而不像强迫症有特殊的主题。这些担忧并未被 TAG 病人看作是荒诞的，这和强迫症病人的情况完全不同，因为脑中的强迫和他们的价值标准是相悖的。另一方面，在强迫症中相当重要的责任概念（例如，"如果我没关灯，而引起了火灾，这将是我的过错"）在 TAG 中则极少显现。在行为层面上，强迫症病人处于焦虑时做出的强迫或仪式行为，并未在 TAG 病人身上发现。

因此，一个人害怕约会迟到，整天都在想自己可以做什么，怎样才能处理好这一切，如果这些想法是日常的、障碍性的，并且持续几个月以上，那么他得了 TAG。相反，如果这个人在出门前总是在想他有没有把门关好，甚至折回去检查若干次，那么他得的是强迫症。

恐惧症是一个人在面对恐怖物时产生的焦虑性反应："我看见了一只老鼠，我很害怕，就逃走了"。焦虑指向的一定是一个事物（像是一只老鼠，一只蜘蛛）或一个情境（比如，人群或空旷），这通常和强迫症的情况不一样，在后者，焦虑和一个想法或画面（强迫观念）相关。通常避免恐怖物就可以减轻焦虑。躲避也存在于强迫症中（"为了不接触脏东西，我将不和朋友们一起出去"），通常此时强迫症已处于中重度。为了正确区分躲避行为是属于恐怖症还是强迫症，必须探究强迫发生在躲避行为之前（"我回来之后花费太多时间来洗澡了，为了避免这样，我再也不出去了"）还是同时发生。

无论是涉及恐怖症还是强迫症，心理治疗的过程都会经由中断躲避和承受焦虑刺激来完成。

精神病性障碍

在强迫症患者中只有 1% 到 2% 的人同时符合精神性障碍症的 DSM 标准（de Haan，2009）。相反，精神分裂症或其他精神性病症患者中则有 8% 到 20% 的人同时患有强迫症（Eisen，1993；Poyurovsky，2001；Tibbo，2000；Ohta，2003）。显然，无论是药物还是心理方面的治疗，都会根据诊断情况和并发症的存在而有所区别。

虽然在大部分情况下，差别性诊断的结果是很明显的，但有时在一些病人身上也会产生问题（尤其对于那些领悟力差或认知水平低的病患）。要警惕一不小心陷入症状主题的陷阱：一个不寻常的强迫主题或病人难以表达的强迫思维，不一定就是一种谵妄思想！

除了主题，还必须关注其强迫思维和行为的特点：病人对此是如何评论的？他的主诉是什么，他来咨询的理由是什么？显然，对症状评论含糊不清或者无评论可能被诊断为一例精神病性障碍，并开启临床评估，研究可以确诊的其他症状。

抽搐

抽搐是一种半自主的运动性和/或声音性的表现。因此，当病人感觉抽搐来临（先兆感觉），便感到一种实施这一动作的强烈愿望（有时被描述成一种生理压力），一旦完成，便如释重负。抽搐也有可能持续一段时间。抽搐的频率在不同个体之间差异较大，同一个体身上也有不同，取决于一天中的不同时段、不同的生活阶段、压力因素等。

一般来说，抽搐和强迫症的并发是双向的，并发率通常很高，据研究在 20％至 60％（Swedo，1989；Riddle，1990；Hanna，1995；Coffey，2000；Eichstedt，2001；Ivarsson，2008；Worbe，2010）。有抽搐症状的强迫症病人一般更偏向于行为强迫。这两者的联系在儿童和青少年身上更为普遍。

有时差别性诊断可以变得很复杂，在当今学界引起诸多讨论。**当然，一旦存在支撑重复性动作的强迫思维就可以排除抽搐症，而诊断为强迫症。**

区分只有强迫行为的病人和有复杂性抽搐的病人变得更难。事实上，有些抽搐是由一系列不同的连续动作构成（被定义为复杂性抽搐），比如，以重复的方式不停触摸一些东西或一些人，或者数东西。在强迫症的情况中，同样的行为也会被发现，但和焦虑有关联（不一定转化成强迫观念），而抽搐不是这样。强迫症的动作释放焦虑，抽搐动作则是某种"压力"。

明确完成动作的目的和与此相关联的感受是区分复杂性抽搐和强迫症表现的关键元素。

强迫性人格

强迫性人格（personnalité obsessionnelle compulsive，POC）被 DSM－Ⅳ－TR 定义为"对秩序、完美、心理和人际控制过于关注而失去了灵活、开放和效率的一种笼统的行为模式"（APA，2000）。它一般出现于成年初期。POC 人格的人通常"刻板"、完美主义、有条理，有时过于关注清洁，日常生活仪式化，很难将任务委托他人（"不管怎么样，别人肯定不如我自己完成得好"）。

它和强迫症的区别在于，POC 人格的人并不感到痛苦，他们认为自己的行为完全合适、正常，并且有用，于是没有任何意愿要与此作斗争。他们以这种方式运行得很好，并未看到改变有什么好处。他们受到困扰的情况也不少，并非直接源于他们的病态人格，而是其在家庭、个人和职业生活中引起的后果。

与我们可能认为的相反，POC 并不通常和强迫症联系在一起。在轴 II 的障碍症中，强迫症最常见的并发症是回避性人格，它的发生率大约是 30%（Summerfeldt，1998）。

强迫症表现出了一种如今已相对得到了解和研究的临床异质性。这些临床知识结合与我们健康状况相关的很多工具，用以建立强迫症的诊断标准，测定主题的多样性或者病人症状的严重程度。然而，此病症的运行情况仍然不为人知晓：如何解释行为的重复性？那些仪式行为和强迫思维来自哪里？

总结

何谓强迫症？

强迫症是一种涉及总人口 2% 至 3% 的疾病，它由强迫思维和强迫行为所组成。强迫思维对应的是一些念头，有时是画面，它们是焦虑的源头，并且总是不断来到病人头脑当中，而他们并不希望如此（他们甚至与此作斗争！）。强迫行为是一些行为，有时是心理活动（像在脑中计数，心里默默重复一些事情），病人被迫多次实施，以试图减轻焦虑。

强迫症须符合明确的诊断标准，尤其必须存在强迫思维和/或强迫行为，每天超过一个小时或引起日常生活障碍。

多种强迫症？

任何年龄都有可能患上强迫症，但最常见的是在青春期之前就患上此症。如果说开始患病的年龄在病人间是不同的，症状的主题和强迫思维较强迫行为的严重性同样如此，并且随着时间变化，在同一个人身上也会产生演变。

因此，这些强迫思维和强迫行为有诸多的主题。最经典的是怕感染和怕脏，于是一直重复清洗这一行为（"我要洗手，因为我怕接触了什么脏东西或传染物"）；怀疑的强迫思维（害怕犯错），于是不停地检查（"我要重新读或者重新做好几遍才能确保没有问题"）。

在一个病人身上，强迫行为可能占主导性地位：例如，花费数小时来正确整理东西；而强迫思维可能远没有构成那么大障碍，浪费那么多时间（"我很焦虑，但我说不太出来是什么明确的念头促使我去整理"）。其他形式主要由强迫思维（极少的动作仪式）构成或者是所谓的"混合型"（强迫思维和强迫行为一样多）。

是强迫症，而不是别的。

怎么知道这就是强迫症（差异性诊断）？并且只是强迫症（强迫症＋其他相关障碍症）？

尤其不能将强迫症病人具有的迟缓、负面思想和抑郁症病人的此类表现相混淆，虽然抑郁通常与强迫症相关，尤其是在病情严重的情况下。

有时也可能将强迫症和另一种焦虑症混淆，比如广泛性焦虑障碍(TAG)。然而，与强迫症病人为一些具体的事情焦虑相反，TAG病人的焦虑指向日常生活中所有事件的总和。

虽然强迫症和抽搐总是相伴随，还是不能将两者混淆。抽搐是病人为了减轻某个压力而做的动作，而不是为了舒缓焦虑情绪。同时，没有促使抽搐的强迫观念！

第二章
强迫症的心理学理论

为强迫症及其不同症状间存在的关系建立模型的最初尝试始于 20 世纪初,由让内领导这项工作(1903)。最早的对此病症的理解认为,固执的念头(或者强迫思维)是初等的,之后会导致一个不适的心理状态(焦虑)。强迫思维的先行产生也被纳入在更为现代的认知行为模型之中。仪式化行为则是之后的一个行为性回应,其目的在于减轻这种精神痛苦(APA,2000;Rachman,2002)。对于所有的强迫症模型,强迫行为是为了减轻由强迫思维产生的焦虑而作的回应。由这条基本原则出发,已有多种不同的理论进行了研究,试图对强迫症的病原学和强迫行为的重复性作出解释。

让内和弗洛伊德的最初模型

让内的精神衰弱症

尤其得益于无数的临床观察,让内是最早提出强迫症病原学模型的人之一(Janet,1903;Haustgen,2004)。他已经区分了今天我们称之为强迫思维和强迫行为的两大症状类型："顽执念头"
和"被迫行动"。

根据让内的研究,顽执的念头源于一种低迷的心理状态(精神
衰弱状态),它使得下层心理结构的内容处于自由状态[1]。至于
强迫行为,行为主体感到不得不去执行某个动作以减轻内心苦恼
(因此才有"被迫行动"这个术语),而这只有暂时的效果。一旦动
作实施完毕,它几乎立刻和一种怀疑联系在一起,而为了平复这种
怀疑,又促使不断重复这个动作。所以让内认为,强迫行为是对强
迫思维的一种回应,而它的持续是源于一种不满足感。

对让内而言,强迫症持续的关键是这个不满足的概念:没有
什么想法或者做法是如病人所愿完成的。因此,检查这一行为强
迫的重复性特征可归结为这样一个事实,即行为主体感觉到行为
并未被正确地完成:源于被抢劫的恐惧(强迫思维),病人关了门
(强迫行为),但怀疑自己这一动作的质量(不满足感),而这导致他
再一次做这个动作。

这个模型建立的过程解释了强迫思维的根源,以及促使强迫
行为持续的机制。然而,很少有研究验证过强迫症中不满足感所
占的重要性。

弗洛伊德的强迫性神经官能症

弗洛伊德借鉴神经衰弱的概念,尤其是精神压力和无意识思

---

[1] 即潜意识(并不以有意识的方式被病人获知)。强迫症的强迫性
表现被认为是对自愿并有意识思维的控制力的缺失,和源于下层精神结构的
思维的显露。

想的回归在强迫思维产生过程中的重要性,提出了一种强迫症的精神分析病原学(Freud,1929;Freud,1954)。这个理论是由一个单一案例研究出发建立的(《鼠人》)。弗洛伊德的强迫性神经症[1]假设行为主体倒退回肛欲期[2],这个时期和控制这一概念关系异常密切。这种神经症主要特点是对超我[3]所无法承受的无意识表现的抑制失败。这种心理内部的冲突是焦虑感和负罪感的源头,这两种感受在强迫症中都十分重要。

支撑这种抑制的不同机制有:

1. 不可容忍的表现是"孤立",也就是说脱离了情感[4]。

2. 这些情感被统一为一些被超我认为可接受的新的表现(反向作用和替代),但和初始表现保留着一种象征性联系(Bergeret,2000)。

例如,检验强迫症患者似乎表现出一种对外攻击趋势,而这不被超我允许表现出来,于是转移到对将会发生可怕事情的恐惧上(比如火灾或事故)。焦虑感和负疚感是对外攻击想法和超我之间冲突的结果。

---

[1] 从德语 Zwangneurose 译成法语 névrose obsessionnelle,或者更精确的是 névrose de contrainte。

[2] 肛欲期是精神分析中描述人生长的第二个时期的一个概念。它在口欲期之后,此时的特点是婴儿将注意力聚焦在肛门部位。这个时期一般出现在1至3岁。此时的快乐源于抑制粪便(滞留与控制概念相关)以及将其排出(排便)。也是在这个时期,婴儿进入了持续的反抗期,有时也被称为肛门施虐期。

[3] 超我是心理机制的三大结构之一(还有本我和自我)。这是我们心理的道德机制(善恶观念)和裁判机制(补偿和惩罚的能力)。

[4] 由弗洛伊德提出的**"情感"**概念类似于一种"感受",一种伴随某个念头或心理表现的内在状态。

这个深受让内启发的观念以一种动态的观点解释了强迫和强迫机制的突然出现。如今,已不存在此模型的任何实验/科学有效性。

行 为 模 型

与弗洛伊德同一时代,随着巴甫洛夫的研究出现了最早的条件反射概念(Pavlov,1927)。条件反射的概念以通过不断重复强化刺激和反应(两者并不存在先天联系)之间的联系为基础。斯金纳后来将巴甫洛夫条件反射(或者经典条件反射)与有效条件反射做了区分。对后者的强化加入了奖赏和惩罚的概念:通过不断地施予奖赏(或惩罚)使动作形成条件反射。有效条件反射可由此增加或减少对某一行为的完成(我会继续做被奖赏的事,停止做被惩罚的事)。

根据莫瑞尔(Mowrer,1960)的观点,对焦虑形成的反射性反应与经典条件反射不同,因为这些反应不需要通过不断的重复来获得持续。**对刺激的回避(对焦虑形成条件反射),除了能减轻焦虑,还会强化条件反射。**

强迫症的行为模型直接来源于对恐惧症的研究(Mowrer,1960)。强迫症可被解释为一个巴甫洛夫条件反射现象,是存在于一个原本中性的刺激(比如脏东西或宗教)和一些产生焦虑的负面情感之间的联系(Mowrer,1960)。于是原本中性的刺激变成了一个条件刺激,能够产生焦虑感和令人不适的情绪。

强迫思维的反复出现源于一种适应障碍[1](Beech,1971)。

---

[1]　在心理学上,适应参照习得,即在频率和强度上慢慢地减少对刺激的重复性(或延长性)呈现的回应,是刺激最初启动了回应。TCC 中的暴露仪式行为阻止法便是基于这个适应性原则。

这种外部侵入的念头是一种非病理性的内在刺激，并不会引起情感上的适应性回复，可能是由于焦虑过于强烈。强迫思维（联结中性刺激和厌恶性刺激）的维持依靠焦虑的减轻，而焦虑的减轻源于仪式行为（仪式的强化）和回避（条件反射的强化）。

也就是说病人越是奉行仪式，他就越是通过回避与之直接面对而强化了强迫观念：我越是检查门是否已关闭，就越是回避了未关门的恐惧，于是我反而越害怕。一些行为理论于是提出了一种解释，强迫行为的保持基于一种习得和条件反射的过程。**所以说强迫行为在短期有一种缓解作用，但从长期而言却强化了这种障碍。**

这些行为模型深受针对焦虑困扰的治疗法启发，这种疗法最初用在恐惧症病人身上，后来是强迫症患者（Cottraux，2001；Bouvard，2003）。这些行为模式也促成了一种认知行为治疗（TCC）核心技术的构建：**暴露仪式行为阻止法**[1]（Cottraux，2001；Bouvard，2003）。

因此仪式行为是强迫症得以持续的核心原因：病人越是奉行仪式，他便越不能适应脑中的强迫思维，他的障碍症也就越严重。暴露仪式行为阻止法的有效性验证了障碍症在行为学上的概念。这些模型考虑到了行为的重复性和强迫症的持续性，但对于行为产生的源头和强迫思维的重复性却没有提供太多信息：如何解释适应的缺失？为什么脏和怀疑会在病人心里与某个灾难性的场景

---

[1] 此治疗技术在于将病人暴露在与其强迫思维相联结的焦虑刺激之下。在暴露过程中，病人不可实施旨在减轻焦虑的回避或抵消行为（即他必须防止自己进行回应）。最后，他将在治疗师的帮助下学习如何处理这种与强迫思维相联结的焦虑。

联系在一起？

认 知 模 型

面对行为模型遗留的问题，强迫症的认知模型提出了一个对此障碍的补充解释，专注于强迫思维层面（Rachman，1997；Salkovskis，1985；Rachman，2002）。当时早已由让内提出，如今已被广泛接受的一个观点是，侵入性念头的出现是一个非病理现象。而是这种固定性、重复性、焦虑性特征和抛弃这些念头的困难性将之变成了强迫症病人身上的一个症状。因此认知法关注的是这些侵入性念头从正常到病理性这个演变的过程。

认知模型目前区分了三类现象，它们在强迫症的产生和持续过程中起着关键作用（Salkovskis，1985）：

    1. 侵入性念头（"我的门可能没有关好"），

    2. 自发性念头（"由于我的过错可能会被盗窃"），

    3. 抵消作用（"我要去检查一下以确保门已关好"）。

这些模型认为，思维体系的扭曲会扰乱强迫症病人对侵入性念头的处理（Salkovskis，1985；Van Oppen，1995）。这种机能障碍的体系和侵入性念头联系在一起，就会自动生发出一些令人不悦的思想，并且这些令人不快的思想还被先前就存在的焦虑-抑郁心理状态给强化了。这些自发性念头大多认为自己对某个严重事件负有责任，或对自身或他人有妨害。

因此侵入性念头会和消极的自发性念头相联系，消极的自发性念头又和认知体系及特殊信念有关（由于我的过错可能会被盗窃）。认知体系的激活会产生注意偏向机制（即注意力的高度集中),这个机制会导致病人对一些目标刺激高度警惕,因此促成了障碍症的持续。

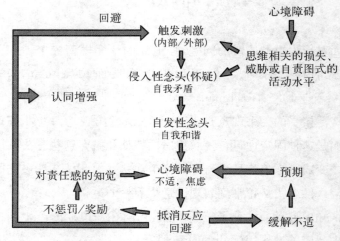

图 2.1　强迫症产生模型(Salkovskis, 1985)

因此忧郁和负罪/责任感来自产生不适和焦虑的自发性念头,同时又寻求能抵消这种焦虑的(心理或行为的)回应(Salkovskis,1999；Salkovskis, 1985)。

一个抵消行为(强迫行为)的实现将会在之前描述的运行过程中产生三个结果:

　　1. 不适感立刻减轻,因此形成并发展出迅速有效地面对焦虑的策略,

　　2. 非惩罚取得了可感知的有效性,强化了障碍的信念,

　　3. 通过对信念的回避和增强,强化了产生侵入性念头的刺激。

根据萨尔科维斯基斯的观点,这三个结果解释了强迫症的持

续（参考图 2.1）。**因此障碍症持续第二个体系在于强化了强迫观念、病人的焦虑状态和机能障碍体系的抵消作用**（Rachman，1997）。

如同适应模型或能量和动力模型，这些提议并未以实验的形式进行过测试。却在构建强迫症认知疗法的过程中起了基础作用，此疗法的作用方式是改变机能障碍体系，进而改变对事件的处理，并最终作用于行为（Bouvard，2003）。如今，认知模型（尤其是萨尔科维斯基斯的模型）被最为广泛地用来解释强迫症的运行过程，也是一种有效的治疗手段的基础：认知行为疗法。科特劳克斯认为，"虽然最终的目的是作用于行为之上，此疗法的核心仍在于对行为主体的思想、其有意识或无意识的信念体系和心理期待的改变"（Cottraux，2001）。

错误探测系统机能障碍模型

受让内（1903）研究成果启发，皮特曼（Pitman，1987）提出了一个关于强迫症的控制论模型，此模型关注的重点在于对错误的承认和由错误产生的焦虑。事实上，让内认为强迫思维和强迫行为是一种不满足感的结果。皮特曼提出了一个内在的行为控制系统，此系统的功能在于比较感知信号与参考信号。一个代表了感知信号与参考信号之间差异的"错误信号"就会因此而产生。当错误信号存在时（探测到错误信号），行为主体应纠正自己的行为，将感知信号沿着参考信号的方向改变。

在强迫进程中，皮特曼提出一种错误探测系统的机能障碍，这个系统高度亢奋，并且永不满足，即使人已经做出无数行为回应。

因此,病人的行为总是重复,是因为行为程序正在被多次执行,以减少感知到的错误信号。然而在每一次执行过程中,试图减少错误信号的行为,却会产生相悖的效果,反而会催生出一个新的错误信号。

这些错误信号诱导出循环不止的怀疑念头,也是病人焦虑感的来源。所以,强迫行为可以看作是行为上的回应,其目的是减轻由病态怀疑和与之相关的错误信号引起的焦虑。患者有一个与其刚刚完成的动作相关的怀疑("我把门关好了吗?"),这使得同样的动作又被执行了一遍("我得去检查一下"),而这个动作同样被打上了怀疑的印记("我好好检查了吗?")。

皮特曼认为,这种对错误的过度探测来自三个可能的来源:

　　1. 两个行为控制系统之间的内在冲突,这两个系统(对于同一个感知信号)可能有不同的参照信号;

　　2. 内在的比较机制出现机能障碍,无论感知到一个什么样的刺激,都会发送一个错误信号;

　　3. 从可能产生错误信号的刺激上转移注意的能力减弱。

这三个缺陷的结合可能是强迫症发病的源头,又根据病人症状和发病情况的不同而有不同的侧重。

早在 1987 年,皮特曼就提出将这些理论推想建立在神经科学的基础之上。他对基底神经节[1],尤其是纹状体感兴趣,这牵连到各种复杂多变的行为程序的组合与执行。隔区-海马在内[2]边缘系统一起将感知刺激和参考刺激进行比较,同时也将注意力

---

[1]　基底神经节(纹状体是其组成部分)是位于大脑深处的细胞核的整体。

[2]　隔区和海马都是边缘系统的一部分。

聚焦在"产生错误"的刺激上。

如今，神经科学的研究已经表明强迫症患者在认知错误上的异常[1]（Fitzgerald，2005；Hajcak，2008；Gehring，2000；van Veen，2002），这一点或可支持这一模型。

皮特曼的模型关注的是对强迫症患者行为重复性的解释和其中相关的神经元物质。然而对于此机能障碍的确切原因（可能是生物性的）却没有提供明确的解释，尤其是强迫性念头产生的明确原因。另外，此模型考虑到了强迫症中病态的检查行为和一些"行为强迫"的形式，但似乎在强迫症的其他表现上不太适用（比如一些"思维强迫"的形式）。

这些理论都主张将强迫行为置于强迫思维之后的从属地位。行为的目的在于减轻由强迫思维产生的焦虑。强迫行为持续的原因被让内解释为一种不满足感，被弗洛伊德解释为一种抑制的失败。后来，又被认为是一种错误探测系统的机能障碍，对行为主义者来说是一种条件反射现象，对认知主义者而言又是一种强迫观念强化系统。

总结

为了回答以下问题已有多套模型被提出：强迫症来自哪里？它又是如何运行的？

不满足感和强迫性神经官能症

在对众多患者进行观察的基础上，让内在 1903 年提出了

---

[1]　参见 III/D。

一个建立在"不满足感"基础之上的强迫症模型：没有什么是按照患者想要的去执行或思考的！

受这些研究成果启发，弗洛伊德于是提出了强迫性神经官能症的概念并开启了强迫症精神分析的源头。患者感受到的焦虑不安和负罪感是一种被抑制的冲突的结果：超我（根据弗洛伊德理论，是一种决定"善"和"恶"的心理结构）对某一念头的不容忍将以强迫思维的形式表现出来。

无休无止地重复（行为模型）

强迫症在本质上，是不是一个习得的问题？这个在 20 世纪 60 年代发展起来的理论认为，强迫思维来自一个中性刺激（例如脏或者宗教）和一些会产生焦虑的负面情绪的结合。这些强迫思维因为强迫行为或者回避而得到持续。即患者越是奉行仪式（或刻意回避！），他就越因为避免与之直接面对而强化了脑中的强迫性念头：我越是不断检查我的门，我就越没有直面没有关门的恐惧，于是我就越害怕。这些模型是认知行为疗法中广泛使用的一个技术的源头：直接暴露于会引起焦虑的行为之下而不奉行仪式（=暴露仪式行为阻止法）。

思维的歧途（认知模型）

作为对行为模型的补充，认知模型认为，强迫症可能源于一种对思想的错误阐释：这些思想自发地和一些负面念头联系在一起，这些负面念头又和一些思维体系和特殊信念（"人们可能会被盗窃，而这是由于我的过错"）联系，而后者又会催生苦恼、负罪感和责任感。强迫行为的目的是减轻这种焦虑，却强化了这些错误的信念。如同行为模型一样，这些理论也是认知行为疗法的支撑。

错误雷达（错误检测系统的过度活动）

皮特曼认为，患强迫症的病人感知到了太多的错误信号，而这引起了怀疑（"我真的关好门了吗?"）和焦虑，于是促使他们用某个行为（"我得去检查一下"）去修正这些令人不适的感受。然而，每个行为的执行虽怀着减少错误信号的企图，却得到了相悖的效果，产生了一个新的错误信号（"我是不是真的好好检查了?"）。

因此强迫症的源头在于处理情感和重复行为的大脑区域对错误的过度探测。一些神经科学的研究已经表明强迫症患者在错误认知上的异常，这一点或可支持这一模型。

第三章
神经心理学对理解强迫症的贡献

神经心理学是一种对行为的科学研究手段，它可在行为（及相应的认知机能）和某些大脑病变/机能障碍之间建立一种联系。对强迫症患者的神经心理学评估大部分是通过最初为了评估神经性疾病而建立的测试来完成的。这些评估一般关注的是灵活应变的能力、探测错误的能力、记忆和专注的能力，而这些都可能涉及强迫症的临床表现。

神经心理学模型

记忆缺陷假设

一种与自身行为相关的记忆的缺失可直接与障碍症的症状联系起来：患者怀疑或者重复，是因为他在记忆上有缺陷。记忆缺陷假设尤其关注视觉-空间记忆，因为强迫症患者对某一行动的正确实施，或者对于自己对环境的感知（视觉、感觉或听觉）可能存有怀疑。

在立刻重复进行一份可测试此类功能的复杂图形测试[1]时,强迫症患者表现更差(Penades,2005)。类似的缺陷也在其他的测试中被发现(可查阅 Greisberg,2003)。在对强迫症实施有效治疗之前/之后的研究并没有反映出病人在视觉-空间记忆缺陷上的明显改善(Nielen,2003;Roh,2005),显示记忆缺陷是非特异性的,因为和强迫症症状没有直接联系。

对一些提示有记忆缺陷的测试结果该如何解释还有待讨论。可能有时观察到的一些缺陷是强迫症的一项标志,是其他认知或情感功能紊乱的一个结果,或者又是该疾病的一项非特异性指标。这些限制大概主要归结于使用的方法,这些方法都以经典测试为基础,对于评估视觉-空间记忆能力及其与强迫症临床表现之间的关系具有极少特异性。

为了接近引起症状的条件,一些信息化的手段已经用于测试强迫症病人的视觉-空间任务[2]记忆。多项实验,在向强迫症患者提出期限内的"取样匹配"任务[3]之后,总结出和其他小组(无论是健康的实验对象,还是恐惧症、抑郁症患者)没有重大的区别(Purcell,1998a,1998b;Clair, *in press*)。在涉及短期视觉-空间记忆能力、规划能力、灵活应变能力和辨认材料的能力等方面也得出了同样的结论。

---

　[1]　Rey-Osterrieth 复杂图形测试(Rey,1941)。

　[2]　此功能涉及对记忆中存储的信息进行处理。

　[3]　这些任务是在某个时间段里将一个刺激呈现在屏幕上,接着在一个不同的期限内,将另一个或几个刺激呈现给实验对象,他必须认出那个原始刺激,或者判断出两个刺激之间相同的特征。

元认知假设

在发现神经心理学研究中所得成果的异质性,并且与临床表现不一致之后,产生了元认知(对自身认知能力的评估)缺陷的假设。强迫行为的持续被解释为两类过程:一种为病理性,另一种为非病理性。

非病理性过程是一系列仪式行为重复的结果:一个人越是重复一个行为,这个行为也就变得越熟悉,所以收进记忆的元素也就越不精确、清晰和仔细(van den Hout,2003)。这个非病理现象和强迫症患者对不确定性的不容忍有关:记忆的不精确是不可容忍的,便导致了行为的不断重复。然而,重复产生的效果不是减轻而是增加了不确定性,于是苦恼随之产生,最终的结果是再次激发了这个行为[1]。

此模型暗示强迫症情况下自身记忆能力有所保存,但元认知过程有所损害的状况,而这已被一些研究所证实(MacDonald,1997;Tolin,2001)。此模型里包含的行为重复过程中不确定性的概念,类似于让内的不满足感,或者皮特曼的错误探测。这种不确定激发了第一个强迫行为,并随着越来越熟悉的重复持续增强。

---

[1] 因此,强迫行为的重复性将是障碍症长期持续的一个不可或缺的因素,这与认知和行为模型相类似。

应变与抑制[1]缺陷

应变能力的神经心理学评估

灵活应变指的是一种能够将自己的行为朝着一个更为合适的方向改变的能力，这种能力在强迫症患者那里似乎是缺失的，他们做不到停止重复那些自己明知是荒诞和不合适的行为。

无论是威斯康星测试[2]还是连线测试（TMT）[3]，两者都是用来检测应变能力的经典测试，在强迫症患者中获得的结果在各研究中互不统一，于是无法总结出一个可能存在的缺陷。而且，两项最近的研究表明，患者在通过 TCC 或氟西汀[4]对强迫症进行有效的治疗之后，应变能力并没有得到任何改善（Roh，2005；Nielen，2003），这对它们与强迫症之间的关联提出了疑问。

显示有执行功能缺陷的结果可能来源于：

---

[1] 执行功能（其中包括应变和抑制）包括趋向某一目标的一个行为中涉及的高水平认知处理的整个过程，也就是说并非一个没有特定目标的常规活动。因此这个人必须有能力分析情况，建立行动计划，并在内外迹象的指引下，在符合目标的前提下，控制行动的实施，但同时也要适时地改变行动。

[2] 威斯康星卡片分类测试评估抽象推理能力和个人根据规则的改变采取合适策略的能力。

[3] TMT 第一部分以快速心理运动的能力以及在视觉空间中快速定位的能力为基础。实验对象需要在不提笔的前提下，以最快的速度将随意排列在纸上的数字从小到大连接起来。之后他将用字母完成同样的任务。第二部分要求能够针对两种不同的刺激做出相应的处理。

[4] 氟西汀，一种抗抑郁药。——译注

1. 抑郁因素。

2. 一种机能障碍"表现"而非状态，也可认为是一种内表型概念。

3. 一种认知行为功能迟缓。

这些结果出现多样性，也可能是因为所使用的测试不具有特异性。

抑制能力的神经心理学评估

抑制指一种能够停止一项已经开启的程序的能力（通常是自发的，但在情境中却不是自然的）。强迫症患者无法像抑制不期待的行为那样抑制思想（可能是自发的），这里的思想和行为即强迫思维和强迫行为。

如今可用的科学数据很少，但都支持强迫症存在抑制紊乱的观点。因此，佩纳德斯（2007）向强迫症患者和健康的对照人员布置了一个 Go/NoGo [1] 任务，一个停止信号 [2] 任务和一个 Stroop 任务。实验结果显示了病人在 Stroop 任务中的迟缓，对已介入的行为抑制困难，以及高任务出错率（Go/NoGo 任务）（Penades，2007）。对于不同介入阶段的行动，强迫症患者似乎都表现出抑制缺陷。

──────────

[1] Go/NoGo 测试建立在以下原则之上：实验对象需对某个类型的刺激（Go）产生一个原发性的回应，并且对其他的刺激抑制这个回应（NoGo）。这些 Go/NoGo 测试目的在于评估抑制能力，它们一般由一定数量的 Go 测试和 NoGo 测试构成，前者多于后者。对于 NoGo 实验的原发性回应被称为授权出错，认定实验对象没有能力抑制回应。

[2] 在刺激之后如果出现信号，实验对象需抑制回应（而它已经或多或少介入）。

注 意 力 缺 陷

为什么评估强迫症状况下的注意力

　　注意力是一种用来控制和/或调整主要认知进程的认知机能，参与我们所有的日常活动。选择性注意力[1]是最为广泛研究的，因为强迫症是由侵入性映像构成的，而它们被认为是一些干扰患者认知活动的刺激。注意力也和强迫症状况下对焦虑性刺激过度警惕有关。

　　回顾一下强迫症的现代认知模型（Salkovskis，1985），机能障碍的认知系统一旦激活，会产生注意倾斜机制和注意聚焦机制，将会导致对可催生自发性念头的刺激产生过度警惕。这种过度警惕对强迫症的持续产生了作用。

　　更笼统地说，选择性注意力的错乱（和注意力的其他组成部分一样）会导致可在强迫症患者某些测试中观察到的一些缺陷。

如何评估注意力和焦虑之间的关系

　　Stroop 测试已被适用于焦虑患者，用来测试其对焦虑性刺激的选择性注意能力[2]，其结果在强迫症患者中并不统一。患者

---

　　[1]　选择性注意力是一种在某个环境中选择一个恰当的元素加以优先处理，而忽略其他可得信息的能力（在一个活跃的场合，于所处居室内所有可得的听觉刺激中择出来自对话者的发言，就是这种情况）。

　　[2]　情感 Stroop 任务需要以最快的速度指出中性词或者与患者症状相关的带有感情色彩的词的墨水颜色（如艾滋病，燃气，上帝等）。

处理焦虑性刺激做出回应所需的时间更长,可能的原因为:

    1. 在面对不适刺激时采取一种回避策略的反映;

    2. 与害怕程度相关的非特异性认知错乱;

    3. 对与完成测试无关的情感因素抑制失败的表现;

    4. 随着强迫行为的重复,对刺激物已熟悉(条件反射)。

因此,其他评估手段已经发展起来。

点探测任务[1]显示,患有清洗/感染强迫症的病人对于易引发焦虑的刺激表现出的警惕大为增强(Tata,1996),但检验强迫者却没有这样的反应(Harkness,2009;Moritz,2008)。虽然这些研究数量不多,实验结果也不稳定,注意力根据强迫症临床亚型的不同而有质的分别这一点是可能的。或许,对于验证强迫症,对于危险的诠释,更多地建立在焦虑信号的缺席而非存在之上。即验证强迫者更愿意去寻求安全信号,而非危险信号(而这是清洗强迫者会做的事)。

错误的过度探测

为什么要研究错误探测

错误探测反映的是一种认为一个行动没有正确实施,不符合

---

    [1] 屏幕上出现两个词,一些词和患者症状相关。当实验参与者看到有一个点(目标)出现在一个词下面(一共两个词),他需以最快速度按下按钮。实验对象的快速反应表明他的注意力更集中于目标之上的那个词,而不是第二个词。比起一个中性的刺激,当目标出现在一个焦虑性刺激之后时,患有焦虑障碍症的病人回答得更为快速。相反,健康的实验对象在同样情况下反应更慢一些。

个人预期的内在感受。它直接介入一个动作/行为对于环境的适应，这和强迫症的情况似乎是吻合的。

根据让内和皮特曼的研究，错误探测的异常似乎和障碍症的起源和持续都相关。施瓦茨的神经生物学模型认为错误感受以及据此对自己的行为进行调整的能力十分关键（参见第四章）。

如何研究错误探测

行为手段不足以测试错误探测功能，因为：

1. 必须能够进入大脑面对已完成的错误所实施的处理过程；

2. 错误不一定总能被有意识地感知到；

3. 错误不一定总符合事实（"我以为自己犯了一个错误，但其实没有"）。

认识性诱发电位[1]特别适合用来研究错误探测。错误相关负波（Error-Related-Negativity）是在主体做出错误反应后最大振幅达到 80 毫秒的认识性诱发电位（见 Yeung，2004）。这是一种"错误探测标记"。

虽然和认知冲突 Stroop 任务[2]的表现一致，但大脑活动是不同的：在回答错误过程中，强迫症病人的 ERN 错误相关负波振

---

［1］ 认识性诱发电位与正在实施某项任务的行为人的脑电图（EEG）所显示的大脑活动相符合。任务中的某些事件接下来会被孤立，然后和 EEG 每个电极下相应的活动联系起来。

［2］ 实验对象面前是一些用彩色墨水写的词，词义与其颜色或相应（"红色"用红色写），或相反（"红色"用绿色写），他需要用一个回答按钮指出墨水的颜色。测试要求回答速度越快越好，这被认为会增加错误数量。

幅明显大于对照组（Gehring，2000）。另有其他研究验证了此实验结果（Hajcak，2008；Endrass，2008；Grundler，2009）。

近期的研究显示，对于回答正确的实验，ERN 也升高了，并且显示出与强迫症严重程度的关联性（Endrass，2008）。这个最新的实验结果与强迫症状相吻合，因为患者感到自己没有正确地完成一个行动，而事实并非如此。然而，如果 ERN 是一个和强迫症症状表现相关的特殊构成元素，那么在对强迫症进行有效治疗后，其振幅应该恢复正常，而实际情况不是这样。（Hajcak，2008）

这些研究结果提示：

1. 要么 ERN 的过度振幅是一个异常"表现"，而非"状况"；

2. 要么 ERN 是一个非特异性指标，也可对其他变量敏感，如焦虑或抑郁因素。

3. 患有焦虑综合征或重度抑郁症的病人，ERN 振幅大于标准振幅（Tucker，2003）。

小　　结

患者对焦虑性刺激的专注可被解释为一种注意倾斜，由视觉-空间记忆缺陷和/或元认知能力退变和/或对错误的过度探测引起的怀疑感受，和由抑制和/或灵活性缺陷引起的行为重复。除了关于 ERN 的数据符合让内和皮特曼的假设，这些研究中获得的结果无法有针对性地验证其中某一种病因学/功能学模型。

这些研究的优势在于大部分时候选用的都是一些有效且指标

已知的测试,便于获得量化信息(如反应时间,回答的正确率),与心理学研究相比,能更好地区别实验对象,且有更好的复现性。然而,实验结果不统一,被认为进行了测试的特异性功能的介入也存有疑问。

而且,这些测试中的大部分都不是在强迫症临床观察或模型的基础上建立的,而只是"单纯地运用"到病人身上。障碍症的焦虑性和症状的多种表现亦没有在这些研究中得到解释,并且大部分研究都没有将患者的临床亚型考虑在内。最后,对这些神经心理学研究的主要批评在于它的方法及其对病理的适应。使用的测试是一些有效测定神经系统疾病患者认知功能的测试,而非针对焦虑症患者的测试,后者显然需要复杂得多的治疗来明确:如何解释一个在记忆或者执行功能测试中显现出缺陷的患者只在他的大门或者水龙头前才表现出这种缺陷?

总结

神经心理学借助一些有效测试来研究我们的行为/我们的思想和我们大脑活动之间的联系。强迫症患者的记忆力,灵活性/抑制力,注意力和在环境中对错误的探测能力已经在神经心理学的测试中进行了研究。

记忆力:"我真的不太记得自己有没有做好这件事……"

强迫症患者的记忆确实存在问题吗?是因为患者没办法记起一些事情,他们才不停地去重复?在进行用于测量记忆能力的测试时,发现总体上强迫症患者的记忆力和健康者一样。因此可能不是记忆出了问题,而是对自己记忆的信任问题……

灵活性/抑制力：停止一个行为，变成另一个更适应需要的行为

评估灵活性（从一个行为转变至另一个行为）和抑制力（停止进行一个行为）的测试并未得出强迫症患者在这方面有缺陷的一致结论。而且，就算这些测试的结果并不理想，它们也并没有在疾病减轻后有所改善（强迫症治疗前后相比较）。这些结果并未太统一，也不总适应症状：患者可能只在面对某些情境时产生困难，而另一些情境则不会，而这有时不被神经心理学测试考虑在内。

注意力：对于令人焦虑的事情过于专注

强迫症病人可能会对环境中的某些因素极端地关注。评估患者专注能力的测试并未得出一致的结果，此假设也没有解释为什么患者会有高度集中的注意力。

错误探测：到处可见错误

患者在自己看见或做的事情中发现了太多的错误。一个测量和测试这个假设的方法是让他们做测试，测试中记录了患者犯错并已知晓（哎呀！我按错了一个键！）时的大脑活动。结果显示强迫症患者的大脑在他犯错（无论真假！）时反应非常快。这些数据和皮特曼的假设进入了同一方向，后者已在之前的部分介绍过。

总体来说，这些测试的优势在于提供的数据都是可测量的，因此是客观的。然而，这些测试结果却很难从一项研究复制到另一项，这使得出结论变得很难。另外，大部分测试并不是专门为了强迫症患者而设计的，因此与病人描述的症状并不特别接近。

第四章
从强迫症功能解剖学知识到神经生物学模型

神经解剖学元素

在谈论对病人实施的各种神经科学方面的研究之前,掌握一些神经解剖学的关键知识点似乎是必要的。在患有强迫症情况下,将大脑皮层与基底神经节连接起来的回路是有功能障碍的,更准确地讲,是连接额叶皮层与纹状体(额叶-纹状体系统)的回路。因此我们将关注不同的目标区域:

    1. 大脑皮层区域:眶额叶、额叶前部背侧、前扣带皮层;

    2. 大脑皮层以下区域:基底神经节和丘脑。

大脑皮层区域

大脑皮层构成了大脑的最外围区域。它可分成四大脑叶:额叶、颞叶、顶叶和枕叶[1]。

眶额叶皮层（cortex crbito-frontal，COF）（布罗德曼分区10 至 14 区和 47 区）接收来自颞叶、杏仁核、海马以及基底神经节认知-边缘区域的投射。它介入情感性信息的整合与处理，贯穿基于奖励的决策过程和使行为适应情境（及其变化）的过程。

背外侧前额叶皮层包含中额回（即布罗德曼分区 9 区和 46 区的外侧部分），接收来自诸多关联皮层区域和基底层的信息。它很可能对工作记忆，特别是对保存和处理执行任务所需的必要信息起重要作用，也对根据已储存记忆做出一系列反应的情况有影响。该结构的活动减少更可能反映患者在做出决定或停止强迫行为时遇到困难。

前扣带皮层（CCA）（布罗德曼分区 24、25、32 和 33 区）参与多种认知信息的处理，如注意、奖罚判别、问题解决和行动规划。在其内部有两部分：

1. 背区，承担认知信息处理的角色（尤其是错误识别）；

2. 腹区，处理情绪信息。

大脑皮层以下区域

引入基底神经节解剖学

基底神经节集合了所有位于大脑半球深处的神经核。神经节由基底层（基底层又分为三部分：核壳、尾状核和伏隔核），苍白球

---

[1] 布罗德曼曾提出一个更精确的分割大脑皮层的方式：他划定了52 个区域（编号 1 至 52），一个区一个功能（如，4 区为运动功能）。布罗德曼的分区被广泛用于大脑皮层的定位。

（外侧和内侧），黑质（致密部和网状部）和丘脑底核构成。

基底层被认为是进入基底神经节系统的主要通道之一，因为它接收来自大脑皮层最主要区域的投射（除了基础的视觉和听觉区域）。丘脑是基底神经节的出口通道，将信息送至大脑皮层。

基底神经节的功能解剖学概念

术语"大脑皮层-皮层下回路"指的是一系列连接大脑皮层和基底神经节的平行回路：5 个功能各异的回路以平行的方式处理信息。

考虑到皮层向心类型，也可在基底神经节内部区分三个功能区域。虽然在这三个功能区域之间存在部分重叠：

■　大脑皮层运动区域（体感和运动皮层）主要向后核壳投射，后者因此被认为是一个运动区域；

■　联结区域[1]主要向尾状核和前核壳投射，这使其被认为是一个联结区域；

■　边缘皮层[2]将投射送往腹侧纹状体。

在基底神经节内部，我们可以分成两大主要的信息传输通道：直接通道和间接通道（Albin，1989）：

■　**直接通道**：纹状体（接收大脑皮层信息）向内侧苍白体和黑质网状部投射，后者接着把信息投射到丘脑（基底神经节出口通道），再是额皮层。此第一通道对皮层结构有激活效应。

■　**间接通道**也从纹状体出发，但接下来经由苍白体外侧（GPe），

――――――――――

[1]　主要来源于大脑皮层，尤其是背外侧前额叶、额中回、下额、顶叶和颞叶。

[2]　由眶腹额皮层、中额皮层、前扣带皮层和海马脑回组成。

再是下丘脑核团（NST），然后由此向着和直接通道一样的出口通道投射（苍白体外侧—GPi—接着黑质—SNr—然后至丘脑，最后到大脑皮层）。此间接通道产生和直接通道相反的效果，即它对大脑皮层结构产生抑制作用。

最近的研究表明，下丘脑核团也接收直接来自大脑皮层运动区域的信息，这或许会构成第三条通道，可能称作"超直接通道"（Nambu，2002）。

此解剖学模型最初被开发出来用于解释一些运动性疾病（尤其是帕金森病），然后扩展到一些其他的行为障碍症，如抽动秽语综合征（Mink，2001），还有强迫症（Baxter，1996；Schwartz，1998）。

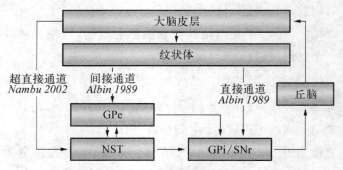

图 4.1 基底神经节内部信息处理的三大通道

神经心理学缺陷的神经元相关问题

在强迫症患者身上实施的所有神经心理学研究都反映出患者存在额叶和下丘脑区域的功能障碍。然而搜集到的行为数据却没有足够的精确度，既反映在空间上（究竟涉及哪些区域），也在时间上(在测试的什么时段,病人表现出有缺陷?)。

视觉-空间记忆

传统用于神经心理学的记忆测试主要涉及额颞皮层。在强迫症患者身上,这些记忆测试(主要是 Rey 复杂图形测试)和大脑活动之间的关联性已经在一些研究中发现,如与前额中皮层和背侧皮层活动的正相关(Kwon,2003),另一些研究则没有发现(Lacerda,2003;Martinot,1990)

一些新的测试是专门针对图像设计的,如 *n-back spatial* 任务,测试的是视觉-空间作业记忆。在最简单的行为层面,强迫症患者和对照者之间并没有发现任何不同,而 CCA 的活动在患者身上更为明显(无论何种难度)(van der Wee,2003)。使用一种类似的方式测试发现,感染/清洗类强迫症患者比检验类患者在右丘脑和左后中脑回的活动更为强烈(Nakao,2009)。

最后,一项脑磁图(MEG)研究(Ciesielski,2005)显示,在一定时间限制内进行一项分离图像比较任务时,患者比对照组在颞上沟和前脑岛部位的活动更为剧烈;这在选择阶段(信息的筛选和抑制)尤其明显。

以上所有实验结果可反映:

1. 强迫症患者信息编码部署方面的缺陷;

2. 对错误处理的异常(位于 CCA 前扣带皮层);

3. 补偿机制;

4. 抑制缺陷。

其中,大脑程序/活动根据不同的临床亚型而变化。

应变和抑制能力

评估应变和抑制能力的测试主要囊括了背侧前额叶皮层（CPFDL）和眶额叶皮层（COF），以及起抑制作用的前扣带皮层（CCA）。这一点的发现，除了基底神经节和丘脑的活动之外，还基于将那些"经典"测试（威斯康星测试、TMT 或 Stroop 任务）与处于休息状态的病人的大脑活动联系起来（Lucey，1997；Kwon，2003；Martinot，1990），或将其纳入功能核磁共振的研究之中（Woolley，2008；Nabeyama，2008）。

最近，一项独创的装置显示，当一位患者正确地改变他的行为时，其 CPFDL、扣带、颞叶以及前运动区域和尾状核部位不如对照组活跃（Gu，2008）。在一贯性回答（应变缺陷）中，患者腹中前额叶皮层和眶额叶皮层部位较对照组更为活跃。这些实验结果显示了皮层-皮层下机能缺陷，而无论是否正确地改变了行为，并且根据过程中执行的不同程序，各自涉及一些不同的器官组织。它们反映出患者在改变病态行为（强迫行为）或者反复性念头（强迫思维）上的能力缺陷。

选择性注意

在强迫症患者身上，前扣带皮层活动和需要集中注意力-情感投入的任务直接联系，由统一的电生理学[1]建立（Davis，2005）。

---

[1] 当强迫症患者执行一个逆计数心算任务和一些包含认知或情感冲突的 Stroop 任务时，CCA 前扣带皮层尾部的 50 个神经元已经用仪器记录。当实验主题需要心算时，将近一半的神经改变了活动，当患者在 Stroop 任务中处理一些与其疾病相关的带情感性的字词时，也是如此。在 Stroop 任务中，认知冲突条件下，也有将近三分之一的神经元改变了活动。

此外,在情感性 Stroop 任务中,fMRI 显示强迫症患者与其他焦虑症患者相比,CCA 和杏仁核出现了活动过度(van den Heuvel,2005b)。

控制的需要在强迫症症状中十分常见,可能与 CCA 的活动有关。此构造也可能参与到背景信息的整合过程,尤其是情感性信息,以引导主体的行为,并因而使其适应背景。

错误探测系统

强迫症中,作为错误探测指标的 ERN(错误相关负波)的异常,显示了额中央组织,尤其是前扣带皮层的介入(Bechtereva,2005)。完成相应任务时的核磁共振成像可以确认并且细化这些结果。fMRI 和 EEG 的类似范式显示,当一个错误产生时,强迫症患者的 CCA 头部活动会明显比健康的对照组更剧烈(Fitzgerald,2005)。由于 CCA 的这部分参与到信息的认知-情感管理,强迫症中它的过度活动便意味着一种对错误更强烈的情感反应(而不是一种过度探测)。但是,强迫症情况下,CCA 的尾部同样参与到了错误的探测过程,以及一个主要包括侧眶额叶和后扣带皮层的更广的病理区域(Maltby,2005)。

一位强迫症患者[1]皮层表面(在 EEG 上)和右伏隔核(在可能区域)的活动被同时记录下来(Munte,2008)。ERN 的振幅,和伏隔核神经元的活动一样,根据是否产生错误而有不同的反应。此结果认为,错误探测的过程可能是由皮层和皮层下组织来进行处理。

---

[1]　这是一位严重的强迫症患者,对治疗免疫,此实验是在一份右伏隔核深层大脑刺激的研究记录的框架下实施的。

强迫症状与神经系统的相关性

观察强迫症与神经系统的相关性

可以收集两类不同的信息来突出处于静止状态的强迫症病人的相关组织：处于静止状态的大脑形态和活动。这两种互补的信息可让我们了解患者受损害的神经网络的组织密度（灰质或白质）和它们与对照组相比的功能状况。

神经形态成像

对于大脑皮层，已有诸多的研究发现眶额叶皮层（COF）体积上的异常，显示出强迫症患者灰质体积的减少或增加（Atmaca，2007；Szeszko，2008；Christian，2008）。患者前扣带脑回和大脑边缘系统的灰质和白质也发现了异常（Yoo，2008；Atmaca，2007；Szeszko，2005）。

在皮层下区域，核壳与丘脑的体积明显更大，和强迫症的严重程度相关（Szeszko，2008；Rotage，2009）。

其他还有一些非一贯的灰质体积异常，位于前小脑（Pujol，2004）、杏仁核（Atmaca，2008）和中脑（Gilbert，2008）。最后，有时在形态上看不出病人和对照组之间有任何显著的区别（Riffkin，2005）。

所有这些形态研究认为眶额叶和前扣带回路，以及作为基底神经节出口通道的丘脑受到了损害。

静止状态下的皮层-皮层下结构机能异常

评估患者静止状态的大脑活动的研究大部分于 20 世纪 90 年

代在 PET 或 SPECT[1]技术的帮助下完成。

在大脑皮层区域,强迫症患者眶额叶皮层位置的功能障碍已十分显著,表现为功能增加或减少(Alptekin,2001;Busatto,2000;Crespo-Faccoro,1999)。另外也在一些研究中发现了其与强迫症状严重程度的相关性。在其他皮层区域[2]也同样发现了强迫症患者与对照组之间活动的不同。

在皮层下区域,尾状核的功能障碍也普遍被大部分研究所发现,显示出它在病人大脑中活动减少(Rubin,1992;Lucey,1995),或者增加(Baxter,1987)。此外强迫症患者丘脑的活动似乎也和对照组不同(Lacerda,2003b;Alptekin,2001;Mallet,1998)。

巴克斯特的团队提出,病人大脑存在一个过度活跃的区域,其中主要的结构是眶额叶皮层、尾状核和丘脑。大脑皮层-皮层下回路的这三个核心结构之间的病理相关性也被一种通过 TCC 或 ISRS 的有效治疗所缓和(Baxter,1992a;Schwartz,1996)。

所有这些研究认为,基底神经节(尾状核)大脑皮层结构(COF)及其出口通道(丘脑)功能异常。然而这些结论却很难被完全确认,因为大部分结论都是在一些实施治疗的病人身上获得的,而他们有时患有一些并发症,并且与强迫症状的相关性也并非一直存在。

---

[1] 正电子发射断层扫描(Position Emission Tomography)/单光子发射计算机断层扫描(Single Photon Emission Computed Tomography)。

[2] 如顶叶、后额叶、颞额叶、下额叶和右上额叶、眶回。

强迫症状出现的诱因

一些模型被特意设计出来测试一些会引起强迫症状发作的日常情境与神经的相关性。因此，患者可以处于与一个物体有身体接触的状态，看着一张图片，想象一个场景，而大脑活动已被记录下来。

将神经心理学、神经形态成像学或者静止功能状态的研究成果严密地综合在一起，COF、CCA、CPFDL 以及丘脑和苍白球在症状发作时活动的不同基本上都有所发现（Rotge，2008）。并且，这些功能异常区域在经过 IRS 或 TCC 等有效的强迫症治疗后显著地减少了（Nakao，2005a）。

在电生理学上，强迫症患者下丘脑核（NST）神经元的统一活动与这些病人检查的行为有关联（Burbaud，In Press）。事实上，在那些在任务中已被检查过的项目和那些没有被病人所检查过的项目之间，这个活动是不同的。有趣的是，甚至在检查这一行为运动被实施之前，这种差别就已确实存在了：因此在实验之初，并且在可能的检查之前，NST 的神经元的活动之间就已存在一种联系了。

同样可以观察到，病人的大脑活动和强迫思维及仪式化的需求之间存在着的一些关系，这甚至无需特殊的范式。三位病情严重且顽固的强迫症患者的尾状核腹背部位神经元的活动被统一的电生理学技术记录下来（Guehl，2008）。其中两位病人在记录期间带有强烈的焦虑，其神经元的放电频率更高[1]。

最后，虽然发现强迫症中存在着共同的大脑机能障碍，与神经

---

[1] 与第三位焦虑感更弱的病人相比。

的相关性也根据临床亚型而不同[1](Mataix-Cols，2004)。

强迫症和基底神经节损伤

强迫症在多个患有神经节受损疾病的病人身上发现，尤其是帕金森病、亨廷顿氏舞蹈症或者抽动秽语综合征（Alegret，2001；Maia，2003；Harbishettar，2005)。一些病人在颞叶、额叶、前扣带脑回或神经节受损之后开始发展成与强迫症"特发症"相似的观念强迫症状[2](Chacko，2000)。

一些病人在头部尾状核（Thobois，2004)或苍白球（Laplane，1994)受损后出现一些强迫行为，而没有相关的强迫思维。这些病情更接近于强迫症的强迫行为部分，而不是强迫思维部分。

在动物身上，在对其皮层-下皮层回路进行操作之后，出现了一些类似于强迫症病人身上观察到的重复行为。杏仁核、中丘脑和 COF 的病变在猴子身上引起了动作持续症，即使周遭环境的反馈是否定的（Clarke，2008)。在 COF 或者下丘脑核（NST)部位受损的老鼠身上也发现了相似的结果（Joel，2005)。

在外侧苍白球腹中位置和纹状体腹部失去活性之后，观察到猴子有一些极端的舔身体（通常是尾巴或手指）行为（Grabli，

---

[1] 患有清洗/感染型，累积型和检查型强迫症的患者（以及对照组）面对与这些主题相关的图片或场景。在清洗情境下，病人较之参照者在腹中额叶前皮层和右尾状核区域的活动更为强烈；在累积情境下，左中央前回和右 COF 区域的活动剧烈；在检查情境下，下丘脑和中脑一系列区域，右核壳/苍白球，右丘脑以及额和枕骨位置的多个皮层区域有更为剧烈的活动。

[2] 研究明确记录了一位头部右尾状核受损的病人，他的强迫症症状为害怕生龋齿，一直去看牙医，以及其他日常的检查行为。

2004；Worbe，2008)[1]。

神经生物学模型

尽管许多神经科学的研究发现强迫症病人身上额纹状体部位功能异常，但是很少有模型被建立起来解释这些功能异常及其与疾病临床症状之间的关系。

最早模型

拉波波尔(Rapoport，1988)提出病人对刺激的过度探测和重复性行为可能与连接 CCA 和纹状体的回路超速运行有关。

因泽尔(Insel，1988)认为，强迫症病理过程的核心可能是苍白球的机能障碍，这导致会引起极端行为的基底神经节直接通道的过度活动，和会引起焦虑和强迫思维的侧边 COF 的过度活动。

莫德尔(Modell，1989)提出 COF 和丘脑相互之间过度的刺激可能是强迫症行为表现的原因。纹状体边缘区域并不能对这个正回路产生足够的抑制，此回路与病人症状中表现出来的失去控制有关。

这些最早期的猜想(Rapoport，1988；Modell，1989；Insel，1988)并没有在文献中进行更深入的研究。巴克斯特团队的工作，后又经施瓦茨延伸，如今被认为是解释强迫症病理生理学的参考模型。

---

[1] 这些研究考虑到了 GPe 和纹状体的功能分隔，分成三部分：运动神经，连接部分和边缘系统。

巴克斯特模型

对威胁性刺激的抑制缺陷：COF 和 CCA

巴克斯特认为强迫症患者面对一些环境刺激（如卫生、秩序、暴力）有一个迂回的回应体系，这里涉及 COF（Baxter，1992，1996；SaxenaC，1998）。病人身上 CCA 和 COF 的过度活动解释了"非特异性焦虑"的出现，而这本该被直接通道抑制。

纹状体的核心作用

巴克斯特没有将"源头"的机能障碍区域归因于强迫症的病理生理学，而是将核心原因归结为腹侧纹状体[1]的纹状小体机能障碍。它们接收来自 COF 和 CCA（在强迫症情况下异常活跃）的信息，参与直接通道，因而参与到惯性的强化。

此外，CPFDL 应该有激活间接通道的功能，因而是对这些惯性进行抑制、改变行为的功能。

强迫思维和强迫行为：强化和抑制惯性通道之间的一种失衡

如同大部分模型，巴克斯特的模型将侵入性念头看作是非病理性的，因为在健康人中很早就被间接通道抑制了。在强迫症患者身上，这些被认为抑制了的念头事实上却没有被抑制（或没被足够抑制）。

因此强迫思维是一些来自额叶皮层区域（COF 和 CCA）的侵

---

[1] 纹状体可分为包含有不同化学属性神经元的两部分：纹状小体和基质。这两部分的神经元也根据它们的传入和传出功能而进行划分。纹状小体主要接收来自边缘皮层结构的信息，如扣带脑回。运动和体觉区域主要向基质的神经元投射信息。

入性念头。针对这些不合宜思想和行为的有意识反抗是 CPFDL 活动的反映，后者试图在直接通道和间接通道之间建立一种平衡，却没有成功。

强迫行为被看作是由基底神经节在应对启动刺激（即与侵入性念头相连的环境刺激）时自动产生的"宏命令"。这些宏命令，内在有一种强化惯性行动的功能，它不再适应于当下环境，也无法被强迫症患者的意志力所抑制。

施瓦茨模型

施瓦茨对巴克斯特的研究进行了延伸和补充。他重点展示了对 TCC 治疗有应答的强迫症患者相比无应答的患者尾状核活动的减少，和 COF、扣带脑回以及丘脑活动与强迫症严重程度之间的相关性（Schwartz，1998）。

纹状体、COF 和 CCA 的 TANs 的作用

纹状体将在这个模型中发挥核心作用，尤其是 TANs（或紧张性活动神经元）。这些纹状体神经元在与奖赏或惩罚相关的刺激在场时会改变它们的活动，因而与被激励行为的学习相关（即在有效条件下）。

施瓦茨认为在强迫症病人接受 TCC 治疗期间，它们参与了新的行为程序的获得。若将此推理，它们也在强迫行为的产生和维持过程中产生了作用。这些 TANs 的机能障碍还会通过丘脑，基底神经节的输出通道对大脑皮层活动产生影响。

COF 和 CCA 发出和接收来自纹状体，经由苍白球和丘脑的信息。它们介入了奖赏体系和 CCA 的错误探测。

强迫思维和强迫行为：错误的过度探测和功能障碍的条件机制

根据施瓦茨的研究，在强迫症情况下，TANs 的功能障碍扰乱了基底神经节体系，以及眶皮层和前扣带皮层的活动。因而病人是通过一种功能障碍的条件机制，即通过纹状体，产生一些不合宜的行为模式，以疏解心里的焦虑。在行为实施过程中的错误感受与 CCA 和 COF 的大量活动相关。之后纹状体会使得这些重复的行为程序自动化，这或许和强迫症经过几年演变之后仪式化的增强有关[1]。

施瓦茨最后明确指出，大脑活动和行为之间的关系在强迫症生理病理学上肯定是双向的。被观察到的大脑机能异常是临床表现的原因，同时也被后者所强化：仪式行为的重复强化了额纹状体的过度活动。大脑过度活动随着障碍症演进而得以维持，这一情况在进行有效的 TCC 治疗后趋于正常。

小　结

无论使用的是何种神经成像方式，从形态学到对症状的诱发，结果都认为强迫症情况下，额纹状体受到了损伤。尽管还未明确定义确实介入的（所有）区域，COF、CCA 和纹状体都是强迫症生理病理学的组成部分。

解释强迫症中重复行为起源和/或维持的神经生物学模型并

---

[1] 这个构想和一些强迫症的理论接近，这些理论将生效的条件机制置于一个重要位置，并将强迫行为与疏解的概念联系在一起，而这种疏解从长期来看也是对障碍症的一种强化。

未遵循与心理学模型一致的推理方式。它们试图结合对疾病的临床和认知行为学知识，对在各类神经成像研究中获得的结果做出阐释。

总结

概括地说，大脑由一层表皮（大脑皮层）和一些深核（其中有一组核被称为基底神经节）构成。整个大脑皮层将信息发送至基底神经节，后者对信息进行处理，并将之发回：这是一个回路。在强迫症患者身上，这个回路并没有正确地运行。这个结论是从以不同方式研究强迫症病人大脑的所有工作中得出的。

在对患者进行测试时记录其大脑活动

在行为上被测试过的功能（记忆、应变/抑制、注意、错误探测）也告知患者，以便同时测试他们的大脑活动。这些研究可以让我们比较强迫症病人与对照组的大脑活动，或者在进行有效的强迫症治疗前后进行对比。它们以概括的方式展示了不同小组间额皮层活动的不同。

将大脑和强迫症症状联系起来

为了将强迫症和大脑的某些区域联系起来，一些研究诱发患者的一些症状，同时将他们的大脑活动记录下来。研究结果证实了前面所描述的内容（额皮层），并将基底神经节与强迫症的发作联系起来。有趣的是，根据病人所描述的症状类别，它们也展示出明显的区别。

强迫症中基底神经节损伤

为什么会有这个假设？因为已经有不少神经节损伤后发

展为强迫症的病例记录在案。其次,动物身上的多项研究显示这些大脑结构活动的改变会引起猴子的重复行为,与强迫症强迫行为类似。最后,在人体和动物身上的研究表明,在电极帮助下,基底神经节活动的改变引起强迫症症状的减轻(参照第五部分)。

模型:强迫症患者的大脑如何运行?

　　诸多神经科学的研究显示,连接额皮层和基底神经节的回路可能存在机能障碍。然而,很少有模型被提出来将这些研究结果与强迫症症状联系起来。

　　巴克斯特和施瓦茨将强迫思维和大脑皮层机能障碍联系起来,将强迫行为和基底神经节联系起来。两人都明确指出源头问题在于基底神经节。

　　最后,这两个模型都提出在症状和大脑机能障碍之间存在双向的关系(大脑引起强迫症,后者又反过来强化大脑的机能障碍)。

第五章
重读强迫症的运行状况

为什么并且如何重读强迫症状？强迫症运行的方式，无论是生物学层面还是认知情感层面，可以帮助我们考虑更准确和有效的治疗技术。例如，识别支撑强迫行为和执念的机制，以及由这些机制维持并最终导致强迫症的那些关系，可以增强或提出新的心理治疗手段。同样地，神经科学的研究可以优化一些化学疗法或神经外科治疗手段。

自从最新的强迫症解释模型建立以来，随着支撑神经科学的技术不断强化，神经科学的研究不断多样化，便于我们接触到更多新数据，对于障碍症的运行产生更多的新假设。

然而，尽管这样的研究数量繁多，解释大脑机能障碍的模型，或者对现存(神经)心理学模型提出问题的模型却非常少。而这一点恰恰是极重要的，因为现行最主要的、已经被证明对强迫症有效的心理疗法技术，就是建立在其中一些模型(认知和行为)的基础之上。

近20年的专题著作难道不正是为了在强迫症的理解上取得进步？我们难道不应该利用这些新数据不断地质疑自认为已经掌

握的东西？

对现有模型的讨论

神经衰弱症和强迫性神经官能症

让内和弗洛伊德提出的假设很难用客观的实验技术来测试。一定是因为它们几乎单单建立在一个/几个案例研究和一些理论概念之上，并且从未证明其有效性。来源于此的心理疗法也没有科学证据表明其对强迫症状的疗效。

前面部分记录的所有缺陷（在心理学或神经科学上）事实上可能是心理弹性太弱，或抑制无法忍耐的念头的外在表现。这些现象在病人身上显然是无意识的，并且很难借助行为或生物变量触及。

行为和认知模型

强迫症的行为和认知模型建立在强迫思维和强迫行为的因果关系之上：行为的执行是为了减轻由强迫念头引起的一种悲伤/焦虑感。根据模型不同，阐释也不同，涉及强迫思维的病原学和对行为的维持过程（参见第一章）。

在提出实验论据之前，我们先考虑一下这个提议的临床限制。我们知道，强迫症可能存在不同的临床形式，尤其考虑到强迫思维相较强迫行为的严重程度。根据 DSM，两大症状中存在一个即可确诊。没有任何强迫思维的强迫症患者也没那么少。所以患者只是有一种焦虑，没有任何灾难性的场景或者思想的构建来解释其行为。如果没有强迫思维，那么焦虑和行为又因何而来？

另外，即使一些模式可以诱发强迫行为，强迫思维和强迫行为之间的关联没有用实验心理学的方式被清楚地展现出来。一项建立在强迫行为实验场景基础上的研究让病人检查房里的东西（如燃气或电器）(Roper，1973)。病人在检查之前焦虑增加，检查完成之后焦虑减弱[1]，作者将此解释为强迫思维与强迫行为之间的因果联系。最近，在与发作症状更为接近的环境中检查的潜在可能性在一些信息化任务中被提出来（van den Hout，2009；Boschen，2007；Hermans，2008)。但是这些研究呈现出方法上的不足和/或没有将明确焦虑、强迫思维和强迫行为之间的联系作为目的。

与视觉刺激相关联的焦虑对病人可能完成的检查次数（Clair，*In Press*)的影响，在一个时间限制下的图像比较任务中得到了测试。呈现的图像被实验者评估为或多或少会引起焦虑。虽然日常就受检查困扰的病人过度地检验了任务中的中性图像[2]，在图像被赋予的焦虑程度和检验次数之间没有发现任何关联。并且，在一些被判为中性的刺激下也被测出过度的检验。

因此这些实验结果并不能证实强迫症中的强迫行为是受焦虑和/或强迫思维影响而产生。我们没有发现测试焦虑或强迫思维对其他强迫行为（如清洗，它与检验是强迫症中被观察到的最为普遍的症状）影响的研究。

其他将强迫思维与强迫行为联系起来的论据也都是间接的，

---

[1] 在这项研究中，没有明确给出病人完成检查的数量及所花费的时间，这限制了实验的有效性：这是否与临床情况相符？

[2] 与没有检查症状的强迫症患者和健康的对照组相比。

虽然其中一些源于有效的测试。对于强迫症患者注意机能的研究显示出一种对情感刺激过度警惕的倾向,这种倾向与强迫思维相关,后者又启动了仪式化的行为。然而,这些神经心理学的研究并没有表明这种过度警惕会直接对病人的强迫行为施加影响。

因此做结论必须非常谨慎。首先,因为这些研究都是关于检验,或许是最常见,并且最容易置于实验场景中的一个症状。因而这些数据很难普遍化。其次,只有一个研究直接测试强迫症病人身上焦虑性刺激对检验次数的影响,而这个研究并没有证实这个假设。

认知理论也是建立在强迫症中导致强迫思维的功能障碍体系之上。由责任和危险两个概念支撑的实验论据(Arntz,2007;Bouchard,1999)并没有取得一致性。另外,一些过度的检验是在一个对病患不产生任何结果的任务中获得的(Clair,*In Press*)。临床上,大量病人有强迫行为,却并没有任何灾难性场景,或任何"逻辑"来解释(例如,对称、秩序)。

错误探测系统功能异常

错误探测系统功能异常假设的前提是患者会产生一个内在的错误信号,这个错误信号之后又会被一个行为回应改变(Pitman,1987)。这个模型尤其解释了行为的重复性,因为每个试图减轻错误信号的行为(强迫行为)会产生一个矛盾的效果,即产生一个新的错误信号。

如同认知和行为学模型,皮特曼也提出在焦虑和行为之间存在一种因果关系,但没有赋予焦虑最大的重要性(他将其视为附属现象）。

他也没有提到强迫思维在症状中的位置，因而完全没有解释强迫症的症状。他也没有结合临床：如何解释错误探测聚焦于环境当中的一些元素，而非另一些？最后，与其他心理学模型相反，皮特曼的模型没有提出任何相应的治疗技术。

研究了组成部分 ERN[1]，表明它在强迫症患者身上振幅增强，EEG 的结果似乎是稳定的、可靠的。对这个组成部分所反映的内容的阐释及其在强迫症中的特异性却不是那么显然[2]。不幸的是，有利于这个模型的论据主要来源于电生理学的专题资料，因此非常依赖最后一点。

强迫症的神经心理学理论

记忆缺陷假设

将记忆缺陷作为怀疑或重复行为的缘由，这一假设从临床的观点来看非常有争议。它可以适用于检验强迫的患者，但不适用于所有的强迫症临床亚型：如何将一种视觉-空间记忆缺陷与害怕成为同性恋或害怕亵渎神明联系起来？

只考虑检验强迫者的情况，强迫症患者是在一些十分特殊的行为情境下产生怀疑和强迫行为。如果他们在视觉-空间记忆上有缺陷，日常生活所有需要这些能力的行为应该都被以几乎一样的方式扰乱了，而事实并非如此。而且，除了重复行为，此模型未

---

[1]　错误相关负电位（error related negativity）。——编注
[2]　它也完全可以代表同时产生的回应之间的一个冲突，或者一个通过强化来学习的信号。

对其他任何情况作出解释：强迫思维的位置又在哪里？

它也没有提出相应的治疗技术，没有解释一些可以通过心理疗法或化学疗法来减轻症状的机制（有没有可能通过 ISRS 来改善记忆缺陷？）。

我们发现使用神经心理学工具得到的一些数据是不统一的，无法证明此模型的有效性。这种不统一可能很严重：使用工具缺乏特异性[1]，或者说使用材料与患者症状的关联性[2]。

在同一群病人身上，实验中他们检验行为的强度和他们的视觉-空间记忆能力都在一些适用的测试中获得了评估（Clair，*In press*）。**此研究发现病人身上存在过度验证，而当验证的可能性被剥夺，他们便和健康的实验对象一样表现出色**（视觉-空间记忆任务）。因此检验并不是一种意在掩饰记忆缺陷的行为策略。多项使用同类任务的研究没有在强迫症患者身上发现任何缺陷（与对照组或焦虑症病人相比）（Purcell，1998a，1998b；Harkin，2009；Ciesielski，2005）。

对自身记忆能力缺乏信任假设

这个假设提出强迫症中一种对不确定的无法容忍，这种无法容忍的结果就是发起一个行为，这个行为之后会被一个非病理现象（随着行为的一直重复，记忆获取的质量就会下降）所维持。这个假设的核心点，也是将病人与对照组区分开来的一点，便是对不

---

[1] 这些测试需要视觉-空间记忆能力，但同时还需要其他所有的认知功能（比如在 Rey 复杂图形测验中的组织策略）。

[2] 匹配样例任务（对两张相继出现的图像进行比较）应该和症状更具相关性，因为当实验者增加一种检验的可能，患者就表现一种病理行为（Clair，*In Press*）。

确定的无法容忍。然而这个模型并未考虑到强迫症状的所有表现。强迫症的病原学，尤其是强迫思维，并未被谈及。

在实验中，不确定性可以通过做选择时一个更长的回应时间（患者 vs 对照组）来表现。另外这个实验结果也在一些不同的记忆任务研究中被得出（Rotge，2008），但并不系统（Clair，*In press*；Henseler，2008；Nakao，2009），也没有特异性[1]。

神经生物学模型：巴克斯特和施瓦茨

巴克斯特模型

我们知道巴克斯特模型的核心是基底神经节直接通道和间接通道之间的不平衡，涉及 CCA、COF、CPFDL 和纹状体（参考第四章）。神经科学[2]的专题研究以几乎系统的方式发现强迫症情况下额叶和纹状体部位的机能异常（Gu，2008；van der Wee，2003；van den Heuvel，2005；Cottraux，1996；Nakao，2005a）。巴克斯特研究工作的独创性在于，在神经网络与强迫症症状之间建立了联系。

巴克斯特认为，基底神经节"宏指令"（导致强迫行为）的产生是为了回应启动性刺激，后者与 CCA 和 COF 的活动相关。巴克斯特的研究建立在此障碍症的临床心理学模型基础之上，后者将所有的仪式化行为看作是强迫思维的附属行为。他又提出以下关联：

---

[1] 其他与不确定性无关的过程也同样可以解释这种回应时间的延长（例如认知功能被焦虑扰乱）。

[2] 无论在神经心理学还是神经成像学上。

■ 将大脑皮层结构与认知层面最健全的元素（高水平过程），即
强迫观念联系起来[1]。

■ 将基底神经节与对紊乱的重复性、行为性表达，即强迫行为联
系起来。这种联系和皮层下结构在生成习惯性、常规性自动
行为程序（Graybiel，2000）时的作用是吻合的[2]。

为了更进一步证明巴克斯特的假设，必须将神经元与强迫观
念的相关性，以及神经元与强迫行为的相关性区分开来，这一工作
一直没有进行。CPFDL 的作用，即反思对侵入性思维的斗争，也
应该在神经成像学中被明确表达出来[3]。

巴克斯特认为，被认为对行为有抑制作用的间接通道，无法抵
消直接通道的过度活动。然而作者对这个通道的作用并未作太多
明确解释：是它太不活跃，还是它的活动未被损害，只是太弱势以
至于无法平衡直接通道的过度活动？再者，巴克斯特并未将超直
接通道（它直接连接大脑皮层与 NST）纳入考虑，这一通道在他的
研究内容被发表之后才被提出来。

施瓦茨模型

在神经生物学上，施瓦茨提出强迫过程的核心位置在纹状体

---

[1] 这个假设还和神经成像学的研究发现相吻合：额叶区域（尤其是
CCA 和 COF）参与了过度警惕和等待被奖赏（或不被惩罚）过程中的错误探
测/冲突行为。

[2] 在被这个系统干预之后，一些与强迫症类似的重复行为受到了影
响或减少（不管是人类还是动物身上均如此）（Sturm，2003；Chacko，2000；
Worbe，2008；Grabli，2004）。

[3] 一个将患者置于对抗 vs 接受侵入性思维的情境之中的认知任务
便可显示 CPFDL 对此过程的参与（如果巴克斯特的"对抗"指的是一个有意
识的过程）。

的 TANs，它们参与了强迫症患者强迫行为的产生和维持。

在强迫症的病理生理学中扮演重要角色的大脑皮层结构，与巴克斯特提出的是同样的部位（CCA 和 COF），但是施瓦茨的独创性在于，不仅将这些结构简单地与强迫观念联系起来，还与一个寻找奖赏、探测错误的过程联系起来。于是我们进入了施瓦茨理论更"心理学"的一个侧面，也更接近让内（1903）和皮特曼（1987）提出的构想。强迫症患者在自己的环境中察觉了太多的错误（"有些不对劲"的概念），这个现象与 CCA 的活动相关。患者寻求奖赏的体系也可能功能异常，因为行为回应的实施以及其中的疏解感可能会被患者看作是奖赏。因此施瓦茨将重复的强迫行为解释为一种对奖赏的寻求（或者更是一种对焦虑的疏解）和纹状体层面的一种自动的行为程序。

尽管神经心理学的专题研究向我们证实了基底神经节在强迫症中的介入，但没有测试施瓦茨的确切假设，即 TANs 的过度活动是行为重复的缘由。如今，据我们所知，没有一项研究可以证明一个重复行为是或者不是被强迫症患者心中与错误的感觉相连的焦虑所驱使。

关于重复行为

强迫思维、焦虑和强迫行为之间的衔接

尽管根据不同的心理学模型，关于强迫症病理的假设各有不同，但是我们发现，所有假设都认为强迫思维和焦虑先于强迫行为，并且迫使病人去实施强迫行为。这个构想来自哪里？

回到强迫症病人告诉我们的内容："我完成一个仪式，因为我

脑中有一个挥之不去的念头,并且充满焦虑。"换言之,我们可以这样总结(这已被模式化):"我实施强迫行为,是因为我有强迫思维"。不要讨论病人对我们述说的话,而要探讨这些描述背后可能支撑的内容。它们是否与某个科学事实相符?

通过类比,我们可以说"我哭泣是因为我悲伤"。这一定(几乎!)是任何正在哭的人会对你说的。这也是坎农在他关于情感的理论里辩护的假设(Cannon, 1987)。W. 詹姆斯的构想(James, 1884),后来又被勒杜(Ledoux, 1996)或达马西奥(Damasio, 1994)继续研究,而这个构想却建立在一个相反的原则之上:"我悲伤是因为我哭泣。"在科学数据的支撑下,这些结论使得身体或情感的回应在情感和经历面前获得了优势。

最近的研究工作显示出对我们自身认知-情感状态的评估与真实生理状况之间的差距。**在强迫症情况下,病人描述自己症状的方式和它们相互衔接的方式有可能不符合真正运行的机制。**

我们可以假设,焦虑并不是诱导病人过度检验行为的一个不可缺少的变量(Clair, *In Press*)。因此在强迫症中与强迫思维的相关的焦虑并不总是重复性检验行为的一个真正"发动机"。这些重复的、病理性的、和任务不适应的行为(Zor, 2009)可能类似于一些无意识的惯性动作,其中有基底神经节的参与(Graybiel, 2000),或者也类似于巴克斯特称为的"宏指令"。**在这种情况下,我们可以假设,被有效的分级标准(Y - BOCS)所测定的强迫思维,类似于一种用来解释那些自动化重复行为的焦虑建立过程。**

这个假设将强迫行为看作是强迫症中的核心元素,对强迫症患者的临床观察和他们的病症在几年时间里的演变也支持这一点。一些患者开始有强迫行为的时候并没有相关的强迫性念头。

另一些患者,他们的强迫思维相较于强迫行为显得相对稳定,并且随时间"丢失"。于是他们会在没有具体相关情境的情况下做一系列被焦虑推动的重复行为。

这些不同的临床侧面告诉我们:

    1. 没有相关的强迫思维也可以有十分极端的强迫行为;

    2. 在个体内部和个体间,强迫思维和强迫行为之间的联系并不总是稳定的;

    3. 强迫思维在疾病发展过程中可能晚于出现强迫行为。

当然,这些推论需要被实验来证实。也可能这些假设只考虑到了重复行为病理机制的一部分:显示了强迫症中强迫行为的自动部分。

以上言论将强迫行为置于病理的核心位置,而将焦虑、强迫思维视作附属机制。如果我们回顾近期发展的神经科学专题研究,记忆缺陷的假设或对错误过度探测的假设也没有将核心地位给予焦虑或强迫思维。更近地,补偿体系也被纳入到强迫症中,主要建立在一些类似于成瘾的临床表现之上(Figee,2011)。在这里也是,强迫思维和焦虑并未处于病理生理学的中心位置。

尽管在实验上,焦虑和强迫思维可以被置于次要位置,但是在临床上,这是强迫症表现出来的核心症状。必须指出的是它们都是被感受、经历的,是病人痛苦的源泉。**因此被质疑的是它们在病症原动力上的位置和作用,并非它们在强迫症临床中的存在。**

强迫症患者的大脑机能异常

强迫症状和大脑机能

一些研究,如强迫症的神经生物学模型,认为大脑皮层结构与障碍症的认知-情感机制相关联,而皮层下结构与行为相关联。

前一个观点强调了区分与强迫症两大类症状相关的神经系统的必要性。然而,神经成像研究提出的"症状诱发"模式显示,表象产生焦虑和强迫思维,却没有可能使之仪式化。**因此大脑区域就和强迫症的强迫思维和焦虑相关,而与行为的执行无关。**

前扣带皮层(CCA)、眶额皮层(COF)和背侧前额叶皮层(CPFDL)是大脑中和强迫症病理生理学关系最恒定的区域,但它们和症状学的关系却仍处于猜想阶段。

CCA 的过度活跃使得错误探测系统过度活跃的可能性增加。但强迫症症状中非常普遍的**控制的需要**,也可能和 CCA 的活动有关,这个结构参与了环境信息的整合并引导主体的行为使其适应环境。

根据环境(补偿性与否),COF 在**行为的适应**(和它的改变)过程中起作用。它在强迫思维的构成(根据巴克斯特观点)或强迫症的行为表现(根据莫德勒)中起作用。

CPFDL 活动的减少,与**同不相宜的思想和行为进行的对抗**对应起来。根据巴克斯特,这个结构活动的减退或许是强迫症情况下间接通道功能衰弱的证据。

对强迫症患者,在基底神经节层面也发现了功能异常,这参与了惯性自动化行为和行为习惯养成的过程中(Graybiel,2000,2005;Howe,2011)。这些属性可以与强迫行为对照,后者是一种重复性活动,通常以一种精确和固定的方式完成。基底神经节的结构可以使来自大脑皮层的运动、认知和边缘区域的信息在此汇合,并将之送回大脑皮层。这个网络参与了信息的处理,并产生一种与环境相适应的行为,而这一功能在强迫症患者身上似乎是减退的，因为强迫思维和行为是不适宜的，甚至患者自己也承认是这样（自我批评）。

巴克斯特和施瓦茨的模型赋予腹部纹状体在**重复行为的产生和维持**上一个特别重要的位置。巴克斯特坚持认为，在强迫症中，在与直接通道过度活动相关的惯性的助长上，纹状体发挥了重要作用。施瓦茨给了这个结构一个更中心的位置，因为他将之作为强迫症病理生理学的起点。纹状体多巴胺神经元参与到被激励行为的学习过程（强迫行为的维持）。

这些模型中没有提到的其他皮层下结构似乎也参与到了强迫症的病理生理学，其中就有下丘脑核（noyan-sons-thalamique，NST）。在人类身上，这个核的神经元的活动与强迫症状的严重程度相关（Welter，2011），而对它施以高频率的慢性刺激，引起强迫症症状的显著减轻（Mallet，2008）。

NST 通过基底神经节的超直接通道接收来自大脑皮层的信息。当一个有意识的行为马上要执行时，一个信号就会同时传递到：

    1. 超直接通道（hyper-directe，NST），抑制一些期望或不期望的动作；

    2. 直接通道，对期望启动的程序解除抑制；

    3. 间接通道，抑制不期望启动的程序。

根据巴克斯特和施瓦茨的理论，基底神经节各通道间的不平衡是强迫症病理生理学的核心，将超直接通道囊括进来似乎是不可避免的。

强迫症患者 NST 神经元活动的电生理学记录让我们可以得出这样的结果，神经元甚至在主体实施强迫行为之前就调控了自

己的活动 [1]（Burbaud, *In Press*）。虽然只在这一个研究结果的基础上就提出一个假设是有风险的，我们可以认为，这种活动的不同反映出对强迫行为的准备过程：患者已经开始一个程序（功能异常的），通往强迫行为。

在这个观点中，基底神经节的功能异常是强迫行为的原因。**因此 NST 会参与强迫症强迫行为的产生过程，超直接通道不（或极少）对不期望的程序起抑制作用。**

最后，必须要指出的是，神经生物学模型的提出与（神经）心理学模型是不矛盾的，两者应该被视作在对障碍症不断加深理解过程中不可或缺的相互补充。

大脑功能异常：强迫症是原因还是结果？

这是一个十分重要的问题，却极少在各类关注强迫症与神经的关系的研究中被提及。然而这个问题是神经生物学模型的基础，可以确定障碍症的来源。

许多论据说明强迫症患者大脑功能异常是原因。首先，许多病例都是在大脑损伤后发展起强迫症的。同样地，我们看到一些动物在基底神经节系统（GPe 或纹状体）功能紊乱后，会表现出一些刻板的行为，与强迫症症状类似。在此类情况下，确实是大脑损伤（通常是基底神经节）构成了重复行为的缘由。

就像我们之前论证的，在强迫行为之前就可以在 NST 层面观察到的活动变化可能构成一个行为产生的原因。然而，也有可能这个先于检验行为而产生的神经活动是强迫症演变过程的一个结

---

[1]　在这个研究中，患严重顽固强迫症的病人在参加一个可以无限次检验的图像比较任务时，他们的 NST 神经元活动被实时记录下来。

果,也就是造成患者重复行为的自动化倾向在多年的时间里不断
演进的结果。

因此,观察到的调控行为可能是行为自动化(非病理性过
程)的一个标志,行为的自动化可能是由强迫行为的重复所引起,
而强迫行为又是焦虑(病理性过程)带来的。另外,施瓦茨在他的
模型中指出,强迫症临床表现和皮层-皮层下结构机能异常之间的
关系或许是双向的:**大脑功能异常会对行为产生影响,而行为又
会反过来强化这种失调。**

总结

为了在对强迫症的理解上不断取得进步,重读不同的模型
同时考虑获得的研究成果是很有必要的。一些结果巩固了现
存的一些模型,另一些可以帮助我们提出新的模型。

对一些已存的模型提出批判

让内和弗洛伊德

我们在这一部分的开头看到最初的强迫症模型建立在障
碍症的心理学概念之上(让内和弗洛伊德)。这些模型建立的
基础是一些病例研究,但没有被科学研究证明有效。由此而来
的一些治疗技术也未获得效果证实。

认知和行为模型

如今作为强迫症的参考模型,认知和行为模型孕育了一些
认知行为疗法(TCC),而后者被科学承认是一种有效的强迫症
治疗方法。然而,这两个模型认为是强迫思维和焦虑刺激了行
为,而这缺少科学证据的支撑。一些研究甚至显示强迫行为独

立于整个强迫思维/焦虑而存在。同样,在病人身上,可能只有强迫行为,而没有强迫思维。

错误的过度探测

这个假设被一些电生理学(用电流导体记录大脑的活动)的研究所支撑,这些研究显示强迫症患者有一个脑波比健康人更宽。这些结果是可靠的,但是还有一个疑问,就是这个脑波到底意味着什么:它真的和错误探测相关?还是说是一个别的东西?

神经生物学模型

这些模型建立在连接大脑皮层和基底神经节的回路的功能障碍之上,而这几乎被所有科学研究都发现了。然而,这些区域的确切作用(哪一个和强迫思维相关,哪一个又和强迫行为相关?)却不清楚。而且,最近发现的另一个回路(在模型建立之后)可能也在强迫症中起着重要作用。

为了更深入地研究:强迫思维和强迫行为之间的关系

既然没有坚实的科学证据证明强迫思维和焦虑是强迫行为的"发动机",那么后者有可能是自动产生的。这和巴克斯特的观点一脉相承,他在自己的模型中对照了惯性强迫行为(这和基底神经节有关联)。强迫思维的构建是为了给强迫行为一个意义,然而在病人那里却被视作强迫行为的理由("因为我有这种恐惧所以我才做了这个行为")。

为了更深入地研究:症状和大脑功能之间的联系

基底神经节,以及它们和大脑皮层之间的联系,似乎在强迫症中起了核心作用,因为它们促进或抑制了一些行为。因而,患者的基底神经节活动在强迫行为实施前就已产生变化。强迫行为有可能是对一个不期望开启的程序缺乏抑制的结果。

最后,如果强迫行为是源于基底神经节的问题,那么在几个月/几年的时间里不断重复强迫症这个事实,非常可能强化大脑的功能异常,并因此养成了这个疾病。

结论

　　除了对强迫症的描述,研究和治疗上的关键问题在于,对强迫症两大症状之间的关联和支撑这些症状的机制的理解。

　　我们注意到各种理论模型,或多或少符合临床观察,都对这个关键问题作出了一些回应。如今,关于强迫症的认知科学、(神经)心理学、神经成像学或电生理学的重要研究成果让我们可以就这些模型提问:突出并且归纳那些在现今的新数据面前始终有效的命题以及那些不再适应的。

　　近些年最主要的进步显然在于将大脑结构(额皮层和基底神经节)纳入到强迫症中,面对这个直到当时一直被认为是纯精神病学的疾病,提供了一种"神经生物学"的视角。

　　这些进步主要在病理生理学层面,同时也在治疗层面,深处的大脑刺激是其中介入最直接的。它们同时也提出了更多的疑问:怎样才能更精确地将大脑功能与症状联系起来? 这些功能异常是否是疾病的原因和/或结果?

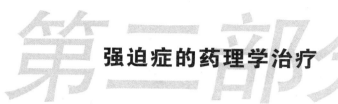

强迫症的药理学治疗

埃利·昂托谢

几乎所有人都熟悉强迫症及其治疗方法。然而,一项在法国实施的包括 360 名受强迫症之苦的人士参与的调查(《TOC et ROC》,E. Hantouche,C. Demonfaucon, 2008)却总结出了以下几点:

■　39% 的患者要等待超过十年才被确诊。
■　第一次抗强迫症治疗的平均年龄为 29 岁,而强迫症首次发作的平均年龄为 23 岁。
■　在诊断为强迫症之后,88% 的患者服用精神药物,67% 接受心理治疗,6% 的人从未接受任何治疗。
■　大部分患者接受过不止一种抗强迫症治疗。
■　只有 25% 的患者自认为对治疗"应答良好"。

　　虽然在强迫症的临床、神经生物学、精神病理学和药理学上取得了进步,还有相当大比例的患者处于抵抗状态或者没有充分享用科学和治疗上的进步。经验告诉我们,患者通常接受不专业或者不合适的护理,或者治疗者实施了专业的治疗,却没有花时间将最简单的关于疾病的信息告知于病人,让他们无法掌握有效的工具以对抗疾病。这是说在治疗开始之前多花一点时间是十分必要的,要分析面临的强迫症的类型(或者临床亚型),它的并发症(与强迫症相关的病症),这些因素被认为对疑难或顽固性强迫症(如躁狂与抑郁交替发作的环性心境障碍)有预测价值,还要向患者解释疾病的运行过程。

第六章
用于治疗强迫症的药物

哪些是抗强迫症药物？

如今普遍接受的第一期治疗无可争议地选择含血清素的抗抑郁剂（参考表6.1）。虽然事实是，相比 ISRS，氯丙咪嗪的抗强迫症效果最好（E. H. Decloedt，D. J. Stein，2010），但通常还是会选用选择性血清素再摄取抑制剂（ISRS），因为其耐受性要远高于氯丙咪嗪。后者被用于第二选择，在使用 ISRS 失败两到三次之后。

治疗开始时使用最低剂量（参考表6.1），这样持续4至12周，再慢慢增加，直到最大剂量。

我们发现，最初的效果从第2周至第4周开始出现，但是治疗效果是规律性增长的，到第24周到达顶峰。这个数据意味着强迫症的治疗要求一个基本原则："保持耐心。"

除了氯丙咪嗪和 ISRS，抗抑郁家族的 IRSN（血清素-去甲肾上腺素再摄取抑制剂）并未在强迫症中被充分研究（一组使用度洛西汀和米尔塔扎平的开放实验，两组使用文拉法辛 vs 安慰剂、文拉法辛 vs 帕罗西汀的控制实验）。

表 6.1　在强迫症治疗中有效的精神药物

	每日剂量（mg/日）		
	最　小	最　大	平　均
IRS(血清素再摄取抑制剂)			
氯丙咪嗪(Anafranil®)	75	300	200
ISRS(选择性血清素再摄取抑制剂)			
氟西汀(Prozac®)	20	80	40
帕罗西汀(Deroxat®)	20	60	40
舍曲林(Zoloft®)	50	300	100
氟甲沙明(Floxyfral®)	100	400	200
依他普仑(Seroplex®)	10	60	20

氯 的 魔 力

1967 年，两位西班牙的精神病科医生，科尔多瓦和洛佩茨-伊沃尔·阿利尼奥发现了氯丙咪嗪（Anafranil®）在强迫症中的显著效果。第一个控制实验是一个双盲实验，由亚留拉-托比阿斯在 1976 年完成，实验显示了氯丙咪嗪在抗强迫症上的功效。但直到 1989 年，氯丙咪嗪才正式被官方承认。此后，这个药剂被指为此病理的参考药物。

为什么是氯丙咪嗪(Anafranil®)而不是其他三环类药物?

氯丙咪嗪是三环类抗抑郁药家族的成员之一，在 1961 年被合成。它的化学结构和丙咪嗪（Tofranil®）相近，这是另一个三环类药物，它在恐惧症中表现卓越，但在强迫症中效果不理想。两种三环类药的区别在于氯丙咪嗪中有氯元素的存在：这也是其名称的由来，氯-丙咪嗪（图 6.1）。

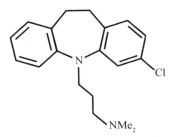

图 6.1　氯丙咪嗪的化学结构

　　氯元素的存在使氯丙咪嗪对强迫症功效卓越，与同一家族的其他抗抑郁药相比，大脑血清素传输显著加快可以说明这一点。事实上，丙咪嗪主要对去甲肾上腺素系统产生作用——这可以解释它在抗恐惧症方面的疗效和在强迫症上的无效。

　　血清素和抗强迫症之间联系的假设将在一些探索选择性血清素再摄取抑制剂（ISRS）对强迫症功效的研究中被证实。氟伏沙明、氟西汀、帕罗西汀，还有舍曲林，相继在 1990 年代获得了强迫症治疗的官方许可。此后，我们达成一个显著的共识，即任何抗强迫症的治疗都应该对血清素的大脑活动有特殊效果，但并没有证明血清素的失调是导致强迫症的神经化学层面的唯一原因（如循环性强迫症，占到了强迫症患者的 50％）。

抗强迫症药物是如何产生功效的？

　　如今已被公认的是，阻止血清素再摄取，即促进血清素活动，是减轻强迫症的一个必要条件。血清素在眶额皮层（OF）神经系统传输速度的加快最好地解释了其抗强迫症功效，眶额皮层是一个隐秘地参与到强迫症病理生理学的大脑结构。通过大脑影像，我们可以看到,受强迫症之苦的人在眶额皮层区域表现更活跃。为了减轻这种活动过度,治疗剂量要比用在抑郁症上的更高,尤其是抗强迫症效果的出现时间(≥8周)通常要晚于抗抑郁效果的出现时间(平均2周)。

血清素起的是抑制神经生理的作用。因此,血清素在前额叶区域的增加对于减缓这个大脑区域的过度活动是必要的。

更明确地说,血清素的神经传递速度加快对血清素选择性受体和涉及强迫症病理生理学的大脑区域产生作用。这个假设的基础是认为抗强迫症效用和抗抑郁不同。ISRS对轴突末梢自身受体敏感性的特殊效果支持这个假设。在抑郁症治疗中有效的其他疗法没有这种效果:电休克疗法,IMAO,激动剂5-HT1A。因此,如果ISRS是唯一产生这种效果的,在它和抗强迫症之间建立联系就是符合逻辑的。

用IRS进行8周的治疗后,眶额叶部位血清素的释放会显著增加,因为所占比例比额叶皮层其他区域更高。这种释放会引起位于眶额皮层区域轴突末梢的突触前膜自身受体5-HT1D失去感觉。这种效应只有在剂量高于或等于10 mg/kg/日时才能获得(M. El Mansari, P. Blier,2006)。需要指出的是突触后膜受体与这种失去感觉的效应无关。

因此我们可以得出结论,为了有效治疗强迫症,我们必须:

■ 在第一期选择一种对血清素有筛选作用的精神药物;

■ 开比较大的剂量(大于抗抑郁时通常开的剂量);

■ 等待一定的时间,可能需要8~12周。

这三个条件一直在实践操作中被验证,并和抗强迫症药物的神经化学效果相一致。

血清素：治疗强迫症时唯一的
神经生物学目标？

我们知道对血清素的药理学治疗效果表现出了一种"必要性"。然而，我们发现这个条件要对强迫症产生完全的效果是必要的，却不是"足够"的。事实上，临床研究明确显示，血清素相关的抗抑郁药在总体上缓解了强迫症状况，平均35％至50％左右，并且大约50％至60％的患者对其有应答。这些结果使我们不得不接受，或许是还存在其他的生物学目标，或许是有必要增强血清素的治疗效果。

精神科医生习惯在治疗强迫症的过程中增加一些镇静剂（或抗精神病的药物）。这些精神药物的效果主要针对**多巴胺**。但问题是要知道它的作用是稳定多巴胺（寻找一种安定效果）还是相反去刺激它。来自神经生物学研究的数据一般显示会导致多巴胺缺乏，这意味着需要一些多巴胺受体激动剂，或者至少用一些低剂量的抗精神病药，如阿立哌唑、利培酮或者氟哌啶醇。

单独开药的话，这些抗精神病药物被证明在强迫症治疗中是无效的。在血清素类药物单独使用遭遇抗性的情况下，血清素类药物和一个低剂量的抗精神病药物联合使用显示了功效。因此才需要去理解这种功效下的运行机制。

被研究最多的联合用药是在 ISRS 中加入利培酮（0.5 至2.5 mg）。布利耶等人认为，这种联合用药是通过利培酮对突触前膜受体 α2 的效果起作用的，后者能够促进血清素的释放。因此，并非对多巴胺的直接作用。

　　遗传学领域的研究提出了血清素和多巴胺两大系统的介入。佩拉尼等人（Perani et al.，2008）拿出直接证据说明血清素和多巴胺在强迫症中的介入。结果显示血清素受体在大脑多个区域，尤其在额皮层、背侧和额中皮层位置的显著减少。而且在纹状体腹部位置的多巴胺活动加剧。两大系统之间的互动解释起来十分复杂，但事实是我们需要对这两个目标采取行为，才可以取得最佳的临床效果。

　　多巴胺在强迫症中的作用同时也由一项新技术支撑，深层大脑刺激技术。这项神经外科技术基于向大脑某个精确位置引入可产生电流的细电极。在严重和顽抗的强迫症患者身上，多个大脑区域已成为这项刺激的目标。这些区域主要集中在基底神经节，尤其是纹状体（在一些图像研究中此区域显示活动异常）和下丘脑核（治疗帕金森病也使用这个目标）。深层大脑刺激的效果增强了基底神经节以及多巴胺对强迫症的参与。

　　在强迫症治疗中要到达的第三个生物学目标，也是从结果上来说最需要引起重视的，就是 GABA 或者 γ-氨基丁酸，一种主要的大脑抑制神经递质。我们的临床研究显示，**在进行抗抑郁治疗时，大约有一半的强迫症病人表现出一种循环精神病状态，超过三分之一的病人表现出一种轻度狂躁的转变。这些数据都向我们指出有必要对 GABA 施加影响，以保证情绪和行为的稳定，尤其要避免由血清素治疗带来的不稳定性。**应该在血清素治疗开始前就研究这种循环精神病状态，这一点是不言而喻的。

　　从这个精神刺激的假设出发，**谷氨酸**，一种大脑兴奋性氨基酸，目前正在研究中。事实上，一项研究显示在 11 位患强迫症并且未接受治疗的孩子中，尾状核位置的谷氨酸高度聚集。这种聚集在使用帕罗西汀后减轻(D. R. Rosenberg *et al.*, 2000)。最近一些临床实验发现了一些可以减少谷氨酸活动的分子,如美金刚胺、利鲁唑、托吡酯和拉莫三嗪(当它们被加入稳定的血清素治疗时)。实验结果或多或少乐观(K. H. Walsh, C. J. McDougle,2011)。

如果可以将这 3 个目标图解

→　**血清素的作用好比是一个"刹车"**,负责平息和控制负面情感和极端行为(当我们的血清素正常活动时,大脑能够说"好了,这个行动令人满意,所以我可以很容易过渡到另一个行动",或者"我可以在行为之前等一等。不需要那样匆忙"……)。这可以解释强迫症背后那些"限制"和"不受控制的感受"现象。

→　**多巴胺是一种"加速剂-促进剂"**,对动机、快乐系统和行动至关重要。当我们缺少它,我们就会变得迟缓,行动不会完成,也感受不到任何满足感。相反,当我们多巴胺过剩,就会夸大动作、重复动作(刻板症)、躁动(回忆一下让内的"强迫性躁动")。

→　**GABA 是"万能的镇静剂"**,当我们缺少它时,就十分容易紧张,焦虑,敏感,易产生强烈的情绪反应,伴随着情绪和能量水平的快速波动。GABA 的平衡对于保证情绪稳定是十分必要的。

节选自 AF TOC, E. Hantouche, V. Trybou, *Vivre avec un TOC et s'en libérer*, Éditions Josette Lyon, 2009.

在神经生物学目标之外：寻找
参与强迫症的神经回路

识别一种受体或者神经递质对于发现可能在强迫症中发挥功效的精神病药物是十分重要的。但这显然是一个简化做法，大脑神经分布其实非常复杂。这就是说，我们目前掌握的药物选择是基于一些包含血清素、多巴胺和 GABA 在内的假设。但在突触的化学机制之外，发现参与强迫症病理生理学的大脑区域和回路是十分要紧的。

强迫症包含的症状要比焦虑的情绪更特殊，即强迫观念和重复的强迫行为。为了探索强迫症的隐秘机制，需要寻找对"重复行为"（基底神经节，纹状体）、"错误探测"（前扣带皮层）、"超意识"（眶额区域）起决定作用的大脑区域。

基底神经节参与到运动机能和行为惯性的建立这一点如今已为人所熟知。这些神经核尤其要对在帕金森病中观察到的运动紊乱负责，其中包括颤抖和肌肉僵硬。它们也介入了其他的疾病，与强迫症更为接近的，比如抽动秽语综合征、运动性和声发型抽动症。这些神经节会形成回路，也就是说它们接收并把信息发送回大脑皮层。多项科学研究显示强迫症的起因是大脑皮层边缘部分和基底神经节之间的关系运行障碍。

而且，特殊症状诱发测试显示大脑活动根据不同的主导强迫症状而变化。测试结果显示，事实上大脑区域介入的方式是不同的（D Mataix-Cols *et al*.，2004）：

■ 清洗（感染焦虑）：右尾状核＋腹中两侧额前区域。

- 累积（丢失焦虑）：右眶额皮层＋左中央前回。
- 检验（怀疑焦虑）：核壳，苍白球，丘脑＋背侧皮层区域。

不存在一种对所有强迫症通用的运行机制——而是一些由不同的神经生理学机制决定的临床亚型或临床形式，甚至是一些临床形式特有的基因突变。

神经科学的研究认同过度活动的额—纹状体—丘脑—皮层回路参与了强迫症病程。并且，任何可以减轻这个回路过度活动的方法都对强迫症有潜在的治疗功效。我们可以从研究中得出，这种过度活动和强迫症的严重程度呈正相关（强迫症越严重，过度活跃的区域就活动越甚），治疗的功效（ISRS 或行为疗法）与此回路活动的减弱相关，尤其在纹状体部位。

第七章
在临床实践中

从哪种治疗开始?

治疗强迫症我们可以单纯用血清素类药物治疗(如果不存在循环性精神病的话),或者只用认知行为疗法(TCC),抑或两者兼用。

多种因素决定了第一期治疗的选择,如临床病情严重程度,表现为由综合征主导的症状,出现抑郁性并发症……

因此,在以下情况下,首先会选择药物治疗:

- 强迫思维主导;
- 症状增加;
- 总体病情严重;
- 严重的回避反应;
- 严重的焦虑;
- 重度抑郁;
- TCC 不可用;
- 拒绝参加 TCC 治疗。

相反,以下情况会首选 TCC:

- 总体病情缓和;
- 强迫行为主导(检验,清洗);
- 无抑郁症状;
- 拒绝服用药物;
- 由强迫症专家实施 TCC 治疗可行。

评估治疗效果有用吗?

在临床实践中,临床医生很少对强迫症采取精确的评估。在实施治疗之前,会推荐进行一次对强迫症总体病情的评估,以便在使用量表(严重度 CGI 或 TOC - NIMH)时获得一条基准线,或者在使用 Y - BOCS 分级评估或耶鲁-布朗强迫症等级评估时有一份更详细的评估(参考附录)。Y - BOCS 分别对强迫思维和强迫行为进行评估,各自的分值为 0~20,即总分值最高为 40。我们可以据此细分,若强迫症为:

- 轻度:Y - BOCS 分数 8~15;
- 中度:Y - BOCS 分数 16~23;
- 重度:Y - BOCS 分数超过 23。

我们也可以使用 CGI - I(总体临床变化情况),分值从 1(极大改善)~7(病情加重),来评估治疗取得的病情改善程度。

强迫症对治疗的应答情况可以分为不同的级别:

- 痊愈:Y - BOCS 分数<8;
- 缓解:8≤Y - BOCS 分数<16;
- 完全应答:Y - BOCS 分数减少 35% 及以上,CGI 1 或 2;

- 部分应答：Y‐BOCS 分数减少在 25％到 35％之间；
- 无应答：Y‐BOCS 分数减少＜25％,CGI≥4;
- 复发：经过三个月适当且有效的治疗后,先有缓解,后最初症状重现,或者 Y‐BOCS 分数增加 25％(从症状缓解时的分数开始算);
- 对抗：在可选的治疗后没有变化,也没有加重。

当强迫症的总体病情减弱 35％及以上,我们称之为"有应答"或者改善。一些专家将减弱门槛定在 50％。因此,根据不同的研究,应答百分比在 22％到 62％之间变动。

抗强迫症治疗需要持续多长时间？

治疗时间是根据疗法日程来估算的,疗法日程包括三个阶段：

- 阶段 1 持续至少 6 个月以获得首次治疗的完整效果——这个期限对应的是用 6 个月时间治疗产生缓慢而渐进的效果,以获得强迫症的"稳定化"。
- 阶段 2 持续 12 个月,在这个过程中治疗保持在同一剂量,以巩固抗强迫症疗效;超过 80％的复发由这个时期的治疗中断所导致。
- 阶段 3 在经过一段足够长时间的有效治疗(有效的阶段 1 和阶段 2)之后启动,此时剂量开始减少,但必须以一种相当渐进的方式,如在 3 个月的时间里逐步地将剂量减少 25％。若出现强迫症症状复发,便需要重新使用之前的剂量,然后在 3 个月之后再次尝试减少剂量。在 3 次减少剂量失败后,就决定进行长期治疗。

最后要记得,**药物疗法停止的成功率同样取决于进行合适且操作得当的认知行为疗法**。如果缺乏这样的疗法,复发的风险几乎是100％。

抗强迫症治疗存在不良反应吗?

强迫症治疗中的不良反应主要是由于周围血清素系统活动改变(多汗、恶心、呕吐、腹泻、颤抖)和核心血清素系统活动改变(兴奋状态、头痛、神经质、躁动或镇静、失眠或嗜睡)。通常这些反应是暂时的,极少出现需要停止治疗的情况(低于10％)。

一些反应会以渐进的方式出现,尤其是体重增加或性功能改变(性欲下降、高潮延迟)。

表 7.1　抗强迫症精神药物的不良反应

	副作用最小的治疗	副作用最大的治疗
早期副作用		
心血管问题(心悸、直立性低血压……)	ISRS	CMI
镇静	ISRS	CMI
失眠	CMI	ISRS
反副交感神经生理作用(口干、便秘、视线模糊……)	ISRS	CMI
静坐不能(躁动、强迫运动、好动)	CMI	ISRS
恶心/腹泻	CMI	ISRS
多汗(夜间)	CMI	ISRS
长期副作用		
体重增加	ISRS	CMI
性功能改变(性欲下降、高潮延迟)	ISRS	CMI

注:CMI＝氯丙咪嗪(Anafranil®);ISRS＝选择性血清素再摄取抑制剂。

总的来说,ISRS 的不良反应不像氯丙咪嗪来得那么多发和严重。要记得,强迫症患者对不良反应尤其敏感,如便秘、体重增加(一些人表现出厌食症)和镇静(警惕性和一些其他的认知功能下降,如记忆力,这也造成了一些问题)。

不良反应通常是在病人反馈之后,通过一例一例地调整剂量来处理。

氯丙咪嗪有效剂量(200 mg 或更多)的开出需要一个 ECG 线,对血浆率的控制和对一些反应的监控,如痉挛、尿潴留等。

一些副作用可按如下方法处理:

➢ 氯丙咪嗪副作用直立性低血压:DHE,赛格乐®,Praxinor®,庚胺醇®;

➢ 多汗或食欲低下:赛庚啶(盐酸赛庚啶®),突触后膜血清素受体拮抗药;

➢ 性反应障碍(性欲下降、高潮或射精延迟),按要求开出血清素类激动剂(如丁螺环酮)或磷酸二酯酶 5 型抑制剂(万艾可®,艾力达®)。

对初始治疗无应答时怎么办?

如同已经强调的那样,建议耐心等待至少 3 个月,才可以判断抗强迫症初次治疗的效果。

■ **在原有治疗中加大剂量**能对一半的部分应答或无应答病例产生积极效果。在增加剂量的过程中,不良反应可能会更加频繁——因此需要对这些反应进行监控,虽然 ISRS 总体上是比较耐受的。

■ **改变治疗方式**只在完全无应答的情况下采用——在部分应答的情况下,我们更倾向于第一种方案。在此方案中,了解ISRS的药理学和动力学属性是很重要的。例如,从氟西汀、舍曲林或西酞普兰过渡到另一种药物是不会产生问题的。相反,从帕罗西汀过渡到另一种 ISRS 则更加微妙,因为药物中断的一些不良反应(如,胆碱回升)是其他 ISRS 不能控制的。因此,我们建议在逐渐减少帕罗西汀剂量的同时使用一些替代药物。

■ **在保留原始治疗的基础上加入其他精神药物。**有多种添加(或协同增效)方案可供选择,选择的依据可能是开药医师的习惯,实验研究所得的数据或者与强迫症相关的临床因素:

  ➢ **在 ISRS 中加入氯丙咪嗪:**传统手段,必须考虑到与氟西汀和帕罗西汀的药物反应。这两种 ISRS 会阻止负责三环新陈代谢的肝脏酶分泌,从而增加氯丙咪嗪的血浆率。回顾一下,氯丙咪嗪及其代谢物可以定剂量。

  ➢ **在 ISRS 中加入利培酮(维思通®)或其他防治精神病药物:**添加利培酮剂量是在研究文献中被提到最多的。利培酮的初始剂量是 0.5～1 mg/日,可在 2 至 4 周后加到 2 mg。在第二阶段,利培酮的剂量可逐步增加 0.5 mg,但不能超过 2 mg 这个界限(超过 2 mg,利培酮会导致强迫症加重,会产生类似镇静剂的作用,引起神经学上的不良反应)。这个方法和添加氟哌啶醇相类似(后者只有在出现与强迫症相关的复杂抽搐反应时才有效)。但是这一条不适用于添加利培酮独立处理抽搐并发症的情况。另外,强迫症对 ISRS＋利培酮联合治疗的积极反应似乎明显和 N-乙酰天门冬氨酸(一种神经元活性标志物)在前扣带区域的聚集有关(S. Sumitani *et al.*，2007)。

通过一些新的抗精神病药物，如阿立哌唑(Abilify®)、奥氮平(Zyprexa®)、喹硫平(Xeroquel®)，我们设计了一些方法，可对一些对 ISRS 无应答的强迫症病例产生积极效果。这些药剂对强迫症伴随躁郁性或混合性焦虑症特别有效。在布洛克的综合分析(9 项监控实验与安慰剂对照)中，利培酮和氟哌啶醇被证实表现最好。被研究最多的喹硫平在四个发表的控制实验中只有一个显示有效(M. H. Bloch *et al.*，2006)。

➤ **在 ISRS 中加入丁螺环酮(Buspar®)**：回顾一下，丁螺环酮是一种在血清素上起作用的缓解焦虑的镇静剂，就像一种针对 5 - HT1A 受体的激动剂。目的是增强血清素治疗的效果。因在法国并未取得大的成功，这种精神药物只以非专利药的形式存在。有效剂量在 20 至 60 mg/日之间。需要对恶心、肠道紊乱、烦躁、精神紧张等一些不良反应做好监控。

➤ **静脉注射氯丙咪嗪**：此方案已在无应答情况下进行测试，只有 20% 的病例有效果，其中的 58% 有反应延迟(B. A. Fallon, M. R. Liebowitz, R. Campeas *et al.*，1998)。

➤ 其他添加方案，如**氯硝西泮(氯硝安定®)**，针对与强迫症相关的恐惧症状有强效的镇静剂(此精神药物新近有了十分严格的使用规范)；如**色氨酸**，氨基酸，血清素的前质(但文献资料中的测试剂量 2 至 4 g 在法国不可用)；**利他灵**

(哌甲酯制剂[®]，哌醋甲酯[®])在产生注意力缺陷问题的并发症时使用；最后是 **2-丙基戊酸钠(二丙基乙酸钠[®]；双丙戊酸钠[®])**，在循环性精神病或轻躁狂发作时使用。

其他正在进行有效性验证的方案试图寻求一种预治疗，帮助 TCC 获得应答和得到接受。目前，已有两项研究显示出 D-环丝氨酸(NMDA 受体部分激动剂)的好处，尤其是在发作开始之前减轻焦虑程度(M. G. Kushner, S. W. Kim, C. Donahue *et al.*, 2007)。说明一下，此药曾用于治疗结核病，后因其毒性而不再使用。

第八章
特殊和抵抗的形式

强迫症特殊形式的治疗

表 8.1　强迫症特殊形式的治疗[1]

	特点和进行的操作
强迫症循环精神病	发生率为 50% 左右的强迫症病例 病程时断时续 系统诊断(轻躁狂,循环精神病,情感增盛,家族遗传) 关注转变:行为激进或怪异,自杀意念,严重失眠 使用情绪调节剂的必要性,如 2-丙基戊酸钠(如果循环精神病占主导)或锂(如果情感增盛占主导),两者都是低剂量。 开始单独使用情绪调节剂,然后在强迫症持续的情况下在 2 至 4 个月时加入 IRS
儿童患强迫症	严格诊断,全面评估其神经系统和心理方面的并发症(复杂性抽搐,双相障碍/循环精神经常被忽视,并未得到足够的研究……) 对患者及其家属详细解释疾病情况和治疗方案 选择 ISRS 和/情绪调节剂 起初使用一半剂量(25 mg 舍曲林) 适用于儿童的认知行为疗法(TCC)(儿童对 TCC 应答良好)

---

[1]　E. Hantouche et C. Demnfaucon, 2008.

（续表）

	特点和进行的操作
强迫症并发复杂性抽搐	开药时加入一剂神经镇静剂：氟哌啶醇（Haldol®）、哌迷清（Orap®）、利培酮（维思通®）或阿立哌唑（Abilify®） 低剂量：0.5 或 1 mg 维思通®，1 mg Orap® 或 2.5 mg 阿立派唑 监管神经系统的不良反应
强迫症并发 SLO（强迫性迟缓综合征）	评估并发抑郁和自杀倾向、社交焦虑和领悟能力（通常较低） 强迫症改善（在第 6 个月的治疗后有可见的效果）的时限延迟 另外求助于一些通过激活多巴胺产生刺激作用的分子：小剂量阿立派唑（2.5 mg）或哌醋甲酯、利他能®或哌甲酯制剂®（0.5 至 1 mg/kg）
疑难性强迫症	评估以下项目以指导并承担治疗： 领悟能力低下 认知性仪式占主导，反复思考 隐形并发症（最常见是循环精神病未被发现，更少见的是精神病初期、滥用药物、食欲缺乏） 偏执或分裂人格特质
使用抗抑郁剂引起强迫症加重	特征： 伴随治疗产生情绪变化 性情易怒/循环精神病 自杀企图 刺激性或冲动性的强迫 并发症数量增加 运动或声音的抽搐 对治疗产生抵抗 多项治疗相继进行 所有这些元素都朝向一种情绪调节剂治疗

当我们几乎尝试了一切方法却没有奏效，那么还能做什么？

我们估计有 25％的病例属于抵抗性强迫症。在遵循上一段（强迫症特殊形式）中所提出的步骤之后，这种抵抗情况使得我们求助于一些非药物治疗,如经颅磁刺激、震动疗法(或电休克疗法)或一些直接介入大脑的技术(如深度脑部刺激)。

但在实施这些手段之前,重要的是要遵循无应答阶段按步骤进行治疗(参照表 8.2)。

表 8.2　根据抵抗程度进行的治疗阶段

无应答程度	建　议　的　治　疗
1	ISRS(选择性血清素再摄取抑制剂)或 TCC(认知行为疗法)
2	ISRS+TCC
3	尝试 2 种 ISRS+TCC
4	尝试至少 3 种 ISRS+TCC
5	至少 3 种 IRS(含氯丙咪嗪)+TCC
6	至少 3 种 IRS(增加氯丙咪嗪)+TCC
7	至少 3 种 IRS(含氯丙咪嗪)+TCC+心理辅导+其他类别的药物(神经镇静剂,苯二氮䓬类,情绪稳定剂,精神刺激药)
8	至少 3 种 IRS(氯丙咪嗪静脉注射)+TCC+心理辅导
9	至少 3 种 IRS(含氯丙咪嗪)+TCC+心理辅导和其他抗抑郁剂(IMAO[单胺氧化酶抑制剂],IRSN[血清素-去甲肾上腺素再摄取抑制剂])
10	上述所有治疗手段,电休克疗法、经颅磁刺激或神经外科手段(深度脑部刺激)

资料来源: S. Pallanti *et al.*, 2002.

"ROC"的临床特点

对治疗的抵抗可由多种不同的因素来解释,如临床形式(强迫为主)、初发年龄、领悟力低、并发双相/循环精神病或病态人格。在"强迫症 & ROC"调查中,ROC 或产生抵抗的比例达到44.2%,应答良好占 25.3%,30.5%介于两者之间。与"应答好"组相比,ROC 组有以下特点:

➢ 更高精神病患病比例(49％ vs 28％);

➢ 更多自杀企图(26％ vs 13％);

➢ 咨询过更多医生(5.5 vs 3.2);

➢ 强迫行为数量更多(4.6 vs 3.4);

➢ 更多的精神病并发症(2.8 vs 2.0,尤其是广场恐怖症、社交焦虑和对外表过分关注)。

另外,对情感气质的评估显示,循环精神病、焦虑和易怒气质的人在 ROC 组中比重较大,并且抗抑郁剂造成的影响也更严重。

针对反抗性强迫症的治疗手段

在 1940 至 1950 年代,人们曾求助于一些切除术,如脑叶切除术或脑白质切断术,这些手术已经得到优化,限制了对神经元的伤害(如囊切开术,取得了一些喜人的结果)。深度脑部刺激,一项从理论上来说可逆的神经外科技术,在帕金森病治疗中取得了成功,提出了实用精神外科在一些非常确切的病例中的使用问题,如抵抗性强迫症。

谁可能受益于功能神经外科?

为了给出强迫症神经外科指导建议,首先提出以下标准:

1. 年龄:大于 20 岁。

2. 强迫症病程至少超过 5 年。

3. 已造成严重的痛苦以及社会心理功能的客观改变,经过临床评估和心理测量证实。

4. 超过 5 年的药物治疗和认知行为治疗。此治疗未带来重大的改善,或因一些无法耐受的不良反应而中断。患者必须已接受:

  ➢ 至少 3 种 IRS(含氯丙咪嗪)持续时间至少为 3 个月,IRS 的剂量上升到 80 mg 氟西汀、300 mg 氟伏沙明、250 mg 氯丙咪嗪、200 mg 舍曲林、60 mg 帕罗西汀。

  ➢ 尝试开两剂添加剂到 IRS 中(丁螺环酮,利培酮)。

  ➢ 至少 40 小时的行为疗法,过程认真参与,有两位不同的治疗师。治疗师的更换最好辅以治疗模式的变化,例如从单独治疗转变为小组治疗,或反过来。

5. 对潜在并发症的合适治疗(利培酮针对抽搐,2-丙基戊酸钠针对循环精神病)。

6. 认为预后不乐观,会对患者生活质量和身体机能产生重大影响。

7. 患者明确同意,接受术前评估以及参加术后恢复项目。

8. 评估与指导由相互独立的专家实施。

9. 对应的精神病医生同意对患者进行长期的术后跟踪。

在法国实施的研究(STOC 协议)结果开始得到发表(L. Mallet *et al*., 2008)。初步的数据是积极的,可以给严重的强迫症病例带来希望。

怎样才能使我们对强迫症药物的 了解发挥最大作用?[1]

强迫症治疗取得成功取决于一些关键因素：

→ 尽早发现病症，尤其在儿童身上。

→ 最全面的诊断。

→ 找准强迫症的主导症状。

→ 评估精神并发症(循环精神病，社交焦虑，过分关注外表)，病态人格，神经因素(复杂性抽搐，注意力缺陷)。对双相情感障碍症隐秘特征的系统研究(轻躁狂，循环精神病，情感增盛，双相情感障碍的家族遗传…，见 E. G Hantouche, *Troubles bipolaires, obsessions et compulsions*, 2006)，后者虽然研究颇多，却还没怎么引起护理人员的关注。

→ 开药方的确切标准：足够的剂量和期限，遵循应答的长时性。永远不要忘记：治疗的效果是缓慢、持续和渐进的。

→ 在抵抗情况下实施增加药物剂量的方案(考虑疑难病例的特征)。

→ 治疗应该配合实施心理辅导：花时间向病人及其家属解释强迫症和它的发病机制，以及 TCC 的实施要求(如仪式之间的时间间隔和暴露的重要性)。

→ 在遇到反抗或疑难的病例时，使用一些实验药理学方案。

---

[1] 节选自 AFTOC, E. Hantouche, V. Trybou, *Vivre avec un TOC et s'en libérer*, Éditions Josette Lyon, 2009。

> ➞ 向疑难强迫症专家中心和/或 STOC 协议中提到的专家中心咨询。
>
> ➞ 由 AFTOC 提供的联系方式、信息和支持(地区互助小组、网站、报纸、书……)。

第三部分

强迫症的行为神经学疗法

樊尚·特里布

这一部分的内容主要针对治疗师,但在编写时也考虑到了患者,所以,如果治疗师希望将此作为与患者一同工作的工具,也可在治疗中使用。本书的第一部分对强迫症的解释和模型的介绍更详细。这里有意略过和简化,以更多篇幅帮助理解强迫症心理治疗新技术及其应用。

第九章

为何对经典的认知行为疗法
提出质疑？

在本书第一部分中我们已经提到，在强迫症理论中最常使用的是**操作性条件反射**[1]和**概率理论**[2]。

作为治疗师，当我们仔细阅读这些模型的时候，会意识到这些模型不是基于对某些强迫症病人的观察或者神经生物学理论而建立的。我们更多感觉到这些模型的提出者试图利用已存在的模型（恐怖症模型），把它们应用到强迫症上面，以此在强迫症的未知领域有所发展。这就解释了为何这些模型只代表了极少数临床真实病例，而且与强迫症患者的讲述差距巨大。当我们听患者叙述病症时，我们只想听到他真切的感受，而不是设法把他归到现有模式

---

[1] 行为模型：由于行为不断重复而使其自动化，例如因害怕感觉到焦虑而进行的回避行为和仪式行为，这种强迫的重复行为本身又导致焦虑，使患者陷入其中无法自拔。

[2] 认知模型："只要我还没有证明危险可能不会发生，我就觉得它时刻会降临，这解释了为何我感到焦虑"。

中去,我们意识到:"我有强迫念头,它使我焦虑不安,因此导致我的重复行为"这个逻辑是错的。阅读本书第一部分,我们也同样看到,强迫症的神经生物学表明患者的大脑不是这样运转的。

因此我们的目的不是为了继续写第 n 本夸赞这些模型的书(这些模型确实有其价值:它们的提出者是最先研究强迫症的人,并尝试在此领域建立一套体系,其治疗技术也有效地治愈了许多病患),我们的目的更在于建立一种尊重强迫症神经生物学理论和病人真实感受的模型。这有点像回到了 19 世纪末的神经病学,那时药物不存在,精神病科医生填写大量的空白观察单,但不加以解读,就像社会学家观察然后记录,不加以个人评价,因为这可能会更改事实或产生误导。所以说我们要回到皮埃尔·让内那个时代。

这些病人证明我们错了

在几年的时间内,对于强迫症患者的治疗,我们无一例外地都采用了认知行为疗法(TTC),必须承认这些理论没有考虑到患者的口述。也必须承认这些治疗方法,比如反应阻止和认知重建并不像我们希望的那样有效果(Ladouceur et coll,1999;Salkovskis et Kirk,1997;Salkovskis et Warnick,1988)。我们能成功治疗患病较轻的和很有动力的患者,也就是说不是所有患者。那么对于那些严重的患者,其焦虑思想阻止他们完全投入到练习治疗中,我们该如何治疗呢?

我们认真聆听了患者自己对其病情的分析和评价,在他们没有意识到的情况下这些分析和评价已经解释了为何强迫症的现有模型是基于错误方向建立的。

贝尔纳,30 岁

我不明白,我希望您可以向我解释我身上到底发生了什么。正如您所知,我总是摆脱不了"感到脏",我害怕被我的排泄物污染或者把它弄到外面。就像我和您说过的,晚上一回家,我就立刻把衣服全脱掉,然后去厕所。上完厕所后,我会洗马桶,然后倒着拖地直到浴室,我在浴室会洗澡一个小时以上。直到目前为止,对于一个有强迫症的人来讲都很正常。但是最近,我好多次都注意到了一些以前没注意的事情:当我在工作或者想去洗手间时,我不会脱掉衣服也不会洗澡。从来没有过把衣服挂在洗手间或者自带湿巾来擦洗身子的想法。去单位的洗手间时没有丝毫焦虑,也从没想过排泄物会传播。总而言之,工作时的环境制约了我的重复行为。所以我的排泄物在家里是脏的,在单位就不会妨碍我。

艾斯黛儿,27 岁

我患病已经 8 年,一直和我的男朋友一起生活。我一直害怕他把我当作疯子,所以从来没有告诉他我患有强迫症,害怕被传染,总是不停洗手。我所有的强迫症表现都发生在工作中,背着同事。我非常渴望有个孩子,而要实现这个计划两个人一定要对彼此坦白诚实。我决定告诉他真相。令我十分吃惊的是,他很好地接受了这个事实,他对我说他了解强迫症,他完全理解我也会支持我。接下来的几天,我的焦虑感不断上升,而这并无诱因。在家里我不停地洗手,并一直怀疑自己的手不干净。我并不傻,家里面并没因我向男友坦白我的强迫症而变得比以前脏。所以我想知道是不是只在有水龙头的地方我的大脑就会做出反应,导致我的强迫行为。

塞德里克,40 岁

20 年以来,我一直在从单位到家的那条路上开车绕来绕去,因为害怕我撞死人或者造成交通事故。每天晚上我都会在这条路上来回开 10 到 15 遍,因为害怕夜里会被这件事纠缠。这么多年过去了,我慢慢意识到我的问题其实不在于怀疑撞死人的可能性,而是如果我不去重复做这件事,这件事就会一直萦绕在我脑海。我想我明白了这种焦虑不是来自对危险的担心。当我顺道载同事下班时,我不会在回家的路上来回开几圈。您可能觉得这很奇怪,但这并不是因为我克制了自己的强迫症不让它表现出来。事实是,同事在的时候我完全没有强迫症。毫无焦虑! 毫不疑惑! 我不能说是我同事在身边所以我感到安心,因为当我妈妈坐在我车里的时候我的强迫重复行为又发作。同事的眼睛并不比妈妈的好。我感觉可能是因为和妈妈在一起的时候,强迫症被允许发作,所以那些强迫的重复行为肆无忌惮地发作起来,因为根本不成立的焦虑。和同事在一起的时候,我特别害怕被看作疯子,因此我的强迫症没有任何反应。

塞西尔,32 岁

自从我的宝宝出生以来,凡是来自外面的东西我都要洗,害怕这些东西染病给我的宝宝甚至危及他的生命。在靠近他或他的东西前我不断地洗手。我整天只干这个。这个夏天,我去我姑姑家住了一个月。去之前我害怕极了,制定了一切回避和清洗策略,因为她一定会哄抱我的宝宝。当我到她家时,我开始有意无意地和她谈及强迫症,但没有告诉她我患有这个病。她的态度极其保守。她认为这是那些生活中不努力还给自己找借口的人的无中生有。我回到房间,大哭了一场。我意识到和她解释这些是不可能的,她的房子是一个没有隔断的大房间,因为是农场里的那种房子,因此掩盖我的强迫症是不可能的。我放弃了做这些重复行为的可能性,而令我吃惊的是我只有很少的强迫意识。比如说洗东西,只有她不在的时候,我才会做。只要她一出现,我几乎不想这事,也没有那种过分的焦虑和疑惑觉得我会害死自己的孩子。可是,回到我在巴黎的住所后,那种无约束的感觉又回来了:只要一回到自己家,我就被"不干净"这个顽念所纠缠烦恼。我还注意到,当我推车带宝宝出去散步时,别人亲他摸他并不会让我感到十分不安。然而从逻辑的角度考虑,这些人所携带的细菌和潜在的疾病和我一直洗个不停的物品一样多。为何我不担心人所携带的"脏东西"呢?为何我的强迫观念只针对屋子里的物品而不是人呢?

玛格丽,35 岁

我忍受不了我的排泄物。只要我一去卫生间,我必须刷马桶,擦走廊的地板和墙面,洗两个 45 分钟的澡:第一个澡为了把如厕后残留的脏物洗掉,第二个澡要用另一块香皂把涂抹第一块香皂时可能留下的微小颗粒洗掉。两次之间,我要在浴缸里泡一下。上周我和丈夫到一个离我们家 80 千米远的朋友家,参加她的生日聚会。我吃了一个不好消化的东西,所以不得不上厕所。这没有什么商量的余地,因为肚子疼得很。我本来幻想着可以回家上厕所再洗澡,但是朋友的生日聚会在晚上举行,一会儿就要开始,我不能就这样消失然后不回去。160千米加上两个澡,被污染的衣服会污染汽车,汽车肯定会污染我丈夫,就算我洗澡也是无济于事,如果我不给车消毒、我丈夫不去洗澡的话。简而言之,我自己设想了一切可以避免污染传播最小化的策略,但没有一个行得通,因为我肯定稍后就要回到朋友的聚会。当我意识到我毫无办法的时候,我的焦虑反而慢慢减弱,我感到它在减弱。我本以为我会惊慌失措,就像每一次我试着少刷马桶走廊、少洗澡一样。但这次却没有,没有焦虑,它平息了。整个晚会中我都没有焦虑,直到凌晨2点我们上车准备回家时,那些污染的连锁反应和如何最少地污染汽车的焦虑又回来了。

娜塔莉,37岁

我特别担心被路上的一个东西扎到然后得上艾滋病。只要在人行道上看到一个闪亮的或是红色的东西我就会给我妈妈打电话,她会让我安心。她让我安心因为她也是一个焦虑的人,她害怕如果我强迫症发病得不到安抚会自杀。应该有上千次了她对我说这不严重,东西不会轻而易举地在你不感到疼痛的情况下穿破鞋底,但即使这样也不能阻止这些强迫想法纠缠着我。我知道这很荒唐,因为我妈妈不在现场,她没有能力说出这个东西是否能穿破鞋底。但是她的话还是让我安心。昨天早上,我在地上看到一个让我特别不安的东西。我在上班的路上。我给妈妈打电话，但转入了她的语言信箱，因此我没能得到安慰。到单位后一直很忙碌，直到晚上6点我才重新打给她。整个一天我都没有想这件事，就好像它从我头脑中消失了一样，但奇怪的是我并没有证据证明我不会染上艾滋病。晚上下班时，我穿上自己的外套准备回家，突然早上的强迫感又重新袭来，特别强烈。我抓起电话打给我妈妈。是我爸爸接的电话，他不想听我说我的强迫反应。他告诉我妈妈出去时忘带手机了。这时我的焦虑感又一下子平静了许多。我得强迫症已经很久了，如果别人没有安抚我让我安心，我的焦虑不会停止，反而会增加。然而我不明白为何这次一整天这种焦虑情绪都没有发作，晚上却又回来，在听到我父亲的声音而不是我母亲的声音后却重新减弱。我也不明白，当我安安静静地和你们坐在一起的时候，毫无疑问我们不会因为一个小划口而感染艾滋病。所以我的这种疑惑好像是随时间和地点改变的。

雷诺，21岁

我一直检查我所做的事情，任何动作，糟糕的是如果你们问我怀疑什么，我自己都说不清楚，因为这是与事件本身没有联系的纯粹的怀疑。

乔丹，19岁

我整天都在要求对称性，毫无理由。网上说，有些人这样做是为了避免一些灾难或事故，就好像这是一种魔法，但是我没有这个目的。我有时怀疑我是不是有强迫症，可不可以被治愈。只有在我自己的房间里我才要求这种对称性，其他地方我不在意，我也不知道原因。但是我和自己说，这种强迫对称是毫无意义的,因为我的家人什么都动。在学校也是,我没有这种困扰,因为我害怕被当作唐氏综合征,害怕失去朋友。在我自己的卧室里,如果我试着阻止自己不去作对称,我就会焦虑不安,这个强迫思想一直挥之不去好几个小时。我不停地检查物品是否摆放好,这很傻,因为我并不知道物品正确的位置。谁对此颁布法令了吗? 还是我的头脑? 为何在学校或者在我家的客厅,我丝毫没有这种焦虑?

碧翠斯,23 岁

我检查电路板、灯、暖气、冰箱、电热器、大门,这已经持续了好多年,然而我清楚地知道其实什么事都没有。别人给我解释一千遍,我自己也双眼证实,但这些都不能阻止我不停地疑惑。我清楚地知道,即便房门紧锁,小偷也会撬门而入。我问自己这些疑惑是否真的和结果有关(如果门没有锁好,小偷会进来),就像我在书里读到的那样,还是没有任何关联。我甚至感觉不到焦虑,只是疑惑导致我不停地检查。因何疑惑呢? 我也不知道,因为我知道这一切都是错的。

从这些观察中得出的结论

我们得出了四点重要信息:

■ 病人没有说是由于强迫思维而导致强迫行为,而是他们所处的环境:当环境允许时,他们的强迫思维就极其强烈,脑海中带着各种复杂的剧情,开始重复行为的欲望就更加强烈。一旦环境制约,病人的强迫思维就会减弱或者消失。然而,病人并没有排除危险存在的可能性：受到传染或者杀死人的风险都是存在的，但是病人似乎并没有想这些。大脑似乎不再为此纠结。

■ 当受到限制不能进行强迫行为的时候，病人没有描述到焦虑。一旦他们可以实施强迫行为，他们的焦虑反而严重，促使他们以最快速度开始强迫行为。但当病人不能实施强迫行为的时候（不是他们努力控制自己的行为而是被周边环境制约），他们反而没有丝毫的焦虑。我们在孩子身上会经常注意到：他们很少在班级课堂上有强迫症表现，这使家长误以为孩子在家里的强迫症表现是任性或者一种控制欲。

■ 只要环境重新变得适宜强迫行为（这期间病人并没有新的烦恼点），那些强迫观念、焦虑、遗憾就一下子强烈起来，就好像一声令下让它各就各位一样，然而这些情绪在过去的几个小时里都没有对病人产生什么影响。

■ 许多病人知道他们的强迫思维，他们构思的情节，他们的害怕都是荒唐的。塞德里克承认他在回家的路上来回行驶以消除疑虑，是因为疑虑一直在他的头脑里就像寄生虫一样，而并不是因为他真的害怕轧死人。娜塔莉知道自己母亲的安慰根本站不住脚。碧翠斯和雷诺的疑惑似乎也不是和害怕或者清晰的情节有关。但他们都在重复强迫行为，伴随或不伴随焦虑感。在恐怖症患者身上也是类似情况：病人害怕某一动物的照片，他们清楚地知道，他们也承认，照片并不能伤害到他们。

之所以大量病人都承认他们强迫思维的荒唐，但仍有焦虑并且进行强迫行为，是因为焦虑和这种强迫行为不是源于强迫思维。这是合乎情理的：当你知道某件事情是荒唐的，你是不会害怕它的。那么焦虑来自哪里？强迫行为的约束来自哪里？

在传统认知行为疗法中，我们和病人一起研究危险突发的可能性（认知重建），然后要求病人做暴露练习。如果病人明白危机是不存在或者不可能的，焦虑感在暴露前和暴露过程中有所上升，然后下降。如果病人明白认知重建，他就不应该有丝毫焦虑。

那些传统认知行为的无条件捍卫者反驳称，在认知重建后，由于操作性条件反射，暴露中的焦虑感不会在一次之内就消失。他们也会说某些研究（Ladouceur et coll. ，1996；Freeston et coll. ，2001；Van Oppen et coll. ，1995；Cottraux et coll. ，2001）表明认知疗法的疗效，造就了它在强迫症治疗中的优先地位。然而这些都与病人先前描述的例子相反：他们的焦虑感突然停止，和内心认知没有联系。许多治疗师也注意到认知重建没有带来什么效果（病人在理智上明白，但不能下定决心来做暴露练习）。**因此不是强迫思维产生焦虑，而是焦虑让一个本来荒唐的、病人在不焦虑时根本不信的剧本复活了。**然而在强迫症的定义中，病人可以找到其荒唐和极端的想法。

当我们把可能性放在一边（完全忽略认知重建，如 Nathan et Gorman，1998；Stekette，1993），直接让病人进行暴露练习，对他说："你会看到，焦虑感会上升然后一个半小时后它会慢慢减弱"，病人证实焦虑慢慢减弱。因此如果我们没有通过认知重建来证明危险不存在，为何焦虑感会减弱？纯粹的暴露、带有认知重建的暴露或认知重建本身，表明强迫症理论模型是说不通的。总体来看，我们发现强迫思维根本不是强迫症的原动力。

因此重复行为不是为了消除焦虑，焦虑也不是来自强迫思维。否则，就像我们之前说的那样，焦虑感应该会持续，甚至增加到最后以惊慌失措结束。为何焦虑感会减弱？很明显，不是焦虑导致重复行为。

如果重复行为既不是由强迫思维也不是由焦虑引起（在本书第一章中有提到），那么是由于疑惑吗？重复行为是为摆脱某种不确定而进行的机械尝试吗？但是，如果病人知道自己的强迫思维和构建的剧本是荒唐的，那么他们疑惑什么呢？我们每个人都会有想不起一个已经在嘴边的词或者一段记忆的时候，但我们并没因此长时间焦虑或强迫自己回想。疑惑本身并不危险，甚至不能算是一种不愉快的情绪，它是思维的入侵。如果引起疑惑的剧本被证实是错的，那么重复行为从何而来？疑惑和重复行为之间的联系是什么？疑惑产生焦虑还是焦虑先于疑惑，又或者二者是一起的？不，这个论据不成立，因为我们的病人之前说过，当他们不能重复行为的时候，所有症状都消失了。

碧翠丝说她疑惑却没有任何焦虑感。因此焦虑和怀疑之间没有因果关系。太多的病人都证实了自己有疑惑但毫无焦虑感。这些病人描述了一种在有疑惑或没疑惑情况下的重复行为限制。患有强迫症但没感到焦虑的病人是少数的，大部分患者提到了焦虑。然而为何在环境制约他们重复行为的时候，例如贝尔纳上班时候对厕所没有纠结，乔丹在学校表现正常，娜塔莉的妈妈没有给她回复，塞德里克载同事回家或者塞西尔和那些在街上碰她宝宝的人，为何这些病人观察到自己的疑惑马上消失？

患有对称强迫症的病人解释说，对重复行为的制约先于怀疑：他们看到一个摆歪的物品，就会重新调整物品位置。然后才怀疑它是否被调整正确。或者他们根本不怀疑：他们清楚地知道不会得到他们要的结果。是什么在产生疑惑之前就促使这种最初的重复行为产生呢？又是什么可以解释这种不停的重复？"让它像我希望的一样!"患有对称强迫症的病人使我们看到其重复行为仿佛是疾病的唯一动力，这可能是强迫症的一项新理念。一般的研究重点都放在不停检查东西的人或不停清洗的人上，在这些病例中疑惑先于最初的重复行为出现。考虑到对称强迫症患者的症状，以往的研究理念可能会受到质疑。

我们跟进的另一个病人描述了他用好几个小时反复回想别人和他讲过的一句话、一段记忆或者画上的一个细节，但是毫无焦虑感。目的就是想让自己把这些事情弄清楚，他完全承认这样做没有意义也不存在危险，"不会焦虑，但就像是一种制约，一定要走到底，来主导事情。不是这个东西本身或者纯粹的疑惑感让我感到有问题，因为这都是些无关轻重的事情，而是不能主导某个东西，不能控制它。真的是束缚这个词可以让我更好地意识到我的感受"。

我们一起看一下束缚(contrainte)的含义，它在我们看来是一切强迫症运转的基础。

通过多年强迫症心理治疗的经验，我们认为这个疾病是建立在约束上的：大脑这一机械、电和化学共同作用的机器对心理产生束缚。这种束缚需要被表达出来，它也导致了强迫思维、焦虑或者疑惑，类似多米诺骨牌效应。如果束缚占了主导，第一个后果就是释放它，于是有了焦虑。没有病人可以不带情感压力就轻松摆脱神经上的约束。这种焦虑可能会伴有强迫思维，强迫思维是一种精神上的压力方式，是一种包装。

不同的例子似乎证实了之前想法的不合理：对于危险可能性多少的强迫思维出现，导致焦虑和怀疑，进而导致患者重复某一行为以确保将危险排除。

　　如今，我们不能准确定义强迫症中的大脑机能障碍区域是过分活跃还是没有被足够激活，但我们知道强迫症与 5－羟色胺（血清素）相关。总而言之，病人说他们"脑袋里就像有一节电池""总是不停地思考"。因此肯定存在一个兴奋点，源自大脑，这个兴奋点不是源于脑部某个被明显刺激的区域，就是源于一个本该受到抑制但失去抑制的区域。很可能是这种脑部功能紊乱，这种兴奋冲动导致了强迫束缚的现象。

第十章
认知行为疗法在强迫症治疗应用中的回顾

关于认知行为疗法对强迫症治疗疗效的科学研究显示了该疗法极大的成功率和患者病情的好转。但这些研究有如此多的筛选标准，以至于很难对全部强迫症患者的治疗效果得出结论。

我们一起回顾一下治疗强迫症最常见的方法（Bouvard，2003）。下面我们整理了治疗流程：

第一步：解释认知模型

治疗师与病人的第一次见面至关重要。治疗师应该倾听病人并帮助他描述其病症。"从何时起你有强迫症？其表现细节如何（环境、想法、感情、行为）？有没有一个诱因导致你不正常情绪的发生（比如说家人的因素）？"治疗师评估病人的病情和病情对其生活的影响。这种功能障碍的分析可以判定强迫症发生的环境和与强迫观念具体相关的情节，重复行为的具体表现和这种不安所带来的短期、长期后果。

接下来,治疗师试图弄清病人的病情属于哪个模式,对于治疗的期望和动力,以及治疗带来的一些改善。

治疗师提出治疗框架:频率、每次治疗的时长和内容。治疗师以认知和行为的角度来展示一个强迫症案例并给予一些治疗的相关信息(病人的投入和预期的努力,病人如何参与治疗的详细解释)。认知行为疗法的特点之一就是以"协议"的形式建立一种合作关系:病人需要真实地投入到治疗中。

与对认知行为疗法形成的固有观念相反,即认为该疗法只是一些治疗技术的叠加而不关注病人的感受,事实上,认知行为疗法**的治疗师十分重视与病人的治疗联盟关系:该疗法治疗目标明确,需要病人的积极配合和治疗师对病人的同理心、积极的接受、关心,包括对病人的生活经历、思想和病症带来的痛苦的关注**(Burns et Auerbach,1996)。

第二步:思维观念识别

治疗师帮助病人识别侵入性思维、自动性思维和中立思维(参照图 20.1)。

第三步:对固有自动性思维的讨论

目的是用一系列更加理性的思维来代替自动性思维。为了实现目的,治疗师会使用一种我们称之为"苏格拉底式对话"的方法,治疗师通过一系列问题帮助病人来质疑其"不可动摇的信念":"最

侵入性思维：想法
在头脑里挥之不去

例如：煤气阀门没有关

中立思维：尝试消除由
侵入性思维引起的害怕

例如：我应该去核实煤气
是否关好

自动性思维：对侵入性思维
的解读

例如：如果爆炸发生，我肯
定会感到无比自责

图 10.1　强迫症认知行为疗法中的思维区分

坏的结果有可能发生吗？你的怀疑建立在什么基础上？"苏格拉底式对话的目的是为了帮助病人明白他思维中不合理的错误部分，正是这部分导致了病人的仪式行为。

苏格拉底式对话基于以下技术。

证据（利弊分析）

病人要找出回答以下问题的论据："什么能证明你想法的真实性？什么可以使它不成立？"这就是"正反技术"。

例如：担心没有关掉录像机而这会引起火灾。

使之成立的观点：

"在我身上发生过把雨伞落在别人家的情况，这说明我们不会对所有事情都小心，因此我可能忘记关录像机，因为它带电，所以很危险。"

"如果电视能够爆炸的话，那么所有电器都是危险的。"

害怕的情绪通过思维联想产生，而不是由于事情本质上是危险的。

使之不成立的观点：

"确实，我从来没听说过录像机着火。"

"我对自己说，当里面有磁带运转两个小时，都不是很烫，那么处于待机状态时也不会更热。"

"电冰箱全天工作也不会起火，那么录像机更没有理由起火。"

解析

罗列对一种情况的所有解析，评估其发生的可能性。

例如：害怕踩到了被艾滋病病毒污染的注射器（并被扎到），需要折回去看个究竟。

其他解析：

"在人行道上，我承认会经常看到烟头、口香糖纸、碎瓶子、闪闪发光的小石子。即使网上有报道说巴黎有比法国其他地方多的艾滋病患者和吸毒者，但是在人行道上发现一个注射器还是不太可能的。我试着这样说服自己。"

去中心化

在这个"双重标准"技术中，病人试着回答下面问题："如果同样情况发生在别人身上，你有何看法？"这个技术类似"积极意义"。

例如：担心撞到或撞死骑车人或行人，需要折回去检查核实。

病人："我认为在开车时，由于路牌、信号灯和其他东西的干扰，我们不能完全集中精力。看看每天发生的交通事故，我们很清楚没有人能百分之百掌握什么。"（病人用好的出发点来对抗治疗师，这在合理化的强迫思维中是很常见的。）

治疗师："确实有很多交通事故，我们不能否认，也没有人能完全控制事情的发展。但是，请注意：你的强迫思维不是发生交通事故的可能性，而是在你没有意识到的情况下发生交通事故的可能性。撞倒了某人，在车身感到巨大撞击的情况下，自己却毫无觉察？你认为你的同事、朋友、身边的亲人会认同这个观点吗？"

病人："确实，我从没有听说过有人掉头回去是因为害怕造成了交通事故。但是，我在网上看到和我病情一样的病人都持这个论据。"

对可能性的计算

病人将列出所有导致最坏后果的步骤，治疗师帮其评估每步实现的概率和最终累积的概率。

例如：担心在没注意的情况下，在婴儿的奶瓶里放了漂白剂（重复行为：在给孩子奶前不停地闻味道）。

步　骤	发生的概率	累积概率
我不自觉地走向装家务用品的柜子。	0.50	0.5
我拿起漂白剂瓶子时没有注意。打开瓶盖没有看商标。	$10/100=0.10$	0.05
我把它倒入奶瓶里却没有注意到它刺鼻的味道和它的颜色（蓝）。	$10/100=0.10$	0.005
我盖好盖子把它摆回柜子里却还是没注意到问题。	$10/100=0.10$	0.000 5

卡门佩尔方法

病人被引导评估他在所害怕的灾难中的责任。治疗师鼓励他要考虑到所有可能导致灾难和那些病人没有即时想到的因素。

例如：

> 上周我帮一个朋友搬家。我拆下了一些家用电器，于是一些光秃秃的电线就露在外面。昨天，我对自己说，朋友已经退还了钥匙而且我没有在电线上贴胶布，房屋中介不要带有孩子的家庭参观屋子，否则孩子一旦碰到电线会被电死。

> 其他责任因素：

→ 房屋中介在让客人参观房间前应保证房子安全。

→ 法国电力公司应在我朋友租金到期时切断电源。

→ 房屋中介在让客人参观房子时会提醒客人，这是他的工作，他知道什么可能是危险的。

→ 家长也会注意他们的孩子，不让孩子随便接触暴露的电线。

→ 如果我们在家教孩子不要把手放到插座或电视、电脑后面拉出的电线上，那么孩子也不会在别处这样做。

行为体验

要求病人实际体验一次他所担心的情况（做好一切防护措施），来证实其担心是不成立的。

例如：担心如果忘记关掉电热炉，正巧有人在上面放了一张纸（我的孩子经常乱放信件），房间可能着火。

> 治疗师让病人把电热炉温度调到最大并在上面放一张

纸,病人警觉地站在电热炉前,身边放一盆水和一个木夹子以防万一。目的是看病人是否能感受到自己假想的情况和真实参与这种情况的区别:"现在我站在电热炉前,我意识到我的害怕真的很傻。"

第四步: 定位示意图

示意图是解读信息的过滤器。病人根据荒唐想法以偏概全,虚假的逻辑解读、假象等导致了使人烦恼的自动思维。我们要一个一个理解隐藏在这些自动思维后的逻辑,达到示意图的地步。病人经常满足于停留在最初的自动思维里而不想他真正害怕的东西是什么,治疗师要帮病人弄明白他努力去避免的后果是什么。只要最终的原因没有明确,受到质疑,那么困惑不安就会存在。示意图的定位通过下降符号的方法来演示。

—如果真的发生了会怎样?
—最坏的结果是什么?
—对你来讲这意味着什么?
—如果事情真的发生了你会感到怎样?

图 10.2 下降箭头方法

例如: 害怕说错话,需要回忆一些谈话(头脑里不停地核实)或不停地问别人他们是否明白。

病人:"我害怕说了一些难听的话或发表了有种族歧视的言论,在自己没有意识到的情况下。"

如果我们只满足于自动思维而不做下降箭头演示,我们侧重的可能是说错话的概率,却没有真正明白所害怕的后果是什么。只要引起担心的情节不清楚，示意图没有更新，那么新的仪式行为就会构建起来以代替旧的。

治疗师："如果真发生了这个情况你担心害怕什么呢？"

病人："人们会觉得这个行为很不好，对我也会有不好的看法。"

治疗师："如果人们对你印象不好会怎样呢？"

病人："大家再也不愿意和我接触，会孤立我，就好像我被一切抛弃。"

治疗师："被一切抛弃，在生活中这对你意味什么？"

病人："如果我辱骂了别人，不会有人对我感兴趣，尤其是男人。"

治疗师："如果没有任何男人对你感兴趣，这对你意味什么？"

病人："我想从青年时起，我就害怕一个人死去，没有孩子。我对死亡孤独有极大的恐惧，就好像是生活中我没了参照点，没有任何能力来一个人生活。可能这可以解释我以前的强迫症表现，害怕睡不好觉有黑眼圈，不能取悦任何男人，不经意间就被现在的这个症状取代了。"

第五步：重新审视示意图

病人经常意识不到这些自动思维，这也是为何要借助下降箭头法。最后的想法经常是整个事件最被怀疑的部分，所以治疗师重新审视"最糟糕的部分"至关重要。前面列出的所有方法都是为达到这个目的。注意，不要只停留在最初的表面的自动思维上

（"害怕没有关电热炉导致房子着火"）而应该探究到事件的核心（"房子着火会殃及有孩子的邻居。如果是这样,我永远都不会原谅自己,这件事会影响我一生,强烈的罪恶感会把我推向自杀,留下我自己的孩子,他们将会成为孤儿,无法在社会上生存。"）。

前面我们已经介绍了一点认知疗法的局限:在这个案例中,值得注意的是,当病人通过利弊分析意识到她的孩子比她想的成熟独立,那么自然而然,害死邻居家孩子的事实也就不重要了。然而,她还是一直觉得电热炉没有关好,需要去检查。我们注意到,在这个病人身上,认知治疗已证明她的想法是不成立的,但病人的长期以来的强迫思维与行为并没因此停止。

第十一章
认知行为疗法在强迫症治疗中的局限

应该承认，这一疗法可以治愈强迫症患者，但不能治愈所有人。根据我们的临床经验，以下是我们听到最多的对于该疗法失败的解释。

行为疗法的局限

行为疗法的治疗方法主要基于两方面：1. 病人**暴露**（exposition）在他所害怕的东西面前（这是该疗法的核心和根本），2. **禁止反应**（prévention de la réponse），即限制病人的仪式行为。焦虑感先增加，在大脑适应一段时间以后，再下降。我们认为没有什么可以在暴露以外进行。但**暴露**的问题是，为了不使病人惊慌失措，它一直是以一种循序渐进的方式进行（所有认知行为疗法的教材里都会强调这一点）。然而，在实际操作中，我们观察到，许多渐渐暴露的病人的焦虑感没有减少，反而随着时间的流失而增加。

当我们让病人用手触碰垃圾桶，并等待他的焦虑感减弱时，很多情况下，它没有减弱。病人解释说，失败原因可能是因为在这之后，他害怕摸自己的脸，碰自己的身体，碰到另一只手或自己的东西（包、钥匙、手机……），害怕传播这种污染。他只有一个念头，想着避免措施，对他的手超级小心。

治疗师害怕一开始打击到病人而使他们失去动力，所以经常有病人会一遍又一遍地做比较容易的练习，却毫无进展。这个基础练习不起作用，病人也没有动力接受难度更大更易引起焦虑的暴露练习。练习成功的病人通常是那些没有传播观念的怕脏强迫症患者（手不会到处传播脏东西）。但这些病人比那些害怕传播污染的患者少得多。我们不能满足于只帮助一小部分人的疗法。

对于禁止反应，这个方法疗效十分不理想：在传染的病例中，经常有患者说治疗师要求他们回家后不要洗手，于是病人回家后什么都不做，坐在椅子上，双手向上，什么都不碰，害怕把脏的东西传播到别处。但最终他们还是会洗手，因为他们受不了一直在椅子上坐着。他们失败了，感到自责，并怀疑所谓的焦虑总会在某一时刻减弱的说法。

我们还没有遇到过许多可以接受不洗手或不清洗物品的、怕脏怕传染强迫症患者，当强迫思维充斥整个头脑，仿佛有个声音告诉患者脏污会在家里到处传播，这些患者无法抵抗强迫思维。对焦虑的恐惧使任何患者都不会冒险尝试一个小小突破（控制住自己不洗手），尤其是当他们已经提早准备了一切应该洗的东西。

一个洗澡洗很久的病人很难一点点减少他洗澡的时间直到恢复到正常的用时。这些病人最多的反应是，他们一旦开始洗澡，就仿佛有一种力量，一种束缚来制约他们按和治疗师约定好的时间停下来。

在一个检查强迫症患者身上，他的疑惑和担忧如此强烈，以至于他很少能够接受出门前不检查一下房子。这些失败不是因为病人说他害怕灾难发生，就是害怕疑惑在头脑里挥之不去，或者一旦仪式行为开始，患者就像上了发条一样，根本停不下来。

一个患有对称强迫症的病人讲述说，如果他参与暴露疗法（把物品乱放）与禁止反应（不去碰物品，一直等自己的焦虑减弱消失），那么物品会一直留在脑海里，焦虑不安感和失败感越来越强，自己早晚会放弃这个练习。

对于那些想通过反复进行这个练习来消除强迫思维的病人也是一样的：**禁止反应**导致了强迫思维的持续，在大多数情况下病人都会以重启他的仪式行为告终。

这些案例向我们证实，暴露疗法在治疗推进和禁止反应疗法中禁止病人仪式化的局限：病人接受不进行仪式化行为，但他的焦虑感始终没有减弱。暴露疗法是必要的，但我们要思考污染强迫症渐进疗法之外的另一个方法。禁止反应，减少仪式行为的次数和时间似乎都不是针对强迫症的理想疗法。

认知疗法的局限

认知疗法（认知重建），比如对发生概率的计算、卡门佩尔等方法并非适用所有病人：有的病人觉得我们有点小题大做（"但是您看，我清楚地知道检查房门不会阻止小偷破门而入，但是我没有办法阻止自己，这是不合理的。"）；或者有的病人开始背诵上次治疗的推理过程，以此让自己放心（"我对自己重复我们之前说过的碰一下门把手感染艾滋病的可能性,每次在碰门把手之前我都会对自己重复一遍"),病人通过精神上安抚的仪式行为来替代洗手的仪式行为。在治疗的过程中,许多病人都表示几周以来能让他们感到放心的东西不再让他们放心了,他们找到了治疗过程中一些解释的逻辑突破口,或者他们又有了新的情况。我们会听到一些病人说他们基于一些句子和事实系统,发明了新的可以让自己安心、控制危险的方法,直到演变为又一个新的强迫思维。

深入地讲,计算可能性是完全违背大脑区域和 5-羟色胺在强迫症中的参与的理论:近些年来已经承认强迫症病因有生物学因素影响,我们却不基于这点来确定治疗,反而喜欢和病人谈概率。

患有强迫症的病人并不是因为命运使他们受制于一种概率而遭受折磨,而没有病的人就不受制于这种概率!这些病人有生物学的大脑思维方面的问题,这导致了他们错误的思考方式!如果我们可以直接拿生物学作为论据来跳出可能性的思维圈,为何要讨论思维的概率(生物学的结果)这种东西?我们,作为治疗师,为"不是病人的大脑有问题,而是要看艾滋病有没有可能出现"这样的想法沾沾自喜。证据是:我们还和病人一起计算它的概率!**许多治疗师忘记了我们应该研究病人的焦虑是如何运作的,并且向病人解释(心理教育)而不是研究强迫思维的发生概率**:病人需要听到一个病理学的运作解释,他需要进入到精神病理学的领域。我们不应该为了迎合病人的强迫症而在多次治疗中估量那些不成立的论据和他荒唐的想法,这些可能都会在几周后以另一个形式出现。

那么对于那些世界上应用最广泛、最受推荐的两套治疗技术都无法治愈的病人,又该怎么办?

第十二章

关于强迫症的一个新的解释模型：行为神经学模型

下面我们来具体介绍一下这个新的模型，它基于科学探索发现（本书第一部分有提到）、病人自己对于病情的观察和认知行为疗法中一些失败的治疗。

我们先回顾下本书第一部分涉及的一些论据：

- 大量研究尤其是神经影像把强迫症的症状与大脑一些运转过多或不足的区域联系起来。

- 许多病人通过血清素治疗症状明显好转，而非接受系统的治疗。

- 通过大脑深度刺激来改变大脑运作，对传统治疗方式有抵抗性的病人接受该技术治疗后变化也是明显的。

- 在某些专著中可以看到许多如下案例：病人在脑部受到损伤后会发展成为强迫症。

- 在脑部功能紊乱的动物身上我们观察到一些近似于强迫的行为。

我们得出以下结论：脑部区域功能紊乱受血清素水平高低影响，我们假设这是所有强迫症表现的基础。强迫思维、焦虑、疑惑和仪式行为都是它的后果。

如果说病人描述的重复行为既没有强迫意识甚至有时也没有焦虑，疑惑也不一定与强迫意识或焦虑相关，而且这些不同的强迫行为会在环境受制约时突然停止，那么很有可能仪式行为的出现概率会影响其他症状的表现。就好像强迫症病人的大脑会一刻不停地观察他周围的环境，等待可以进行仪式行为的时机。那么为何大脑会不停地扫描他周围的环境呢？

我们就此介绍以下理论：**大脑机能障碍（功能紊乱）会导致生物性压迫，也就是说一种仪式行为的需要，这是机械的、化学的、不涉及外部特殊原因的。**这种压迫会具体化、细致化，在精神和行为上有所体现，即重复行为。焦虑感和导致焦虑的大脑活动会强化激活这种制约的行为表达。就好像身体感觉缺水，会发出一个缺水的信号来使人喝水。强迫症可能是同样的运作模式：大脑中出现功能障碍且与控制程序相关联的区域发出行动信号，导致焦虑要求立刻有一个答复。这就解释了仪式行为。因此病人所描述的强迫是一种控制的需要，它通过仪式行为得到体现。

接下来要解释强迫思维和疑惑。我们假设大脑的功能障碍会导致兴奋，导致神经极度活跃。大脑如此活跃以至于它会产生随意武断的想法，由于兴奋，这种想法在脑子里翻来覆去。"就好像龙卷风刮过，吞掉了一切。只要龙卷风不停，汽车、房顶是不会落地的。"大脑的兴奋情绪会锁定一个想法，只要兴奋情绪没有消失，这个想法便挥之不去无法摆脱。

在患者的陈述中我们很明显地看到对兴奋激动的定义，这种感觉会随意武断地捕捉一个想法，兴奋激动一旦过去，这个想法也随之落地："我竟然可以对一些事情固执不放并相信它，只要我没有做仪式行为，这太奇怪了。每次我的仪式行为结束，我都对自己说我太傻了，毫无疑问刚才的行为是错误的、荒诞的，现在这种强迫感已从脑海中消失。"这种顽固意识便是激动兴奋和大脑功能障碍导致的结果，而非某件危险的事情引起了头脑中的激动情绪。

一旦大脑将这种激动释放，以仪式行为的方式表现出来，大脑就不再有足够的精力来支持强迫思维，强迫思维又重新变回正常。但是每当病人面对一个适合仪式行为的环境，大脑会再次发出信号，脑部兴奋点被激活，病人明显感觉到他几分钟前还认为荒诞的顽固意识又回来了。原因是，涉及制约和控制需要的大脑功能障碍被开启。

很有可能疑惑感也是同样的发展顺序：一旦仪式行为结束，病人不再怀疑。因此疑惑感依赖于大脑的兴奋感。在治疗中我们发现，疑惑随着病人的治愈会慢慢减弱。是什么使其减弱呢？认知重建还是仪式行为的减少？研究表明没有认知重建的暴露疗法取得了很好的结果（Nathan et Gorman，1998；Steketee，1993；Steketee et Shapiro，1993）。因此我们认为，仪式行为是强迫症的核心，也就是说它维持了大脑的机能障碍和其所带来的后果。

当这种激动兴奋情绪开始产生时，它如此机械强烈，以至于会和智力理性抗衡。疑惑就是引起生物性强迫的控制区域和看不见真实危险的智力（依托于正常运转的大脑部分）区域之间的不协调。疑惑就是这两个彼此意见不一致区域的妥协："没有任何客观理由害怕，但我还是感到我身上有什么东西告诉我说有要担心的事情。"因此疑惑不是仪式行为的原因。就像强迫思维一样，是大脑机能障碍(功能紊乱)的结果。

这是一个双向模型:大脑机能障碍造成强迫的顽固行为表现,后者在条件控制的过程中通过仪式行为得到实现和加强。这种生物强迫的概念在仪式行为中得到疏解,这种仪式行为要求我们在治疗强迫症时做出一些技术上的重大调整。这也为我们在未来研究新的治疗模式提供了机会,希望这些新治疗模式能够检验神经行为模型。

下面在图 12.1 中介绍这一模式。

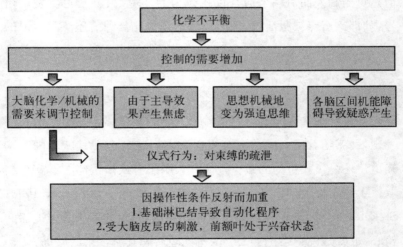

图 12.1　强迫症治疗的神经行为模型(A. H. Clair et V. Trybou, 2011)

我们明确地把这一模型定义为一种生物-心理-社会模型(生物的根源,操作性条件反射,周边环境压力),正如治疗抑郁症最经典的模型一样。但是,我们的治疗模型改变了各症状(顽固意识、焦虑、疑惑、仪式行为)在方案和序列中的位置。因此认知行为疗法的技巧也得以改良。

那么神经行为模型的益处有哪些？

■ 不再固执坚守那些不考虑强迫症神经行为实际情况的模式。

■ 提出与强迫、控制，在仪式行为中疏泄的理念相一致的行为治疗方式，也就是说这些治疗方法认可仪式行为在疾病中的核心位置，而不是强迫思维或者疑惑。尽管在病人的抱怨中它们占有很大比重，但在机能紊乱中它们还处于次要地位。

■ 提出基于心理教育的认知治疗方式而不是基于计算概率，从生物强迫（束缚）这一概念胜过高估危险这一概念的原则出发。

第十三章

强迫症行为神经学疗法：治疗方法介绍与执行步骤

如果说强迫症是一种生物功能紊乱，涉及控制的病理学需求而这种需求会机械地转化为仪式行为和强迫思维，并且疑惑和焦虑是其第二表现，那么从这一原则出发，需要对经典的治疗方式进行改良。

强迫症的心理教育作为治疗的基础

首先，我们认为对于任何治疗而言，从向病人讲解其诊断和疾病的运作方式开始都至关重要。如果我们不向病人解释其病情的机理和治疗中练习的作用，那么病人很难对他的治疗师产生信任并且全心投入到可能引起焦虑的治疗中去。**一个生病的人需要相信别人，只有当他明白了我们要求他去做事情的意义和缘由，他的动力才会更大。**

以下是在治疗开始时我们提供给病人的文章。目的绝不是列举强迫症的科学理论，而是尽可能用简单的语言来解释其发病机制[1]。我们希望病人在结束第一次治疗后，走出治疗室时，能觉得自己明白了大脑的运作方式，为何自己会做仪式行为，这些仪式行为有何用，为何难以抵制这些行为，为何随着时间推移病情会加重，为何自己会怀疑等。

我们建议治疗师给病人看这篇文章，并且和他一起慢慢地读而不是凭着自己的记忆大概讲解一下内容。焦虑的病人需要在他们的治疗师身上找到力量和坚定有力的说法。一个治疗师如果表现不太自信，说话没有逻辑，或忘记要讲的东西的一部分，措辞犹豫，就会让人觉得他在自己的领域不够专业，因此病人对他的信任自然减少。在面对类似强迫症的复杂疾病时，病人需要感到他的治疗师对自己的专业十分精通，他的理论模型是对的。对于那些对什么都怀疑、焦虑的人，一点小小的不容置辩通常是有用的。

> **材料：理解强迫症的机理　更好应对治疗**
>
> 我要为大家解释强迫症是如何发生作用的。
>
> 当患有强迫症的病人接受核磁共振成像时，我们可以看到其脑部区域如何运作，我们发现紧邻脑前部后面的区域，即我

------

[1]　这就解释了为何我们选择以额叶前部皮层来概括我们的解释，而没有谈到在本书第一章中介绍过的其他脑部区域。根据经验，我们发现当病人能够锁定一个区域，感受自己脑部的一个区域时，那么我们谈论皮层-皮层下脑区对他而言就容易很多，因为这已经是强迫症复杂成因的简化版本。同样，我们关于5-羟色胺（血清素）机能的线性解释也是出于让病人能更好理解的意愿，一目了然的连贯思路肯定比把病人放到那些作为专家的我们都不是很容易理解的程序中去更加有效。

们所说的前额叶,是高度活跃,它工作过多。所有强迫症患者都有此情况,无论其症状是重复还是清洗,是反复思考、不停核实检查还是对称强迫症。

然而,当没有患强迫症的人接受核磁共振成像时,前额叶部分却不是如此活跃。

在20世纪初,有位先生被金属棍打伤了脑袋。他因治疗成功活了下来。金属棍伤到了前额叶部位,表面看来并没有留下后遗症:他仍然可以辨别方向,没有记忆或平衡问题,没任何问题。因此人们认为脑部的这个区域没有任何用处。然而一段时间过后,他家人抱怨他做事毫无禁忌:他再也不能抑制某些行为,他变得很粗鲁,不能克制自己说或者做一些事情。

因此,看起来脑部的这个区域,**前额叶,是与抑制和控制程序相关联的**。当该区域不能正常运转(就像这位先生的情况一样),我们就不再有任何控制。当它过度运转,如强迫症患者的情况一样,就会过分控制。

事实上,脑部的某些区域有观察周围环境的功能,但只在必要时启动,也就是说,当危险突然出现时,这就是正常控制:没有危险时,大脑就处于等待状态,它不活动;危险来临时,它开始启动,通过传递害怕情绪来敲响警钟,使你采取逃离或对抗的行为。

前额叶与鉴别危险的区域无关,但是极度活跃使它立即运转,而能鉴别危险的区域没有识别到任何危险。这是机械的反应与智力无关。

为何前额叶会如此反应?它像上面提到的那位先生一样

受损了吗？事实上，不是的，是因为前额叶运转过快而没有任何东西能阻止它凭空运转。也就是说，在强迫症患者身上，缺少刹车。

我们意识到早起服用抗抑郁症药物的强迫症患者会有好转。我们不禁要问，这些药物对于大脑有何特殊作用？我们知道，这些药物提高了血清素含量，一种神经递质，就是能让神经元相互沟通的物质。

当血清素不足时，神经元之间的信息会丢失，因为没有足够的力量来推进每条消息。血清素不足时，前额叶变得极度活跃，引起了化学的、生物的、机械的控制需求，也就是说它感到控制、核实的欲望，然而外部却没有发生任何事情。它如此反应因为调节出现了问题，而不是有特殊的危险。

所以，仪式行为起到了释放前额叶极度兴奋的作用，就像一个多动的孩子不停地用脚踏地或者咬指甲，因为这样能消耗他过剩的精力，就像你能量过多需要发泄时会慢跑。强迫症，就像是不受控制的兴奋大脑的慢跑运动。

因此仪式行为不是以阻止灾难或者消除疑虑为目的，只是简单为了排空激动情绪。

因为你的大脑像一节电池，它不经意间抓住一个想法，然后不停地翻转它，就像被龙卷风刮走的一个物品，在你脑中不停弹射。这就是顽固意识。大脑如此反应是因为大脑被刺激而不是因为想法很严重，值得分析。

疑惑本身是大脑的故障：一方面，大脑知道这个想法不成立，因为没有论据来证明它成立；但另一方面，大脑处于兴奋状态,感受到一种化学需要的控制。因此大脑做出妥协,即疑惑:"如果发生呢? 谁和我保证? 事情永远说不准? 很有可能。"因此它使用概率、假设来回避真实论据。焦虑感让人不舒服,并且你感到身上有一种力量想做仪式行为(许多病人描述为"束缚"),再加上顽固意识越来越重,最终你会欣然接受这种疑惑,把它看作是危险存在的证据,你觉得强迫症似乎也是有道理的。恰恰此时要提高警惕,假设不是一个论据,大脑反复传送这个假设是因为大脑处于激活状态,而不是因为这个假设有意义或者站得住脚。这就是为何你承认你的疾病很荒诞但还是不停地怀疑,甚至有点相信你的顽固观念,这都是未经证实仿佛从天上掉下来的可能性在搞鬼。

同样,当你喝酒时,你感到热,你开更多的玩笑,你感觉距离和以前不一样(你的动作也没那么精准),头也痛。不是因为你感到热所以你的动作不精准,不是因为你头痛所以你讲更多的笑话。这些不同的症状都缘于酒精作用于大脑的影响。你知道这都是由于酒精。在强迫症中,这些我们称之为顽固思维,疑惑、焦虑、做仪式行为的需要都是血清素对于前额叶的作用效果,是血清素引起了这些。因此要把血清素作为你疾病的根据,要把"顽固意识或疑惑引起焦虑,因此正是因为这个我们才做仪式行为"这一错误想法从脑子里清除。这些症状不是一个接一个发生的而是同时发生的。大脑一冲动引起了它不该引起的事情,它想把它们排空出去。要一直记住这一点。

这就解释了为何你会得强迫症。但为何大脑一旦通过仪式行为被舒缓,反而强迫症会继续而且加重呢?

事实上，另一个脑部区域是大脑核心：它们的作用是通过重复使你的行为自动化，无论是弹钢琴、开车、骑单车，走同一条路上班或是很小的时候学会系鞋带。这些是"自动化的日常行为"。你所做的一切与发生这些的环境都被记录。下一次你在同样的环境中，相对应的行为会立刻被启动。这些脑部核心与前额叶相关联，向其传递对极度活跃有影响的信息。长年累月下来，这些都变得自动化，更强更快。前额叶有更多的能量，因此使强迫症更加复杂牢固。

治疗的目的就是对这些日常行为（就是仪式行为）采取措施以最终减少前额叶的活跃，使脑部回到正常的运转。这就是为何大部分时候需要一些药物来镇静前额叶的兴奋，再加上治疗来改变被自动化的行为习惯。

在治疗尾声的几个月后，我们会停止药物使用，我们已经很坚实地巩固了新的经验，以至于最开始观察到的机能障碍已完全不见。因此强迫症并不是一个不可逆转的病症。

由于强迫症是神经学的，强迫思维也只是普通的想法遭遇了龙卷风，疑惑也不是探测危险的机制而是大脑故障，焦虑也是由于大脑极度活跃兴奋产生的，那么我们要测试一下，当症状出现时，你是否能更好地面对你的强迫症。也就是说，要把这些看成正常现象，看成再也不会令你感到吃惊的肌腱炎。

这篇心理教育的文章侧重以下几点：

■ 脑生物学是该疾病的核心，紊乱的根源是大脑功能障碍导致了控制区域的活跃。

■ 该区域需要舒缓排空。

■ 需要通过仪式行为和焦虑才能达到舒缓的目的。

■ 这种兴奋活跃导致普通的想法机械转化为强迫思维,也由于主导作用导致了焦虑。

■ 这种兴奋活跃导致两个互相矛盾信息的不一致,即疑惑。

■ 仪式行为引起了疾病的自动化和大脑的过分反应(在面对一切可以唤起强迫思维的情况时)。

我们要求在整个治疗期间,坚定不移地重复这篇心理教育文章中的几点。病人的所有问题都需要重读文章来找到答案。不做出任何保证,因为我们是在讨论引起焦虑和疑惑的生物病理学。这意味着**有关强迫思维主题的讨论在治疗期间都是毫无用处的。**为何要讨论使病人害怕的事情,如果我们已经知道这种害怕完全是神经学的? 因为这为病人提供了一个严格的框架:"所有一切都是神经学的,我的考虑方式是错误的。对于大脑我不需要证明什么,因为是它相信了错误的事情。"因此病人再也不用回答疑惑,证明一切都很好,而是认清疑惑,把它看成一种症状。只要治疗师不再侧重于疑惑的主题讨论而是把它单纯看作一个症状,那么认知重建对于病人来讲会简化很多。

基于神经学建立的认知重建

在我们的治疗模型中,认知重建排除了一切关于概率的讨论,因为它建立在心理教育上。如果我们讨论概率,就说明我们接受风险存在,大脑有理由来担心。已经说过,我们的理论是关于大脑的病理学激活。强迫意识不值得我们的关注和讨论。谈论概率,就是和疾病在玩游戏，就是进入病人的妄想中。治疗师应代表正确的方向，是穿过疑惑迷雾的向导，而绝不是一个朋友，和病人一起在毫无理论依据的假设上妄想。强迫症患者的思维逻辑往往会很厉害，他们会把治疗师难住，使其不得不在某一时刻来安慰他们。作为认知重建的唯一方法，心理教育的目的是始终把病人引导到其诊断中，向他解释其紊乱的生物原因，提醒他他所担心的主题不重要，重要的是他思考的方式有机能障碍。

这一方法首先建立在**对症状的识别和对病人的诊断的参考上**。远期目标是病人不再对他思考的方式感到惊讶："嗯，是的，这是我的老朋友强迫症，没什么新奇的。"心理教育文章中提到的"该死的肌腱炎"的想法就出于此。

可以这样对病人介绍如何系统识别症状："你已经得过很多次咽炎，在你去看医生听他诊断之前你已经知道这是什么病，很简单，因为咽炎的症状总是一样的：下咽困难，感觉疼痛，发烧，嘴巴深处有脱落的黏膜等。作为治疗师，我们希望你用同样的方法来对待强迫症：这是一些没有根据的想法进入了你的思维，带着焦虑、强烈的疑惑和做仪式行为的需要。面对这个充满不确定的巨大疾病，你能确定的就是，这是强迫症而非任何其他东西。你应该训练自己能自动识别它：强迫思维、疑惑、焦虑、仪式行为、需要别人安慰，你掌握了关于嫌犯素描像的一切。强迫症会隐藏在一切主题、一切可能的版本后面，但是你总能找到一样的组成元素。它可以换一万次衣服，但它靠近你时，脚步声总是一样的。学会识别这些症状而不是听它对你说了什么。听它的音调而不是它说话的内容。"

思维重建归根结底应该通过心理教育。目的是治疗师借大脑过分激活现象来解释强迫思维、疑惑、焦虑。

有过治疗强迫症患者经验的治疗师知道疑惑会在何种程度上给病人带来麻烦。疑惑会使病人的担忧合理化,它改变形式和主题。只要病人没识别出它,给它贴上症状的标签,暴露治疗就会很复杂。

认知重建还基于**对一个概念的完全认可,即疑惑建立在大脑故意构造的假设上,为了证明仪式行为的合理性进而疏导大脑的极度活跃,而并非建立在真实的论据上,假设的产生不是因其合理性而是因为大脑的兴奋活跃:**"大脑的活跃解释了你向我描述的现象,即疑惑的强大力量,事实是你相信这个疑惑,事实上这种疑惑并不是真的。"

一个帮助病人理解疑惑运作机理的练习,对于向病人解释**疑惑不是危险存在的证据而仅仅是一个单纯的症状**十分有用。我们下面以角色扮演的方式来介绍它。

材料:疑惑不基于论据,它是一种神经生物学症状。

治疗师:我扮演你的强迫症。你是一位女性,但我会以你是男性的原则出发,你将看到你的大脑是如何运作的。好,开始,现在向我证明你是女性。

病人:嗯,您看到,我有长头发。

治疗师:这个论据不被接受,谁说您不会是有长头发的男性呢?

病人:我有女性的脸和轮廓,尤其是我的胸部。

治疗师:谁说它们没被动过手术呢?您不能证明您没有做过整形或变性手术。这在巴西很容易。

病人：好吧，那我可以给您看我的身份证。

治疗师：谁能保证您没有在这上面动过手脚呢？

病人：我可以让我父母过来，让他们证明我是他们的女儿。

治疗师：谁能保证这不是您花钱雇来的人呢？很抱歉，您不能证明我是错的，原因很简单，我的技巧就是驳回您给我的所有论据。您可以耗费几个小时来列举您是女性的论据，我呢，我就是您的强迫症，我可以一直用一个"谁能保证"来反驳您。这个"谁能保证"太容易了，它没有驳回您论据的论据。您注意到了吗，我一直没有说相反的论据。

病人：啊，是吗？

治疗师：是的，您一直都没有问我根据什么我说您有可能是男性。

病人：根据什么呢？

治疗师：什么也不根据，就是纯粹的怀疑。我怀疑，因此我基于我有理由怀疑这个原则出发。我不会费力去找到一个论据。然而，现实生活中，你知道问题不会毫无缘由突然从天而降，它通常来自你的外部环境。狗朝你吠，因此你担心它会咬你。电话响，你会接。你出血，因此你得出你可能被切到。但是，在你的强迫症里，你发现有没有一个顽固意识或疑惑是来自真实的存在、真实的论据？

病人：没有。我患强迫症20年，我所有的想法都是从一个毫无缘由的假设出发，正如您说的那样。我突然想到了这个想法，于是我对自己说，如果我想到它说明也许它会在某处发生。这些顽固思维充斥着我的大脑，催促着我，让我焦虑，对我说：如果我不立即找到办法，那么将会是一场灾难。我从来都没有时间问问大脑它基于什么，这些想法是否成立。

治疗师：那么从今天起你的任务就是再也不要接受这些不是论据的顽固思维。你会发现强迫症没能力提供假设以外的任何东西。永远不要忘记，强迫症是完全脱离外部环境的大脑的一种神经生物刺激，是一种想排空的尝试，而不是对一个真实问题的回答。当你用锤子砸手指时，你不会怀疑你很疼，因为这是必然的。

你的强迫症不是建立在事实和认知上，而是基于你的假设。你的大脑总是用它感兴趣的假设为仪式找理由。你的大脑向你猛烈投射这些强迫观念，而你带着先入为主的偏见来选择。

建议和病人一起进行训练，找出那些马上能识别出的疑惑和那些引起疑惑的假想，如果有必要的话，每次治疗都重新做这个训练。下面的表格能让我们清楚地识别疑惑并与正常思维的确定性相区分。和病人一起阅读，然后借助后面的案例讨论这个表格很有帮助。

材料：学会在我的强迫思维和假想剧本中识别疑惑

在真正的危险面前大脑的思维流程（知觉）	强迫症患者的大脑的思维流程（假设）
清晰的	模糊的
确定性	不确定（可能），假想
基于明显的事实评定	基于自己的推测或假想

（续表）

在真正的危险面前大脑的思维流程（知觉）	强迫症患者的大脑的思维流程（假设）
不需要任何核实的确信	需要弄清事实
已经经历过的事实	没有证据的结论，推断
由于现在的问题所导致	对于未来的危险提前担忧
原因导致结果	从结果中得出原因
不需要反复琢磨	深思熟虑
立刻害怕	漫长的焦虑不安
消防员打电话给我，告诉我我的儿子出了交通事故，我应该立刻去医院	我儿子迟到了，他肯定出交通事故了。我要给所有医院打电话看他在哪里。

现在我们来研究一下下面的案例，以便更好识别什么是强迫症：

→　昨晚，从纹身店回家时，我差点惊慌失措。我拆下绷带："糟了，有血，千万不要感染艾滋病。"我给皮肤消毒，然后我意识到纹身师没有给仪器上的针消毒，我有感染上艾滋病的风险。我特别想给他打电话，问他是否给仪器消过毒，是否每个顾客都换针。我整晚都在想这个问题，我觉得很有可能会发生我担心的事情，已经有人像这样感染了艾滋病。（给治疗师的笔记：病人很惊恐然而他没有任何证据证明纹身师用的是已经使用过的针。已经发生过类似情况的事实不能证明这件事与他相关。因此要帮助他区分假想和确定性，赶走"那如果"。）

→　每次我在街上碰到一个女性，我都会怀疑我是不是同性恋。如果我觉得她很漂亮，那么完蛋了，我会立刻感到十分害怕："你觉得她漂亮，你喜欢她，你可以和她睡觉！"我问自己如果她提出来和我睡觉，我是否有能力拒绝。我十分焦虑,不过这也可能是欲望。我们很可能一直是异性恋,然后某一天突然遇到了一个女性,(交往后)觉得这也不错,然后就成了女同性恋。(给治疗师的笔记:觉得一位女性长得漂亮不能说明我们有性欲。焦虑更不是欲望的证据。不能因为从异性恋变成了双性恋,患者就可以得出她有论据来证明这个情况会发生到她身上。治疗师应帮助患者找到那些没有以"那如果"开头,然而仍是假想的句子:"你觉得她漂亮,你喜欢她,你可以和她睡觉!"事实上,假想很容易掩藏在句法中,一系列句号也可以把通常以条件引导的、相关联的因素紧密联系在一起。可以通过要求病人解释他的话语来使其意识到这一点:"我明白你的句子,但是请解释一下这件事情将如何发生。"在解释这句话时病人会惊讶地发现他用到"那如果"。)

→ 昨天,一位在鞋店工作的女士来药店买橡皮膏和灭菌剂,她和我说他同事被划伤了。我很不情愿地接待了她,然后我用 90 度的酒精洗手,清洁柜台。你能想象吗:这位女士在帮她同事时不小心弄伤了自己,那么我就会感染艾滋病。当她递给我她的信用卡时我就犹豫了好久,我特别想清洗一下读卡器,因为她把手指放到了上面,但我没这么做。我只希望她排队时,不要碰店里的其他东西。(给治疗师的笔记:病人基于什么认为鞋店的女士有艾滋病?同样,她同事怎么会传染给她,她来药店买橡皮膏?基于什么,病人认为艾滋病通过触碰传播?我们要帮助病人使其承认,她的观点都是基于自己的假设,而不是根据鞋店的女士和她同事的真实信息。其次，要是她承认关于艾滋病传播方式的假设与我们所知的相反："你害怕不是因为有 150 种不同方式来感染艾滋病，是因为你的大脑被足够刺激而创造了这种疑惑。"我们要特别使病人注意到，这也是她知道的，如果艾滋病通过用 90 度酒精洗手就可以从体内清除，那么它也不会是世界性灾害了。我们不去讨论病人的主题，我们讨论的是一个事实：病人的想法和自动行为都是基于纯粹的怀疑，因此这就是强迫症。）

→ 法新社 2008 年 5 月 28 日报道："周一晚上，在犹太城（瓦勒德马思省）一个 21 岁的年轻女孩严重受伤。女孩在登上一辆行驶的巴士时被卷到了巴士底下，巴士从她身上轧过。巴士转弯时把女孩甩掉。司机解释说他没有看到女孩，因为那是一个死角。"（给治疗师的笔记：这个例子对那些害怕由于死角引起交通事故的患者很有帮助，或者那些就是担心引起交通事故的患者，注意力不集中，或者没意识到等。这里我们要强调一个事实，不是死角或者注意力不集中导致了交通事故，而是在车行驶的过程中上车。）

在认知重建中，尤其是针对疑惑和盲目相信的强大力量（服从于顽固观念，缺乏顿悟），治疗师要坚持不懈地运用概念来解决问题，绝不能掉进计算概率和安抚病人的圈子里。我们应该讨论病理学的逻辑（假想、假设被兴奋的大脑所利用），而不是病人所担心事件发生的概率。

■ **强迫症病人的逻辑思维在没有得病的正常人身上没有体现，实践证明仪式行为没有用处，大家普遍会接受事物的不确定**

性：如果你有道理,也就是说你认为你所说的很有可能发生,那么解释一下为何没有一个人像你一样思考,为何事情从来没有像你说的那样发生? 解释一下为何无数重复行为后,没有一个是有用的? 是其他人都太天真无忧吗,只有你直到今天是如此幸运,还是你的大脑导致你这样思考? 你说你害怕这会发生,而且只要我没有向你证明你没有任何危险你就没有能力做暴露练习。我希望你观察一下我将向你描述的：没有生病的人像你一样每天开车,对吧? 当我们看到每年在法国发生的交通事故的数量时,我们都认为开车是危险的。你是否觉得每天早上,不计其数的法国人都会对自己说"天啊,很有可能在接下来的半个小时我会死掉",并且在上车前找些可能的论据来说服自己过一会儿会不会出事? 我呢,我更觉得人们在上车之前不会问自己问题。那么你怎么解释没有人像你一样思考呢? **我试图向你证明,整个世界是允许不确定和可能性的,而且没有人谈论这件事。**人们都接受忽略这个吗? 不是的,人们不问自己这样的问题,因为他们的大脑不会提出这样的问题。你呢,你的大脑被极度刺激以至于它把可能性看作马上要来的危险。治疗的目的不是排除危险的可能性,这是不可能的,你我都知道我们没有办法来预测未来我们还没想到的可能性。治疗的目的是不断提醒自己：你有一个能量充足的大脑,可以产生许多别人不会本能想出来的想法,需要仪式行为的大脑把这些想法引导向灾难的方向。这属于大脑的极度活跃,而非一个值得我们讨论否则就会引起灾难的话题。

■ **要求病人提供客观论据来解释其逻辑,拒绝简单的猜想：我**

不需要向你证明危险不会发生，应该由你来问你的强迫症是否有坚实的论据来证明它有道理。我所指的论据不是假设、假想。我需要的是论据。你清楚地知道你不能做到不用"如果"来造句，这说明你的大脑除了假设以外没有任何论据。回忆一下，这就是疑惑，这是一种症状。你不应该和一个病症来协商，而应把它找出来扔到垃圾桶。

■ **病人的逻辑对于其他可能性不适用**，区分：我将给你解释一些你没有的强迫症，这是其他病人的症状，你会觉得他们的顽固思维和他们的担心都很荒诞（治疗师介绍 2—3 个其他病人的症状，和他们所做的假设）。你觉得这些很傻吧？为何会有这个感觉？因为他们的担心都不成立。为何这些都站不住脚？因为这些都是假设吗？好的，可以这么说。但为何你的假设比他们的更站得住脚呢？因为你对你的假设十分相信？那么又基于什么论据呢？事实上，你的逻辑和其他人是完全一样的。也就是说，一个建立在疑惑和焦急之上的逻辑。如果它不能够适用于其他病人的强迫症，说明它是没有逻辑的。**这是锚定效应使你相信这个逻辑，大脑是如此的兴奋，以至于会强迫你接受这个逻辑，但这与客观的被论证的逻辑完全不是一回事。**

■ **某些强迫症中逻辑的缺失表明逻辑不是强迫症病理学的核心**：几乎一大半来就诊的病人有对称强迫症表现。这些病人花大量时间来把物体摆放好，他们总是怀疑物品没有摆放正确。如果他们不重复这个行为或者不来回检查 10 次物体的摆放，他们就极度焦虑。对于他们中的大多数，并没有任何危险的假想，也就是说这些病人甚至不知道为何他们有这种强迫症,如果他们不做仪式行为的话会发生什么,他们的疑惑提出的问题是什么。然而,这些病人也有同你一样的症状和诊断结果,顽固思维、疑惑、焦虑、仪式行为。他们不需要一个假想的剧本或者所谓的逻辑来把自己困住,然而他们还是整天承受强迫症所带来的限制。这意味着你想做仪式行为的欲望源于你的大脑而不是你向我描述的那些假想、假设的情节。

通过所有这些认知重建的例子,我们试图在病人身上唤起新的认知:

- 一切都可以通过生物学来解释。
- 有成百上千的情节病人从来没有想到,它们和病人假想的情节是一样危险的,而病人却不可能想到。
- 强迫症只能通过假设运作。
- 病人想法的叠加排列看似有逻辑,因为它们依托于赋予它们意义的焦虑,而不是精确建立在理论基础之上的逻辑。
- 疑惑在任何情况下都不能证明危险的存在,而是因为大脑被刺激,思维受到干扰。强迫思维的重复也不是一个论据("不是因为你想着、你怀疑,它就是真的"),这也是大脑兴奋的影响。

在日常的操练中,肯定会有一些抵抗性极强的病人、顽固的病人,他们会说:"我清楚地明白我生病了,但是很抱歉,无论我有没有强迫症,这都不会阻止一个可能性本质上是真实的。没有什么能在绝对中被完全证明。无论我有没有强迫症,我都很可能在未来的几年动脉瘤破裂或者出车祸害死人。我对自己说强迫症不是抵抗危险的城墙,这不是一个永久自我保护的护身符。我也明白我做了许多假设、推论,但不能说我对于概率可能性的发问本身是错误的。只要你没法证明我错了,我就有权说我有可能是对的。"

这个病人关于可能性的言论是有道理的，"本质上正确的可能性"，因为没有人能科学地证明某人永远不会得动脉瘤破裂或者某人永远不会遇到车祸。这个病人了解自己的病，明白疑惑的运作机理，因此这不是一个识别病症有困难的、刚开始接受治疗的病人。但是他的强迫症却把他推向一个数学或哲学的辩论"在绝对中"，辩论的目的就是证明他的担忧的合理性（"因此在某种程度上看，我是有道理担心的。"）。

如果我们止步于此，病人会认定他有理由担心，他的强迫思维和焦虑都是合理的，它的疑惑不都是愚蠢的。然而治疗师依然可以用我们之前介绍过的论据来驳回这种对疑惑的理解，即使这种辩论超越了疑惑的范围转向了伪哲学或伪数学。

材料：对于十分相信概率可能性患者的论据

→ 强迫症患者的逻辑不适用于所有人，没得强迫症的人没有这种逻辑思维：如果概率本质上是真实的，它对于这个地球上所有人都应适用，但不得不说似乎没有人觉得概率影响了自己的生活。如果你的可能性涉及所有人，为何在日常生活中没人考虑它呢？每当你向你的朋友、家人、同事提及你的理论时，他们都会愣愣地看着你，你已经上千次经历过这种情况了。他们看起来并不觉得自己和你所说的有什么关联。为何会如此？然而他们并不能拿出证据证明你担心的情况不会发生在他们身上。很简单，因为他们不在意。他们接受不确定性。没有强迫症的人有这种能力来接受他们不能控制的东西。你呢，你丝毫不允许失控，因为你的头脑被控制迷惑了，被错误的争论利用。

→ 强迫症患者的逻辑对于其他概率事件不适用,区分逻辑和锚定效应:如果你问街上的行人:"女士,您正走在街上,但是您确定您明天不会得动脉瘤破裂吗?"她会这样回答你:"嗯,不确定,我不知道,我从来没有问过自己这个问题。为什么您问我这个问题?"你会这样说:"因为,嗯,您如何能做到带着无法控制的风险生活,这种风险就在您头顶盘旋?"她会说:"不仅因为我不会去想这个问题,就像我刚才和你说过的,也因为世界上不仅仅有动脉瘤这一个风险。我有可能被司机撞到,被一个疯子袭击,被一个年久失修的凉台砸到,突然心脏病发作,或者得了癌症,或者被某人误认为是另一个人而被绑架。"那么我要问你了:在所有这些情况中,你会每天早上起床都试着排除这些事件发生的可能性吗,还是有些事件是你从来没有想过的?你承认根本没有想过这些情况吧。它们会让你担心吗?不会?为什么呢?因为你从来没有想到过这些情况。那么有必要向我解释一下为何你想到的事件就会比你想不到的事件有更大的可能性发生,就更加合理呢?你想不到的情况甚至有可能有更大的发生概率。2010 年 52 000 名妇女得了乳腺癌,这样看来你更有可能患上此疾病而不是动脉瘤破裂,但奇怪的是你从来都没有担心过乳腺癌。为何你不考虑这个从统计学角度看更普遍的疾病呢?事实上,现在你应该明白你混淆了某一事件本质的可能性和你的大脑对一个想法比另一个想法想得多的锚定效应。在这种锚定中,大脑对某一想法有偏见,会认为某个想法更加危险却不能解释原因。**锚定是生物性质的，是随意专横的**。或者你想一想，根据这位夫人提出的所有可能性，会有什么样的强迫症发生？你会发现，即使强迫你去想，你也说不出会有哪些强迫症发生。因为你所承受的锚定不是由于你所说的本质上的概率。不是概率导致了问题，是由于你的大脑有足够的能量来使你相信这个剧本。概率，只是逃避和掩饰锚定欺骗的借口。我鼓励你好好想一想这些，在日常生活中测试一下，这样可以更好地明白锚定的居心不良。

对于此类型的病人，可以给他们在纸上写下需要注意的几大点，这样每次顽固意识突然来袭时，他们可以拿出来读一读。

当强迫症突然来袭时，我不应忘记：

1. 如果一切都有可能发生并且我没有确信的证据证明这不会发生，那么这对于所有人都如此。

2. 如果这关乎所有人，为何只有我在思考在纠结这个问题？

3. 那些不担心这些事情的人是怎么做到的，他们也会面临一切都有可能发生的情况。

→　健康人的大脑不会像我的大脑一样思考：健康的大脑不会在绝对中运作，因为它有一个良好的化学控制，它只满足于处理它眼前的事情，那些可以被感知的、客观的、被证明的事情。

→　我的有强迫症的大脑被刺激，因此它有惊人的能量，它都不知道拿这些能量做什么，绝对，一切都有可能发生，成了我的大脑使用这些能量的借口。和焦虑一起，这满满

> 的能量变成了一种滋生怀疑的力量并使我觉得我没有错。
> 这是我脑中的温度调节器，却没被调节好，让我相信我更
> 应该担心而不是不在意。
>
> → 这种毫无证据的臆断认为事情有很大可能发生而不是不
> 发生，是这个温度调节器出问题的结果。这种臆断是化学
> 性质的而不是逻辑的、数学的或是理性的。

我们注意到，一些顽固的病人面对治疗师时，他们思考问题的方式就好像他们的目的是不惜一切代价证明自己的强迫症是有道理的。人们经常给这些病人贴上"顿悟能力差"的标签，但我们觉得这样下结论太简单了。根据我们的经验，许多顿悟能力差的病人是那些（一旦顽固意识来袭）迅速开始仪式行为的患者（或者他们的家人过度帮助他们来进行仪式行为）以至于焦虑感过度，完全切断了通向理性的道路。当对这些病人运用行为方法来治疗时，我们观察到明显的顿悟提高（会在稍后的篇章中谈到行为疗法）。因此，不是认知疗法提高了顿悟而是行为疗法，这可能不太合常理，因为后者会作用于焦虑的强大力量上。我们在关于练习的篇章中将再次提到。

来自生物控制需要理论的行为疗法

我们把暴露疗法的先决条件作为所有治疗方式的基石。任何治疗师都应遵循暴露和重复疗法的原则，暴露和重复疗法是学习中至关重要的因素。如果我们不坐在钢琴前，我们不可能学会弹钢琴，更不会反复练习使之自动化记在头脑里。如果我们不进到

车里我们也不可能学会如何开车。接下来介绍四种建立在暴露疗法上的技巧。

在让病人做练习前，最好向他介绍心理教育。一旦病人明白了心理教育，开始识别、定位疑惑的工作，精神固恋的含义也清楚了，就可以进入到行为练习环节。

经验而言，如果病人不清楚治疗师的治疗步骤，不清楚治疗方法和联系如何产生功效，那么病人会没有那么配合和积极。没有病人的理解和积极性，这些治疗方法都没有用处。

为此，我们给每一个治疗技巧都加入了一个简单的介绍，来解释此技巧在疯狂想要控制的大脑中所引起的程序。病人将会明白这些技巧作用于控制，带来新的学习程序。他会明白强迫自己做练习是有意义的，因此积极性也会增加。

物质上的不可能性

治疗技术的由来和机理

强迫症的任何运作都来自脑部区域的功能障碍，后者导致了一种通过仪式行为来疏导排空的控制需要，如果从这一原则出发，我们会明白为何**阻止技术**起不到什么作用。反应阻止与**控制病理学**不兼容。阻止自己做某事，然而一切条件都允许完成，这好像阻止一个暴食症患者吃一板就在他鼻子下面的巧克力。只要巧克力在，大脑就会产生感觉来满足它的需求。这可以持续好几个小时。正确的意识对我们说要摆脱这板巧克力。

在本章开头我们看到病人的描述，当他们处于不允许做仪式行为的环境时（巧克力被扔出了窗外），他们的顽固思维、焦虑、疑惑、做仪式行为的欲望会停止。此处我们谈论的不是那些可以做仪式行为但试图控制自己的病人（巧克力就在我眼皮底下，我试着不去吃它），而是那些不管他们怎样努力也不能马上开始仪式行为的病人（巧克力不在房子里，柜子里也空了）。这好像是大脑明白它不能把过度激动的情绪释放到仪式行为中，于是停止了旋转，停止制造顽固思维、焦虑、疑惑，等待下一个时机（吃的冲动减弱，消失，没能够通过任何方式来满足自己）。

如何向病人介绍该疗法：羊圈的故事

牧羊女的故事介绍了**物质不可能性**的概念及**全面污染**练习。

材料：羊圈的故事

你患有强迫症，你有巨大的能量来清洗所有你觉得脏的东西并避免一切污物，害怕被污染或者污染到你的房子。事实上，你就像养了300只羊的牧羊人，特别害怕狼在夜晚潜入羊圈把羊吃掉，因此你整夜不睡觉巡逻羊圈，手拿猎枪，防范那些将要靠近的狼。

问题是，20年来你一直夜晚巡逻，黑眼圈不知长了多少层，你患上了失眠症，生活也成了苦难。20年来你一直与肮脏对抗，保护洁净，你不得不去咨询精神病学专家。

我没有50个解决方法：或者你继续坚持巡逻猎狼，但20年来这看起来没什么用，因为山里的狼是不断繁殖的；或者你摆脱你的羊，如果羊圈里没有任何羊，我们根本就不在乎狼会来。它们可以来，甚至可以在羊圈里安家，再没有羊供它们吃了。你不需要猎枪可以好好睡觉。如果清洁在你家消失，肮脏就再也不是一个威胁。无论如何，如果肮脏是一个威胁，那么所有人都会有强迫症了，事实并非如此。

不要忘记你有强迫症，这是一种对于控制的病理学。你的大脑不在乎肮脏，它想要的是竭尽全力控制，干净/肮脏的区分对它而言很方便。随意、荒诞，但是很方便。

羊圈的故事着眼于不惜一切保护**领土**的概念。**这种保护的需要产生了问题，而不是所谓的危险：如果没有清洁的领域，就不需要控制肮脏的东西。**正如我们常和病人说："其实，你不是怕脏强迫症，你是保持清洁强迫症……"但稍后我们将会明白，这都意味着要彻底使干净的领域变脏！

增加病人动力，找出他们的抵抗

治疗师和病人在读前面关于我们主张**全面污染**的内容时肯定会紧皱眉头："他们太疯狂了，竟然要求一个如此激进的暴露疗法！"我们已经听到一些治疗师嚷道："我的病人肯定会惶恐，这个疗法会以把他送进急救室，他永远不会原谅我。"病人也是大吵着："我的治疗师希望我被吓到，被送进急救室吗？ 我永远不会原谅他。"

每次，那些洁癖强迫症患者会急忙跑到我们面前说："如果让我把一切都弄脏，我肯定会陷在那里的，只要一想到之后我还要花无数天来重新清理干净，我就惊慌失措。"

如何鼓励他们接受如此激进的练习呢？

应该向病人证明这个技巧不是一个陷阱而恰恰是最好的方式：当病人通过把整个房子都污染弄脏而封锁大脑时，他就控制了局面，而不是他的强迫症来控制。是他掌控了一切，因为**大脑没有可以保护的领土**。一切都变得很脏，太迟了，大脑放弃了控制权位。当房子十分干净或部分干净,强迫症有了巨大的行动余地,尤其是当病人决定要使出全部力气来做一个完美的仪式行为。失去掌控权不是我们认为的那样。回想一下强迫症的生物学:**大脑被刺激,要把过度激动释放到仪式行为中去。因此,它产生焦虑、顽固意识。如果大脑不能释放掉激动情绪,它也不会浪费精力来制造焦虑和顽固意识。**

是害怕让人乱了阵脚,害怕焦虑使病人后退。因此要不断重复,如果失去了对领土的控制,大脑就不会产生焦虑。这时治疗师应该态度强硬一些,表现得不容置辩:"我明白你害怕。这么多年,只要你看到一点点污物你就会害怕。当我让你把一切都弄脏时,我理解你的反应。你对自己说:'我看到一点点脏,就会被吓到,如果我的整个世界都变脏了,那后果会如何呢?'我理解你,但请回忆一下,是控制的需要导致头脑里产生了焦虑,而不是脏。如果你的大脑不再能控制,焦虑就会停止。也就是说,这么多年来,你对于清洁的追逐恰恰产生了你不惜一切想要避免的焦虑。"

全面弄脏,焦虑就会立刻停止。所有做过此练习的病人都可以证实。如果你只做部分练习,还有一个干净的区域,你的大脑就会立刻产生焦虑,为了尽力保护这个区域。无论如何**全面弄脏**会按十分严格的程序,我们会在下一个细致介绍练习的章节做出解释。全面弄脏,即使是极端的,也是建立在领土慢慢减少的基础上。我们使小块土地一块接一块慢慢掉落,但每一块都是完整的方式。这可以让病人适应而不打消他的积极性。

这与传统的认知行为疗法的渐进法有何区别呢?在我的模型中,我们谈到渐进,此渐进是指领土的每一小部分都被完全污染,这是一个空间概念。传统认知行为疗法的渐进着重于难度各异情

166

况的等级高低，也就是根据焦虑的程度。

延迟法

治疗技术的由来和机理

如果我们从情绪管理技巧的知识出发，我们也会学到关于在严格框架下释放情绪的有趣东西。举一个生气的例子："如果你收到了一封让你生气的邮件，你有三种可能性：马上回复，借着气头你会写好多多多篇，而且言辞激烈，但你之后会后悔，因为你的大脑当时太激动而不能衡量你的思维。第二种反应，你会禁止自己马上回复，但是一会儿你就放弃了，因为自尊心不能接受这种强制的沉默。最后一种反应是你把这事放到一边，对自己说自己明天有权利回复，这样保护了自己的骄傲也不会是一气之下的鲁莽行为。"我们知道前两种方法是行不通的，第三种，明天回复，要高效很多。这种情绪管理方法很有意义，它在强迫症治疗中的应用，说明了对于强迫症控制的紧急需求的管理的显著成效：如果仪式行为马上被执行，那么我们仿佛在暗示大脑危险如此严峻，以至于必须立即做仪式行为，这样就会强化强迫和焦虑的程度（我越是不能自制地扑向一板巧克力，那么接下来的几天这种情感就越强烈）。如果我们禁止自己控制，而大脑是需要控制的，它就会惊慌失措，控制的情感就更猛烈，迟早我们都会妥协。如果我们学着慢慢来做仪式行为，不着急"没有什么火烧眉毛的事情"，大脑有控制权，因此它不会变得那么苛刻，随着时间过去它的激动会减弱，最终会要求少一些的仪式行为。"我完全可以吃一板巧克力，但是要慢慢地吃，每两块之间有一个停顿，这既满足了紧急的需求，又避免一下子吃撑。我尊重我病情的需要，但也不会妥协于歇斯底里。"

如何向病人介绍该疗法：生气夫人的故事

这个故事介绍了延迟法，特别针对受检查强迫症、回忆和反复琢磨强迫症困扰的病人。

材料：生气夫人的故事

生气夫人在城里非常有名，因为她一直都是气哄哄的状态，而且很容易生气。火车晚点，别人没有替她扶门……这都会让她生气。有一天，她丈夫，淡定先生，给她准备了一份结婚周年的礼物，就是和心理学家交流。几天之后，生气夫人一切安好。看到生气夫人一直微笑，再也不大吵，大家都很吃惊。她以前会经常气得脸通红，所以大家叫她红彤彤的西红柿，现在变得如此有禅宗气质，甚至连她丈夫都很吃惊。一天晚上他问她心理学家和她说了什么。她讲述了一下见面的内容：

"他和我说我有权利生气，想气到什么程度就气到什么程度，想每天生气几次就生气几次，但条件是我必须要在看到让我生气的东西后 10 分钟后才能生气。这么多年来，我一直试着不让自己轻易生气，但这只会让我更激动，因为我觉得情感释放不出来，而且我就是一个什么都不说的胆小鬼。而现在呢，我有权利生气但是要等一等，所以我意识到那些情感会自己减弱，一段时间后，这些都不值得我说我不高兴了。就好像最后这些事都是无关紧要的啦。你看，就连最强烈的情感都可以是暂时的……"

接下来，淡定先生决定把他的岳母爱管闲事女士也送去心理学家的诊所。

这个故事体现了延迟法的意义：病人可以做仪式行为，多少次都可以，但是必须在两次仪式行为之间停顿，目的是平静一下大脑的激动情绪。情绪激动越弱，强迫症就越弱。**这里我们针对的是疾病的情感强度。**

增加病人的动力，找出他的抵抗点

在运用延迟法时，最常见的抵抗就是病人害怕这个方法让他们浪费更多时间："在房间里检查五次已经浪费我好多时间了，你能想象我再加上停顿的时间吗？那岂不是要在所有人之后 4 个小时才能到单位。"

务必要向病人解释这种停顿可以减少大脑刺激和激动情绪。如果大脑没那么激动，它就不会有那么多精力集中在仪式行为上，因此仪式行为会变得更短，结束更快。但是也要记住，如果这些停顿"滋生"了仪式行为，它们还是会占用时间的。"最初的几周，你会发现停顿减少了你强迫症的 50%，但是最终你还是会花掉和平时一样的时间。这很正常，因为，停顿是要占据时间的。但是停顿永远不会比你的仪式行为花费的时间多。在你停下来的时候，你不仅没有做仪式行为，而且没有加重你的病情。因此，很快你就不需要多次停顿，因为在你的大脑中让你做仪式行为的需求越来越少。此外，我建议你在停顿的时候可以做其他的事情，那些如果你没有生病会做的事情。几周之后，停顿会占用越来越少的时间，你会真正发现这是节省时间，而你的仪式行为会完全瓦解。"

大部分情况下，如果两个仪式行为间的停顿被严格遵循，那么治疗的第一周，仪式行为会减少 50%，15 天后，会减少 70% 到 80%。顽固思维几周后会减少，这正是"大脑储存的能量清空"所用的时间。

　　这些不同的信息应向病人告知，更好地证明良好的治疗效果：
"这是一个行得通的方法，你很快会意识到这点。"

　　在某些病人身上，我们观察到第一周毫无进展，就好像大脑将
这些习惯深藏于内部。病人不要因此失去信心：我们都已经病了
这么多年，给一个治疗方法几周的测试时间也没什么不可以的。

　　治疗师也不要犹豫去提醒病人，在这个治疗手段中唯一会造
成失败的就是，没有耐心：认为这些停顿浪费时间，仪式行为反而
可以快速完成，这就是为什么饱受多年强迫症的困扰，却什么经验
教训也没得到！"不要没有耐心，要相信你的停顿，在这段时间你
可以做别的事情来打发时间。我们要摆脱强迫症的即时条件反
射。如果强迫症能让你节省时间，就不会有人抱怨自己的强迫症
了。这些停顿可以平静大脑的刺激兴奋，应该被无条件遵守。"这
就是延迟法和反应阻止的全部差别。

挑衅和破坏法

治疗技术的由来和机理

　　如果我们从操作性条件反射的知识出发，不管是不是在强迫
症领域，对于生气或者吃巧克力的问题，我们都会明白一个行为的
反复会加重病情。当这个行为被一个新的习惯代替时，会产生新
的学习程序。改变做仪式行为的方式并且坚持不懈地以一种不符
合强迫症要求的方式来完成，是一种创造新的学习程序的方法，因
此会改变大脑的病理学运作机制。一个人不遗余力地在钢琴上重
复一个新的演奏指法，虽与过去不一样，但很快就会适应这个新的
指法，而且有可能没那么容易回忆起旧的指法。仔细比较一下，其

实我们前两个想法(使仪式行为不可能发生，允许仪式行为但要延后)也是改变固有习惯和创造新的学习程序的方法。这两个想法没有从同一原理出发但最终都与操作性条件反射的知识紧密相连。

如何向病人介绍该疗法：桌布的故事

该故事介绍了挑衅和破坏法，非常适合患有对称强迫症、思维取消强迫症、反复强迫症、魔幻性和侵入性思维强迫症的病人。

材料：桌布的故事

假设你和朋友们在一起，你们决定去野餐。然而天气预报预告全天都会有飓风。你带着小篮子、三明治和桌布，你们到了公园。你决定拿出桌布，把它在草地上仔细地铺好。

风吹起了桌布。你用石子压在桌布的四角重新铺好。风太猛烈了，石子根本不能控制桌布被吹飞。试了 10 次之后，风比你的力量大多了。你决定把桌布收好，直接坐到草地上吃。

如果有路人问你为何不垫桌布直接坐在草地上吃，你会说："花好几个小时对抗如此猛烈的风有什么用呢？"确实：花费巨大精力来做一件完美的事情，然后它马上就会被别人破坏掉，这有什么用呢？与这些破坏者对抗有什么用呢？

桌布的故事重点在于**一种无意义、无用的概念，即做冗长复杂的仪式行为但它们立刻就遭到人为破坏**：一遍遍地重复，意在使上面所说的行为纯粹化，同时，故意设想消极的画面；故意把刚整理好的东西弄乱……正如我们对病人所说的："最终，在仪式行为上花费如此多精力，可如果你不能让它一直处于一个你想要的状态,这有什么用呢?"所以毫无疑问,挑衅和破坏就被大脑记录下来,很大程度上改变了学习方式。

增加病人的动力,找出他的抵抗点

当我解释这个方法时,病人立即反应:"但你能想象一下我每天要怎样度过吗,仪式行为,破坏,仪式行为,破坏?我的精力都花在这些事情上了。做仪式行为已经浪费了我足够多的时间,要是我需要把这些都破坏再重新来做,没个头了。我的下场就是筋疲力尽。"

事实上,悖论恰恰就是这有尽头,就像桌布的故事一样。如果病人能保证每次都及时破坏仪式行为,那么仪式行为很快就会到头。如果病人决定做 2—3 次练习,然后无论如何以仪式行为结束,那么这根本不值得去尝试:强迫症肯定会取得最终胜利。

我们也可以给病人描述其他尝试过这个方法的病人的一些感受,来增加他的动力:"根据经验,尝试过挑衅和破坏法的病人说,他们最终完成的都会比强迫症要求的仪式行为次数少。也就是说,一个病人本应做 15 次完美的重复仪式来让自己安心,多亏破坏法,在治疗初期的几周里做了 10 次就停止了。"

如果挑衅和破坏法是糟糕的方法,那么仪式行为的数量应该会不可控。显然情况并非如此。在最好的情况下,第一周仪式行为最少有 25% 的减少,接下来每周以此类推。最坏的情况,重复的次数是一样的,就好像强迫症以相反的力量抵抗。如果病人能在测试中坚持,我们最终可以看到第一次减少出现在第二到第三周末。如果一个月以后,没有任何减少,说明破坏法没有瞄准仪式行为最关键的元素:因此要探讨病人的强迫症的真正运作模式是什么，进而调整破坏法针对的仪式行为的元素。

　　某些病人在治疗期间听过治疗师讲解后就再也没有仪式行为了，这也不是没有发生过的情况："我也说不出为什么，就是一想到要把前面做的都破坏，化为乌有，我就对自己说：经过这么多努力什么都没有，这有什么意义呢？在我头脑里，就这样停止了。我再也没有仪式行为了。"

顺其自然和描述病情

治疗技术的由来和机理

　　如果我们从心理教育是治疗最艰难的核心这一原则出发，并且意识到考虑到人脑的生物学构造，疾病的表现症状是有逻辑性的，让大脑内部的活动顺其自然而不加以抵制也是一个全新的学习过程，因为顺其自然不会加重病情。这也是以新的学习过程来代替固有行为。"想吃这板巧克力很正常，这不是因为你的胃空空如也，想吃东西，而是贪食症，这个想法会过去的。""生气很正常，你就是易怒的气质，所有人都这样说，这会过去的，这不是什么新闻。"我们有强迫思维因为我们患有强迫症，而不是因为形势很危险，这就是为何我们要陈述自己的病情，并顺其自然。其实这就是心理教育最直接的应用。顺其自然和描述病情可能与正念或者接纳与承诺疗法比较相近，但是后两者源于另外的解释模型。

如何向病人介绍该疗法：邻居的故事

　　该故事介绍了顺其自然和描述病情，特别针对患有反复琢磨妄想的病人。

材料：邻居的故事

　　假设你有一个邻居每周日都会用割草机清理草坪，这种情况已经持续 10 年了。你受不了噪声，你也尝试了无数种方法堵塞门窗缝隙。你挂了两层窗帘，安了三层窗户，在耳朵里放上小蜡球，但这些都没有用：你还是能听见割草机的噪声。然而，你的妻子，她，根本没有注意。她常对你说她不觉得这比你们儿子骑摩托车或者晚上你和朋友一起看球赛更加吵闹。

　　或者你继续觉得这无法忍受，你绞尽脑汁来寻找办法；或者你就把它看作是最普通的噪声，在当今社会不可避免，就像你花园前面经过的车辆或者你儿子的摩托车，这些似乎都没打扰到你。

　　如果你选择第一种情况，你便处于抵抗中，就是说你自己拒绝接受现有状况。因为你认为它如此难以接受，在你眼里，情况如此严重，你越抵抗反而增强了它对你的影响。第二种情况，你选择接受它，你早就应该不去注意这件事了，因为它属于正常事情的范畴。

　　学会把你的强迫思维当作脑海中的噪声，就像是在你出生之前就不停经过你窗前的汽车。因强迫思维而不高兴不会阻止强迫思维表现出来。你意识到自己的诊断，就把它们当作普通的事情，它们就会因没有受到刺激而慢慢减弱。

　　这个故事解释了顺其自然和描述病情（即说出我们遭受的东西）的意义。此处，我们把重点放在不对抗强迫思维，就是不通过对抗这些想法来加重病情。多年对冥思苦想的患者的观察研究证实他们确实有仪式行为：他们头脑里不像正常人一样充满纯粹的想法。事实上，他们用他们的思维理论估量这些想法，找论据来证明以使自己安心,获得最终的话语权。让强迫思维顺其自然而不是对抗它是一个很好的学习过程。但是很难完全彻底地让思想顺其自然:没人能"不去想"或者"阻止自己不要有这个想法"。所以陈述疾病疗法就派上了用场:重复一句中性的类似"这是一个强迫症"的句子可以填充空缺的精神,而这些句子也不会充当让病人安心的角色。中性的句子有"这是一个强迫症""这是我头脑中的噪声""这是我的耳鸣"……

增加病人的动力,找出他的抵抗点

当我们向病人介绍顺其自然和陈述疾病疗法时,他们最害怕两件事:

■ 害怕强迫思维不会消失,因为没有了自我安心仪式行为,它会在头脑里停留几个小时甚至几天;

■ 害怕需要一直不停地重复"这是一个强迫症,这是一个强迫症,这是一个强迫症……",并且这会占用和做自我安心仪式行为同样多的时间。

所以需要向病人解释至关重要的两点:

■ 当我们让强迫思维顺其自然,或者说出诊断的时候,我们没有加重病情。我们很快观察到精神上反复琢磨的减弱。就算强迫思维很顽固,我们也要保持连贯性:"既然强迫思维已经困扰你几天不散去,那最好它再持续几周,你就能被彻底完全治愈。而不是你做一个仪式行为让自己安心,这会重新启动一个新的强迫思维,它再引起另一个,在几年的时间里以此类推。"诚然,病人的冥思苦想不会有答案,但是一旦治愈了,他就根本不会再问自己这个问题。

■ 事实上最好每天重复 1 000 次一句中性句子,这样可以有效减

175

缓疾病,即使这比做 1 000 次仪式行为更令人讨厌。做无数次仪式行为,这就是当病人与自己的精神反复琢磨讨论时,所做的事情,这会增加新的强迫思维。其次,中性句子不需要任何努力和智力投入,而精神上的仪式行为相反,它们都是复杂深入的策略和论据。就像我们经常对病人说的,"你的反复琢磨、冥思苦想是真正的大教堂,因为它们是如此根基精准,建立完好。而中性句子,仅由三个重复的词构成,循环往复,像鹦鹉学舌。"

治疗方法总结

总结一下上面提到的治疗手段和方法,我们给这些想法、思维贴上"生物学"标签,而不是计算这些想法的概率;我们故意封锁大脑做仪式行为的途径,而不是帮助其完成仪式行为。我们破坏我们习惯力图控制的东西,我们延迟我们通常希望马上做的事情,我们让这么多年来我们试图抵抗的强迫思维顺其自然。这些是面对疾病时完全崭新的态度。这也向强迫症证明我们明白了它的运作机制,它的那些花招再也骗不了我们。

表 13. 1　比较传统认知行为疗法和神经行为技术的不同

	传统认知行为疗法	神经行为技术
认知疗法	思维的区分 证据 阐释 去中心化 概率计算 卡门佩尔方法 行为体验 下降箭头方法	心理教育(唯一的手段)

	传统认知行为疗法	神经行为技术
行为疗法	暴露练习 反应阻止	暴露练习（避免的事项优先） 全面污染 延迟法 挑衅和破坏法 描述病情和顺其自然

材料：总结强迫症神经行为模型的四项暴露疗法

物质条件不满足：我们进行暴露练习，使环境不具备做仪式行为的条件，这样故意阻断焦虑的产生。"我破坏了仪式行为的物质条件。"此处我们处理的是适合仪式行为的条件而不是仪式行为本身，这就区别于反应阻止。这个方法针对带有身体和房屋全面污染的污染强迫症。

延迟法：我们进行暴露练习，允许自己如强迫症需要的那样做仪式行为，为了满足控制的需要，但要把允许做的仪式行为尽可能延迟。"允许做仪式行为，但要延迟做。"此处我们针对的是仪式行为的即时性和狂热性而非仪式行为本身。该方法与反应阻止区别巨大。适用于检查强迫症、反复回忆、反复琢磨、冥思苦想强迫症。

挑衅和破坏法：我们完全与强迫症要求的事情背道而驰（挑衅），我们致力于摧毁任何刚刚完成的仪式行为。这是唯一一个针对仪式行为构成本身的治疗方法。对于治疗对称、思维取消、反复、魔幻思维和侵入思维以及污染强迫症都十分重要。

顺其自然和描述病情：让强迫思维顺其自然，不去理会，因为我们知道这都是强迫症，我们不断重复"这就是我脑海里的噪声,是我的强迫症,不是什么新的东西。"此处我们不处理大脑的生物控制而是针对不要加强仪式行为。该方法主要对精神性的反复琢磨有效,对其他强迫症基本不会起很大功效。

强迫症中的避免行为:在操作性条件反射中常被遗忘的支配者

在针对强迫症的认知行为疗法和介绍上述技术的书籍中,我们发现人们很少谈论避免行为。它们被发现、命名、加以描述,但没人真正关注它们在强迫症中的重要性。测量强迫症强度的主要量表,耶鲁-布朗强迫症量表就是证据。你看,它没有包含任何衡量避免行为的条目(参见附录)。患有污染或检查强迫症的病人,他们往往精疲力尽,因浪费时间而恼怒,又因在出发之前一遍遍清洗(手、身体、衣服、物品)或者在房间里反复检查而焦虑,以至于他们马上会倾向大范围的避免行为:他们什么都不触碰,让其他人替他们打开地铁的门,让他们的伴侣关窗户、关煤气、关门。病人有时这样做是为了避免风险("我出门越少,我接触到血的机会就越少"),但是大多数情况下是为了不做仪式行为。他们对自己的病情足够清楚,能够明白是强迫行为造成的不适和令人厌恶占了上风,而不是危险本身。

当我们谈到避免行为时,我们肯定会谈到避免的行为(做、摸、看、听……)但也会谈到精神上的(想象、想……)。精神上的避免行为也常被治疗师忽视,然而它们在强迫症中都零星存在着。想象上的暴露疗法是一个十分有效的治疗方法。

对于患有污染强迫症的病人，我们注意到那些被认为顽固或者治疗失败的病人会描述他们曾经的治疗师的一些不足："治疗师要求我减少或停止我的清洗仪式行为，但最后我们根本没有解决这么多年我试图逃避的交锋。"

根据传统认知行为疗法，治疗师如此重视带有反应阻止的暴露练习，以至于许多治疗师都把精力放在了反应阻止上而忘记了暴露疗法本身，更不用说病人在一天之内所做的避免行为。病人在与同事握手后能做到不洗手当然是好的，但如果这个病人避免他这一天之内遇到的所有其他事情，这就没有意义了。此外，正如我们看到的，强迫症是一种控制的病理学现象。反应阻止就从病人身上拿走了这种控制，因此增加了焦虑。当我们接受那些被当做治疗失败的患有污染强迫症的病人时，我们发现他们几乎没有接受过任何有关避免行为的治疗（工作）。这些病人放弃了他们之前的治疗师，因为尽管病人再努力，反应阻止都会引起无法减弱的焦虑。

一个污染强迫症病人让人吃惊的案例

患者，女，34岁，因头脑里总冒出一些画面来问诊："整天我都看见头脑里有画面。这可能听起来很愚蠢，但是都是宾馆里非常脏的地毯的画面，我旅行时曾经在这个宾馆住过一宿。我觉得这是强迫症但我没有洗手的行为。"我们进一步研究，病人确实没有任何仪式行为：她可以触碰一切东西，她不会感觉这个画面对周围环境造成了污染，她既不洗手也不洗自己的衣服。然而，肯定会有一个机制来滋生这些强迫思维。聊了很久之后，病人看起来都可以如正常人一般做事，除了把手指放到嘴里，"因为害怕这些画面会污染到体内"。这是因为我们问她这个问题:"当这个画面出现时你能舔自己的手指吗?"这时病人才意识到这个行为让她十分不安。本能地,她没有这样的担心,她也没有过舔自己手指的想法(毕竟这是一个一天或者一周之内我们都不太做的行为)。在每次画面出现的时候,一定要做这个练习之后的几周,病人说她的强迫思维消失了。在这个病例中,病人甚至没有意识到自己的避免行为,而这种避免足以在没有强迫行为的情况下,助长侵入性的、无用的强迫思维。总的来说,当病人在自己的仪式行为上下了大力气,却还是有很多强迫思维的时候,我就需要查找是否有隐藏的避免行为。

我们同意要尊重受强迫症支配的大脑生物学:病人要做仪式行为!我们以后会有时间来处理他们的仪式行为。但是在这之前,他们要努力消除一切避免行为。

彻底铲除避免行为,给予病人保留他们仪式行为的权利十分重要:

■ **去除避免行为就等于持续做暴露练习,也就是一个持续的学习过程,一个没有尽头的适应过程,这比我们每天这做一点那做一点反应阻止练习要快很多。**一旦大脑有了适应性,操作性条件反射就会使强迫症快速减弱。所以我们会听到病人反馈,用这个方法几周后他们再也感受不到洗澡或者洗衣服的需要。当我们在白天做反应阻止练习却没有铲除避免行为时,大脑就没有产生新的适应性,或者很少产生。新的学习程序成效微乎其微,强迫症还是同样强大。

■ **给予病人保持他的仪式行为的权利仿佛给病人一根安全绳。他知道一会儿他有权利做仪式行为,他保持着控制,因此他会**

比没有权利做仪式行为的病人更加有动力来做练习（这就是反应阻止中的情况，病人没有权利做仪式行为）。一个病人有权洗澡、洗衣服来保护其房屋的干净，他会很快意识到洗个澡、洗衣服比持续紧张地在街上保持那些避免行为要节省时间和精力。

■　在操作性条件反射的水平，病人触碰一切然后立即做仪式行为，那么这是一个对自己的大脑说"没关系，因为脏污都会随着清洗流走的"的病人。病人采取避免是一个对自己的大脑说"这是如此严重以至于洗手都不能摆脱危险，所以要避免一切接触的"病人。**因此避免行为是比仪式行还可怕的恶化病情的因素。**

■　采取反应阻止练习而疏忽避免行为的治疗，就是忘记了**避免行为和暴露练习的原则在本质上是相悖的**。只要暴露练习是任何学习过程的核心，那么花费精力来关注避免行为的治疗在我们看来就是正确的。

比如针对反复检查的强迫症，治疗避免行为并且允许仪式行为比反应阻止更有效。如果病人担心焦虑不会减弱，他就很难全心投入到练习中来。这就解释了大量失败的治疗案例。在焦虑的力量和禁止反应面前，病人放弃了治疗。如果病人知道，由于延迟法，在晚些时候他可以有权检查，他将会接受每天做练习而不是让自己的妻子代替自己检查来取得内心安宁。对于那些害怕开车引起交通事故的病人是一样的：他们受不了没完没了地把车开来开去检查，以至于他们完全停止开车或者让亲人代替他们开车。应用延迟法，给他们开车回去检查的权利。这会成为一种更高效的学习过程和新的适应，而不是用反应阻止来打击病人的积极性，这很有可能导致病人待在家里或者完全依赖于出租车司机。

对于污染强迫症,有权洗手、洗衣服、洗澡是一条安全线,它让病人可以接受不再避免任何东西:"如果我把自己弄脏了,没有关系,因为我有权清洗。"因为病人一直处于持续的暴露练习,我们观察到非常快速的适应现象和病人做仪式行为需求的突然减少。当我们做反应阻止练习时,病人害怕焦虑不会减弱,他被污染的手会污染他的衣服,进而污染他的房间(多米诺效应),这是他不能接受的,因为他必须要把这一切再洗干净。或者他接受不洗手但是他已经在脑海里制订一系列接下来的避免策略来限定这个练习的影响。

我们也鼓励治疗师好好探索我们很少谈论的认知上的避免行为:病人拒绝一个想法、一个词、一个可能发生的情况,甚至是想象中的。我们可以用几个月的时间来练习反应阻止,减少仪式行为,但是如果病人不能说出一个词或者在脑海里自愿想象某个东西,那么这还是一片逃过了新的学习过程的领域,病人很有可能复发。

第十四章
治疗方法的应用：根据强迫症种类而定的练习章程

污染(弄脏)和清洗

如果我们能很好地遵循下面的章程，我们可以在一个月或一个半月里得到惊人的效果。我们给出这一数据本想用来增加病人的积极性，增强他对治疗方法的信任而不是使他们害怕。"正常来讲，一个半月之后，你就可能几乎被治愈。"当我们这样和病人说时，他们为什么常常很害怕……？

该章程特别提到了我们的一些意见，即把重点放在应避免的事项上而不是仪式行为上。

清洗和污染强迫症治疗的第一步在治疗师的工作室里进行：完全污染能否起作用涉及意识问题。"当我们让病人摸一个垃圾箱然后慢慢等他的焦虑减弱，焦虑永远不会减弱。很简单，因为病人对任何可以通过手污染到自己的脸、衣服、自己的东西的风险都十分警觉。只要脸部和衣服是干净的，手就是大脑锚定效应针对的危险目标,大脑会持续产生焦虑。只要大脑没有最后胜出,即把手上的脏物彻底去除,焦虑就不会停下来。然而,如果你用手碰了垃圾箱,又快速用手弄脏你的头发、脸部、衣服(CVV = cheveux、visage、vêtements,即头发、脸、衣服),你的身体整个被弄脏。你的大脑会产生焦虑,但在我的治疗室里你没有条件全身清洗:如果你现在洗手,我也给你这个权利,但是在这里你还是没办法洗头洗衣服。直到你回家洗澡洗衣服之前你都被困在这里了。我让你碰垃圾箱或者鞋底,然后做一个 CVV。最好的情况是,你的焦虑快速减弱,你感觉很好,你意识到 CVV 是一个强大的治疗手段。最坏的情况是,如果你愿意的话,我给予你今晚可以洗澡洗衣服的权利。焦虑只在你回家的时间才持续。"在绝大部分情况下,病人都接受可以回家洗澡、洗衣服的权利,因为这样让他们感到安全。如果病人拒绝这个权利,那么需要和他一起重新看一下他对于诊断的要求和治疗的意义(见关于病人不能进入治疗角色的部分)。有些病人会说,即使自己回家后洗了澡,也洗了衣服,他们还是担心污染手包、电话、钥匙,那么也可以给他们清洗这些东西的权利或者彻底把它们看作是脏的、被污染的。"无论如何,你不得不很快将它们看成全部被污染,因为治疗比你想的快很多也容易很多。"某些病人畏惧治疗后接下来几个小时会发生的事情,即回到家后发生的事(清洗,上网查询某种疾病,艾滋病的危险性,打电话给某人来获得心理安慰)。这种对未来的担心叠加到现在应该做暴露练习的焦虑上,使病人产生放弃尝试练习的念头。(病人对治疗师说:"你意识不到这些几个小时之后会引起怎样的烦恼,我把整个晚上的时间都搭在了这上面!")我们建议病人:"什么时候做什么事情:我们先做 CVV 模式的暴露练习,然后在一起考虑一旦你回家之后做什么，但是不要无意义地把两件事放到一起。如果对未来的担心使你现在不能做暴露练习，那么你不可能被治愈。因此我们区分问题：首先，在这里开始全面污染练习以达到焦虑自然的减弱，然后我们再研究今晚的治疗手段。"对于那些极度焦虑的病人，我们也可以从解释一旦他们被全部弄脏他们可以做什么着手，如果向他们介绍这个治疗策略，我们就可以开始CVV的练习。作为策略，我们坚持不能立刻向周围的人提问，不能立刻上网查询，可以有清洗所有东西的权利，还有不能忘记的一点，对心理教育的反复强调："一切都是血清素在作怪，污染在我的脑海中，因此我没必要浪费精力来做仪式行为，因为我知道这一切都是化学的作用。"治疗师也可以向病人证明晚上耗费几个小时进行仪式行为是无意义的："**无论如何，所有你将要做的仪式行为都是无意义的，因为每天这些练习都要重复做。**"因此我们把心理教育、延迟法、允许清洗和"这有何用呢？"混在一起。在这里我们也推荐治疗第三步骤的一些元素（"在最坏的情况下，适应性不是很理想，你要继续……"）给那些害怕在诊室练习后回到家时，不知道如何处理避免清洗行为的病人。

实际操作中，在最初期的几次治疗中，我们让病人用垃圾箱或者鞋底来做CVV练习，在几分钟的时间内他们就会感觉到焦虑完全消失而脏的感觉也随之消失。这恰恰说明焦虑不是脏产生的，否则这种感觉不会消失，而确确实实是由领域控制（contrôl du territoire）这一概念产生的。如果病人在某一时刻洗手了，这并不严重：这里的治疗手段不是基于禁止强迫行为，而是基于条件反射般的污染弄脏。

病人如果发现CVV可以让他的焦虑快速减弱，那么他也会发现**全面弄脏**的意义。此时,可以向他建议第二步治疗:从 CVV 向外部扩展,"现在你必须每天都做这个,每天早上上班时触碰你的鞋子(或者任何病人觉得太脏的东西)。CVV 模式可以从头到脚都是脏的。如果你早上就是脏的,带着一个能传播污染的东西,那么一整天你都有免疫力了。没有什么能再使你变脏,因为你已经是脏的了。这有点"破罐破摔"的意思。因为在晚上之前你都不能去除污染和脏污,那么一整天焦虑感都消散了,你行动完全自由。因此,你有 10 个小时的时间都是脏着的,适应性很快在你头脑中形成。晚上,你可以洗澡,把衣服放到旁边,以防弄脏房子。第二天,与其穿新衣服还不如穿前天被弄脏的衣服,这样也避免了你的清洗强迫行为。

下面进入第三步:房间的分割。"几周后,你将发现外部的脏对你而言很正常。最好的情况是,适应性如此强大以至于你可能觉得自己回到家里可以不洗澡也不换衣服。最糟的情况是,适应性没那么完美,回家时你继续换衣服,你把衣服放到衣服架上或包里留着明天穿,钥匙和手机放在大厅的地上,然后你去洗澡。当你通过早上的 CVV 练习,能完全把外面的脏看成平常的事物时,你会感到自己有能力在房子内部做全面弄脏,就像在外面你对身体所做的一样。一开始,你能够把整个房子弄脏,除了你的卧室,这样你会感觉有一个逃生的地点以防万一。根据经验,保持卧室的清洁让病人有安全感,使他们更有动力来弄脏房子的其他部分。只要在进卧室前洗个澡就可以防止把它污染。只要你不上床,你就不需要进卧室,所以洗澡可以在晚上晚些时刻进行。

治疗的最后一步,第四步:整个房间的污染。"随着时间推移,几周后,病人会意识到他们完全不在意卧室的清洁,感到自己能够把卧室像房子的其他空间一样弄脏。事实上，当你白天一整天在外面都是脏的，当你在被污染的房子里慢慢转变，对于脏的适应性如此强烈以至于大脑几乎被治愈：它完全缓和了对脏的恐惧。因为，你的身体和屋子里几乎全部的领域都是脏的。同样，这样强烈的适应性会让你的洗澡时间越来越短。从某一刻起，你会感觉自己能够完全弄脏卧室，你会注意到洗澡的持续时间变得正常，像其他人一样。"

对于那些不太出家门，在一个回避的世界里改变的病人，我们建议治疗师要重视我们关于强迫症中回避优先所谈到的内容：只要有避免的现象，治疗就被卡住了。病人可以增加仪式行为的次数如果他愿意，但他必须放弃回避。这时，我们要求他遵循前面说的四个步骤，要求他每天出去几个小时以便测试这四个步骤，并加强在外面适应性。

有些病人会在自己的房子里出现问题，他们会在房子里面分出干净的区域，脏的区域；干净的物体，脏的物体。因此应该循序渐进地要求他们增加不干净区域的数量，减少清洁区域的数量。只要他们想洗他们就有权利洗多少次手，但是他们必须放弃回避行为。目的不是一旦他们碰到物品就洗手，担心把脏传到另一物品或区域去，而是他们接受，如果我们允许他们保留至少一个干净的地方（卧室），他们就要慢慢减少房子里干净区域的数量。要减少强迫症控制的区域，把它限定在房间里。进入卧室受洗手和洗澡的影响，直到对屋子里其他区域的适应性使洗手的需要消失。当患者适应了几乎房子的所有区域，攻克卧室的时候到了。我们注意到几乎所有病人都表现出保护卧室或者床的强大意愿，它们就像圣坛一样。只要卧室或床不是患者自愿弄脏的，焦虑就不会减弱："如果你把你的床弄脏，这是一劳永逸的事情，你会看到你的强迫症会土崩瓦解。"对于装着干净内衣、干净床单的柜子也是一样……

在许多污染强迫症中，病人的身体对于房子、房子对于病人身体都是相互污染的。如果对于身体进行 CVV 治疗而避免使家里受到污染，练习就是无用的，因为病人会觉得自己对家而言是危险的。如果我们让家变脏，而避免身体变脏，病人很有可能就会被困到客厅中央。当我们说**全面污染**时，它必须是全面的。

对于卧室、床，或自己的身体，或有宝宝的强迫症病人（"如果我没有清洗我碰触过的东西，我就会担心给他传染上疾病，会置他于死地。"），他们应该明白治愈是通过对问题目标的全面污染而实现的。一旦房间、床、孩子的东西、孩子本身被触碰（弄脏），大脑就不再产生焦虑。对于那些永无止境的淋浴也是一样：如果大脑知道在洗澡后，病人会穿上干净的衣服，躺在干净的床上，那么洗澡的强迫行为将会很长。**如果大脑知道，甚至在洗澡之前，病人会用脏毛巾擦拭（或者穿前一天的衣服），在脏的床上睡觉，那么洗澡的时间会自然而然地缩短。**

无论怕脏强迫症的形式如何，它的目标如何，我们都应该很快采取一种**挑衅和破坏**手段来遏制任何惊慌失措的风险：一旦一切干净的事物都变脏了，要确保病人不会把这些重新洗干净。不是失去控制导致惊慌失措，而是突然意识到要如何做才可以使一切重新变干净。想想看，当大脑在环境中发现一种从事仪式行为的方法时，就会产生焦虑。如果大脑知道病人有清洗这一切的能力，那么它会发出很强的焦虑信号（惊恐）来确保病人会把一切都清洗干净，哪怕会耗费好几个小时。因此病人要一直不停地弄脏，弄脏一切他会去清洗的东西直到大脑明白没有任何清洁可以持续五分钟以上。**所有治疗师和病人都应清楚一点，那就是，只要这个病人没有准备好投入一场战争，破坏一切重新清洗他刚刚污染过的东西的行为，我们就不能让病人开始全面污染治疗。**

如果病人害怕洗第二次澡或者更换脏的床单，那么他就要马上弄脏他才洗干净的身体（"即使你洗了 20 次澡，我要你第 21 次把自己弄脏！"）或者才换好的床单。通常来讲，当大脑知道病人有污染的决心时，大脑不会要求再洗一次澡或再换一次床单。对于害怕自己排泄物的病人也一样：一洗完澡，病人必须要触摸马桶圈，这样就马上摧毁了所有被洗过的东西。在害怕艾滋病的病例中，病人应该接受，不是触碰血或者注射器（在日常生活中不常发现），而是导致你洗手的东西。如果病人真的面对着血，我们要求他用水和肥皂快速洗手（这对于他是远远不够的），然后用手做一个 CVV。如果他要 90 度的酒精，他就要重新碰一个他认为被血传染过的物品。如果病人反复洗手也没关系，只要我们把重点放在不断的再次弄脏上。

通常来讲，实施 CVV 和全面弄脏房间应该借助病人最害怕的、最脏的东西（地板、鞋底、垃圾箱……），这样才能让病人印象深刻，打碎强迫症致其体无完肤："一旦做了，就做了！"许多病人都可以做到这一点。如果治疗师感到病人不能够或者对直接用最脏的物体做 CVV 或全面污染房屋有些惶恐，我们可以从中级污染开始（屋里的地面而不是外面的地面，昨天的浴巾而不是在外面穿过的衣服，等等）。这样可以顾及病人的焦虑，一旦这一步完成，可以增加他继续更难治疗练习的动力。把这个中级步骤作为一个跳板，而不是不惜一切来坚持最难的全面污染，因为后者很可能会彻底打消病人的积极性而阻碍治疗。但污染这一步必须是全面的、彻底的。

在某些病人身上，我们还注意到，除了对真实存在的污染物的担心，病人还会在头脑中出现污染的画面，这些画面不停出现（"当我洗澡时，我头脑里看到排泄物的画面，这导致我不得不再洗一次。"），导致了仪式行为。可以让病人闭上眼，在头脑中把这个画面想几分钟，然后给他们看网上的类似画面。第二步就是，让他们通过在脑海中想象这些排泄物或者看网上的照片而做一个 CVV，就好像把这些放到了他们身体上。当脑海中出现这些画面时，马上让这些画面停留在脑海中，然后做 CVV，侵入思维就会消失。这个治疗手段比禁止洗手或者试图减少洗澡时间要更方便，更有效率。

对称，动作的完美，纯粹的重复

"我应该跨过这些线……我应该把我客厅里的一切都摆放对称。我应该摸着旋梯的右侧上楼，我应该用大拇指和食指来拿某个物品，我应该亲吻在我女儿额头的中部，我应该拿着物体的中部，我应该清楚地拼出我听见的词……"练习的目的不是阻止自己进行仪式行为，这是不可能的，而是病人练习做自己平时习惯做的相反的事情，进而打破已被大脑记住的自动程序："如果你要跨过这些线，好吧，那你要从上面压过去。如果你要把一切都摆放对称，那么你就要把一切都弄得杂乱无章。如果你要检查 10 次抽屉是否关好，好吧，你就要把它敞开一点点。如果你习惯把水龙头关到最紧，那么你要想办法把它关到正好（拧一点就会有一滴水落下）。你需要一切都摆放有序、各占其位，那么现在你要把所有物品都移位。你喜欢碰一个东西4次，因为3这个数字让你焦虑，那么好吧，你现在要碰3次。你喜欢以某种方式来摆放物体，那么现在你要以另外的方式来摆放。你习惯按同样的方式摆放拖鞋，那么现在你要把它们随便扔到屋子里。你习惯扶着左侧扶手上楼，现在我们要移到右侧。你喜欢亲吻在女儿额头的中间，现在你要亲额头的侧面。你特意避开一些水管线，现在你要故意从上面走过。如果你要拼读出一个你听到的词，那么现在你要拼读另一个和它毫无关联的词，或者重新含糊地说一遍听到的词。你进门总是先迈左脚，现在你要换成右脚。在清洗身体的每一部位时你都要数到十，就好像是每一个部位都要平衡，每一个部位都要对称。好吧，现在你要数到不同的数字，打破这种区域间的平衡。拿东西时，你总要拿着正中间，那么现在你要抓它的三分之一左右。

如果你已经做了这个相反的练习，但是你的强迫症使你忍不住要重新以你习惯的方式再做一遍，你可以通过这些仪式行为让自己舒缓下来，然后再重新做这种破坏性的相反练习，或者直接做15、20、30遍这个练习。无论重复的次数，失败的次数是多少，你都要立即重新开始破坏直到胜利为止。当然，在每个动作之前都可以休息，这样能让你镇静下来，缓解大脑激动的情绪。

如果强迫症的顽固行为向反方向转化，你所做的行为变成了新的强迫症，那么你要重新再做回来。

这是因为病人坚持不懈地做这些破坏性练习，以前的强迫症会慢慢弱化。这个进程比我们想象的要快。某些病人的强迫症病情在一周到十天之间就有所减弱。对于某些病人，如果他们已经自愿完成了5到10个相反的动作，可以允许他们以一个以前的仪

式行为结束。以这样的方式结束使病人有安全感,但无论如何,
5 到 10 次的破坏性相反练习也加深了大脑新的习惯记忆。

我需要重复我刚说过的话,或者擦掉重写我刚写过的东西:
"我总是担心我说的东西不够清楚,于是我会重复一遍。"治疗师会
选择破坏性练习(该练习有时在此类型的强迫症上有效,但不确
定):"如果你发音含糊不清,那么你要再故意含糊不清地说一遍,
一直说到你的大脑厌倦。如果你习惯因为害怕写得不好(或者不
像你想的那样尽如人意)而擦掉或重写你已经写过的东西,那么你
要以更糟的方式重新写,要使你的大脑明白现在禁止完美主义。
你可以擦掉或者重新写 100 次,那么你也必须以糟糕的方式写
101 次。"

思维解除(伴随或不伴随动作重复)

这里通过对一个临床病例的研究使读者立刻明白练习的模
式,无论是发病情况,还是病人的思维解除,或动作重复的强迫症。

材料: 伴随动作重复的思维解除临床病例
"欧赫莉,14 岁,患有思维解除强迫症已经三年了。她脑
海里总会出现一些画面,通常是她不喜欢的人(班级里不勤奋
的同学,无家可归的流浪者,电影中的坏人……),这些画面使
她害怕自己会变得跟他们一样。顽固意识围着她谜一般的担
忧旋转。她害怕她不喜欢的人会附在自己身上给自己带来
厄运。"

这种强迫症在青少年身上很常见。欧赫莉通过重复的仪

式行为来解除思维：她重新做某个动作，同时全力想一个她喜欢的人，这个动作之前已被头脑里消极的画面污染。这个动作重复 4 次，或者以 4 的倍数增加（8 次，甚至在最糟糕的情况下是 16 次），为了达到头脑纯净。患有该强迫症的青少年说，他们重复某个动作同时集中注意在数字上，为了让动作变得纯粹（"如果重复得足够多，应该会干净的"），或者他们重复该动作直到正面的画面变得尽可能清晰（他们喜欢的人的画面替代了消极的画面），像照片一样，或者他们重复该动作就是为了被重复的动作被做到最完美。其他一些病人谈到了"传染"的概念，如果仪式行为做得不好，"传染"就会扩散。我们稍后将谈论思维解除强迫症的这四个类型。

欧赫莉呢，把事情搞得有点复杂：当消极画面出来时，应该重做动作。但要重做动作，需要把一切都退回到最初的样子，也就是说像一开始一样。比如：如果欧赫莉打开了笔袋，拿出一支红笔，然后一支蓝笔，然后一支黑笔，这时消极画面突然出现，她不能把这些笔随意放到笔袋里然后重复打开笔袋拿笔的动作。她应该首先把铅笔按相反的顺序整理好：先是黑的，然后蓝的，最后红的，要用同样的动作，同样的手指……这一切做得都要小心翼翼，因为不能让消极的元素进入脑内污染这些动作。最后，不要忘记，做这些的时候精力要一直在脑海里集中在一个正面形象的人上。

这类强迫症可以发生在任何动作上，因为负面的思维会随时出现……

如果欧赫莉上床睡觉，突然消极思维出现，那么她要像她躺下那样起来,同样的手臂,头部同样的动作,移动同样的腿,以同样的方式拽床单。一旦这些时间倒退的动作结束后,她重新开始最初的动作,就像这个动作没有被消极思想污染过。如果需要的话,这些要重复4次!或者16次,如果她很紧张。数字对她来说不重要,重要的是"重复,直到积极的画面变得尽可能清晰"。

在欧赫莉身上,我们观察到了四种仪式:时间后退,重新开始,屏住呼吸集中精力,在脑海中维持一个积极的画面。

对此,治疗师有许多方法:

→ 暴露疗法:"欧赫莉,你尽可能地保持住负面思维,看你能不能适应它。"

→ 仪式停止(禁止仪式行为):"欧赫莉,你可以不做仪式行为,忍受焦虑吗?"

欧赫莉接受暴露练习,她已经发现焦虑感很快减弱,但是对于动作的完美主义一直干扰她,因而她还是要做仪式行为。对于禁止仪式行为的提议,她回答说:"问题不是焦虑,因为焦虑感很弱,是可以忍受的,但几个小时以来我头脑里充满了负面想法,想要做仪式行为的愿望没有停止,我感觉这些物体都要被传染上这些负面的画面或思想,进而扩散到整个屋子。"

我们打算尝试延迟法:"欧赫莉,如果你可以做仪式行为,你可以等几分钟,等头脑冷静下来之后再做吗?"回答:"不可能,如果我等几分钟再做,我肯定会在此期间以相反的顺序重新做一遍一开始的动作,那么污染会扩散!"如果欧赫莉不存在这个以相反顺序重新做动作的问题,就不存在这个污染的问题，延迟法本可以有效，就像在其他有重复行为的患者身上一样。针对这种类型的强迫症，延迟法很值得一试。

接下来我们让欧赫莉闭上眼睛，在心理学家的诊室内，自愿地想些消极想法来充斥头脑，让她注意到焦虑感先是上升，在几分钟之后减弱。她会意识到消极的想法会慢慢正常化。欧赫莉做这个练习，她证实大约 10 分钟之后消极想法不再让她感到不安。

于是我们继续采取无破坏的挑衅法进行治疗："欧赫莉，我们要分两步进行：首先，你让突然进入你脑海的负面想法持续一分钟，而不去阻止它或用好的想法代替它，一分钟已经很了不起了。一分钟后，如果焦虑感还在，你有权做仪式行为。"欧赫莉接受这个方法，因为刚才她已经意识到自己可以忍受 10 分钟，这让她很有动力。

欧赫莉坚持了这个练习，几周以后，她证实在做仪式行为前会让负面想法在脑海里停留一分钟：

1. 可以帮她习惯这些画面（画面会平和许多）；

2. 可以帮她意识到焦虑越来越弱；

3. 最终她可以控制到最多只做 2 或 3 次仪式行为，而不是之前的 16、8 或 4 次。

一个月后，她遇到了瓶颈："尽管我已经习惯了消极画面，我还是没办法做 2 次以下的仪式行为。"我们建议她每晚坐在沙发上，故意让自己头脑里充满消极画面，持续 10 分钟以达到大规模的冲击（这个方法对于大部分患者都很有效），但对于欧赫莉没有什么效果，因为追求动作的完美主义是她仪式行为的核心动力。

我接下来向她介绍了破坏法：一个病人想在经过客厅时不踩到地砖的边，每次都不够完美，于是她不得不从头再来。对于这个病人唯一有用的方式就是故意踩到地砖的边上。如果她的强迫症要求重新做，那么她要重新走一遍但还是得踩在边上，如果需要的话，她要故意以破坏的方式走十次。

欧赫莉接受破坏她的仪式行为。目的不是小心翼翼地逆序重做动作，屏住呼吸，在头脑里充满积极的画面把最初的动作重现一遍，而是逆序随意地做动作，脑子里肆意充斥消极的画面，再重新做一开始的动作。如果大脑不满意要求重新做，那我们就重做……以破坏性的方式！3遍、4遍甚至10遍，直到大脑认输！

接下来的一周欧赫莉给我们带来了好消息："这个练习十分有效！我的大脑没有像预想的那样纠缠我。而且我的顽念，我做仪式行为的欲望比我试着控制它们的时候减弱得快。"

"但是，总有一个**污染**的问题：一个没有通过做仪式行为得到处理的负面想法会扩散、会污染我的东西。因此我不能触碰任何物体或坐到椅子上。于是我故意把我的全身、把屋子都弄脏，这就彻底除掉了那些尽管经过破坏练习还存在的消极想法。"

在欧赫莉身上，我们发现思维解除和动作重复的强迫症会有不同的子类型：

■　　思维至上：对于病人而言，最重要的是消极的思维（一个词或一个画面）被积极的画面代替。重复仪式行为的动力来自积极的画面变得越来越清晰可见，而不是被噪声或一个新的消极画面干扰。在练习中，要让头脑里可以充斥消极画面，每次重复动作时头脑里都伴有消极画面。目的在于消极画面和思维的增加。如果病人以有积极画面或想法结束，仪式行为的念头不严重，我们就只需要在练习中侧重消极思维的重复。在头脑里充斥着消极思维的 20 遍仪式行为之后以积极的思维或画面结束，比不惜一切追求以消极想法或画面结束更有效，更能增加病人的动力（而后者反而会使他们止于练习）。

■ **动作完美主义至上**：对于病人而言，最重要的是动作要精准、尽可能完美，思维是次要的。对此，我们侧重**破坏性练习**：以不完美的随意的方式重新做动作。如果病人以完美动作结束的念头并不严重，我们就只要在练习中侧重不完美动作的重复。在重复了 20 个不完美的动作之后以一个完美的动作结束，是未来以不完美动作结束的重要一步。

■ **数字至上**（不吉利的数字，幸运数字，对称性）：对于当事人而言，重要的是做仪式行为的次数无论如何都要符合一个吉利的数字（不是禁止的，不是被诅咒的，不是危险的）。于是我们要求病人以一个他不喜欢的数字结束动作。而且治疗师要对乘法当心：例如，一个不喜欢奇数的病人总是以偶数次结束，他会说："以 3 结束对于我而言是个好练习，但是如果我做两次就是 6，6 是偶数，所以这还是一个仪式行为。"如果病人没有乘这些数字，治疗师就不必担忧。如果病人把这些数字加倍，那么就需要练习做 3 遍，再做 4 遍，以此类推，保证次数是奇数。

■ 污染概念至上（如果没有完成仪式行为）：思维解除和动作重复的强迫症往往会隐藏思维上的污染强迫症。画面和垃圾桶是一样脏的，思维解除和动作重复的强迫症就充当了洗手或者万能橡皮的角色。因此，像欧赫莉一样把整个身体、整个房子都污染就很重要，这符合前面提到的**全面污染**。

当然，某些病人是多种症状的结合。所以要结合不同治疗手段。欧赫莉就是集三种子类型于一身的典型例子。许多病人还需要一些额外的治疗手段，我们会在**"我头脑中有画面、文字或侵入性思维，我阻止它们但我没有重复行为"**这一段中加以解释。

患有思维解除和动作重复的强迫症患者常常提到"决定性的最终的仪式行为"，也就是说一个他们必须完成的仪式行为，因为他们有可能不再回到这个地方或者不会很快回来（过收费站，买一份读物，在国外，在机场……）他们认为，如果不能正确完成仪式行为，那么顽念会纠缠不休几个月甚至几年。因此仪式行为是决定性的最终的。病人会用一切办法使仪式行为成为最终的，因为他们不想再驱车 500 千米折回来为了消除一个想法（某些病人已经这样做过，所以我们可以看到这种焦虑的强大，可以导致一些极端的行为）。面对此类仪式行为，我们建议患者不要屈服于做完仪式行为了事，而是故意增加头脑里的消极画面，做每个重复动作时都想着这些画面，破坏所有完美的动作等。如果一项传统的仪式行为会在重复 20 次头脑里充斥消极画面消极思维的不完美破坏动作后消失，那么要打破最终的决定性的强迫症就需要 30 或 40 次。当强迫症发作时，最好立刻花一些时间做练习而不是立刻做仪式行为，因为从长远看后者会导致决定性仪式行为增加。事实上，当一个病人消除了所有最简单的仪式行为，最终决定性强迫症发作会突然增加,仿佛强迫症以此报复。

　　病人经常担心头脑中刻意充斥消极画面或思维,或者故意希望自己害怕的灾难发生,会导致一种不会减弱的焦虑感,这种焦虑感会和日后顽固思维产生的焦虑叠加,或者这种焦虑会在重要场合干扰自己(会议,生日,约会⋯⋯)。这恰恰因为大脑会利用他们担心的这点来加强顽固思维和焦虑,来确保当事人会立刻毫不犹豫地做仪式行为:"你的大脑知道你所担心的,它完全按你所担心的那样来做,来说服你。如果你故意挑衅,增加负面的思维和画面,祈祷最糟糕的事情发生,接受你的一天都有可能是糟糕的,那么你会惊讶地发现,你的焦虑会很快减弱。太想避免焦虑,太想保护一个重要约会,做到万无一失,你的大脑就会产生比预想更多的焦虑。大胆挑衅,放肆自己的思维,焦虑会减弱得比你想的还要快。"

我头脑中有画面、文字或侵入性思维,我阻止它们但我没有重复行为。

　　"我头脑中不停地出现消极的画面,我尝试阻止它们或用其他比较可接受的画面来代替它们。或者我通过洗手来消除这些想法。""我听见大脑不停地对我说'你妈妈要死了',我一直回答说'不,我不要这样'""我的大脑充斥着种族歧视的想法,我通过对自己说'不,我不是这样想的,这不是我'来排除这些想法"。

　　首先要做的练习就是学会不去阻止这些想法,学会放任自流,就好像是广播中播出的音乐,要对自己说这是强迫症,这是大脑的机能运作。我们倾向**放任自流**(laisser-couler)和**叙述**(nomination)这两个治疗手段。或像欧赫莉一样,可以让大脑在一分钟内充满消极思维,然后一分钟后阻止这些思维。在阻止思维前让它持续尽可能多的时间。

第二个练习比较难,但是早晚都要进行的(放任自流是一个好的方法但是它不会培养病人的适应性)。在这个练习中,患者要在头脑里或大声重复他不愿意说的话、最糟糕的故事情节("以上帝和魔鬼的名义,我希望成为同性恋""我要求上帝让我妈妈赶快死")10 次、20 次,以此来增强适应性。通过这种高强度的练习,大脑会停止发出让人不愉快的画面。这就是大脑的消化,适应。如果重复某些句子会让病人特别恐慌焦虑,那么可以从一些过渡的句子开始,但也得是足够令人焦虑的句子,达到慢慢进步的效果。当病人觉得这些过渡的句子没有那么可怕,他就会觉得自己可以面对那些感情丰富、信息量大的句子。拒绝这几个步骤会挫败病人治愈的动力。比如:"以上帝和魔鬼的名义,我希望我妈妈得不治之症!"可能在一定时间内用"希望我妈妈得重病"来代替,即不提到上帝、魔鬼、不治之症。如果希望 X 的死比希望 Y 的死要容易一些,那么我从对于 X 的练习开始,可以避免打击积极性。但是随着治疗的进展,一定要做最难的练习,否则顽固思维是不会停止的。

每次当病人不自觉地把一个消极思维转化为积极思维(这种大脑的自动性会保持下来,尽管病人明白治疗的练习)或是用一个积极的词代替了消极的词,他应该立刻再产生一个消极思维。如果他没能抵抗住而洗手了,他要重新闭上眼睛,再自发地想一个消极念头。如果他洗了第二次,那么他要第三次闭上眼睛再重新想。练习的目的是,无论病人洗了多少次手,他都要最后获胜!

通过上述介绍我们可以发现，这是一种**放任自流**、**叙述**、**破坏**的结合。

通常，病人通过这些治疗手段会很快取得良好的效果，然后便遇到瓶颈。这或许源于大脑需要时间（"你对于治愈充满动力，但你的大脑是肌肉组织，它不能像你期望的一样痊愈、复原。你可以有学 800 页地理书的愿望，但你的大脑只能记住 100 页。"）；或许是练习不对症，没有瞄准病人最担心的部位：练习真的与顽固思维和最糟糕的部分相关吗？说"让我的女儿去死"和"我，我希望我女儿去死"的难度是不一样的。同样，"我希望我妈妈生病"和"我希望我妈妈得不治之症死去"也是不一样的。经常，病人在做练习时会掩盖小小的下意识的避免想法。如果是出于治疗师的角度，自愿通过一些过渡语句来促进病人的治疗进程，这是好的，但一定要在必要的时候开始最难的练习。如果这是病人伪装的尝试，为了不面对最坏的焦虑点，那么要向其解释，只要练习没有精准地找到目标，顽固思维就不会停止。

我脑海里有色情的、攻击性的、冲动的画面。

■ 担心变成同性恋、恋童癖、恋尸癖或者恋动物癖（头脑里充斥着孩子或者同性的形象或名字），导致焦虑和以仪式行为来阻止这些画面，或用健康、没有危险的画面取而代之，或者通过仪式行为来确保这都是假的。

■ 担心会杀害、刺杀或对孩子或他人造成伤害，把某人推下地铁或者推到马路上，在街上把人痛打一顿，担心会触碰到某人的胸部或生殖器官，辱骂，或在公共场合不自觉地发表不当的、

歧视性的言论,在公共场合不自觉地大叫,被当成疯子,头脑
里有车祸或谋杀的假设画面,这些都会导致焦虑和仪式行为
来使自己得到安慰(证明自己没有疯,检查双手,尝试回忆,避
免自伤……)或者"不,我不希望是这样的""我不是这样想的"
类似的仪式行为。

■ 担心想到一些辱骂宗教的话(侮辱宗教的言语不停重复出现
在脑海里),焦虑,祈祷可以阻止这些辱骂言论。

这是强迫症传统的机理:图像或思维导致了担忧,这些担忧
害怕来自想象,它被承认是荒唐的,病人试图将之驱赶、阻止、代
替。治疗师要警惕过快给患者贴上变态精神病的标签。害怕造成
伤害(冲动恐惧症)或者变得反常,这两个现象几十年来都在关于
强迫症的著作中有所描述:拉斯穆森和艾森(Rasmussen et
Eisen, 1998)认为,最常见的顽固思维是传染(50%的病人),怀疑
(42%),疾病(33%),对称(24%)。我们接诊强迫症病人时,常见
的有清洗、对称强迫症、害怕染上艾滋病毒、忘记关门,但直到第十
次就诊时有些病人才会说他们也有恋童的思想或者害怕无意识中
杀害他人。因此很难知道患有此类型强迫症的准确比例。不难想
象许多人碍于有这种类型的想法而从没就医。顽固想法的猛烈、
患病主题的淫秽或非法性都使这些成为难以启齿的强迫症,甚至
对病理学治疗专家也很难袒露。

这种强迫症可以通过暴露疗法得到很好的治愈,让患者在沙
发上处于冥想状态几分钟,然后暴露在所想的场景下,思想画面不
受限制,就像其他伴有或没有动作重复的思维解除强迫症:

■ 在阻止,禁止思维,自我安慰前先任思绪随意流淌几分钟(试
着让它尽可能久地流淌,说出自己的症状而不是安抚自己)。

■　接下来在该场景下做出挑衅，就像其他思维解除强迫症一样：增加辱骂宗教的言论，使色情想法（对于病人来讲很难，尤其当这都是些画面时）和攻击性想法（比较容易获取）在脑海里持续，并且肯定这种想法："是的，我要你死""过来，我要强暴你"，每当顽固思维来袭的时候，把这样的话重复 10 到 20 次。如果病人拒绝让画面或想法在脑海里持续，我们保留**放任自流**和**叙述**这个治疗手段。如果该手段可以被正常使用，焦虑将会减小，病人肯定会在不久之后接受尝试第二个治疗手段。

■　从认知重建的角度解决助长顽固意识的疑惑，把疑惑与大脑的生物学相联。

　　这些病人描述了两种在其他强迫症中不存在或很少存在的现象，即侵入性画面和身体上的感知：许多病人描述了一些短暂出现的裸体儿童的画面，十分令人不舒服，或者他们看到自己掐死一个人，看到一些不宜的猥亵动作就像闪光一样从脑海中飞过，他们感到"肚子里，生殖器官里有东西"。这些病人也谈到了模糊、令人害怕的感觉，并不清楚这是焦虑、是欲望，还是一阵疯癫、一阵冲动。在治疗的过程中，一定要提醒病人，如他一样所有患此类强迫症的病人都描述了和他相同的感觉，这是源于大脑（感觉）、常见的顽固思维（闪念）的极度警惕性。这种提醒是至关重要的。

　　病人的担心是一样的："如果这是真的呢？如果这不仅仅是一个顽念？如果这有可能发生？"所以他们倾向于不谈论这些，因为担心这些变成现实，担心治疗师害怕他们、排斥他们，再也不想帮他们治疗。因此有必要与病人一起从认知重建的角度来了解思想和感知的生物学部分。即便此类强迫症的主题与传统的强迫症不同，我们也要面对同样的病理学，强迫症最典型的机理：顽念不断侵扰头脑,焦虑产生,对最坏的情况做好打算,但是没有任何证据证明这个顽念会成真,这个对一切都产生怀疑的疑惑是基于"如果"(无论如何,这永远不会成为一个论据,只是强迫症的一个症状!),不断进行仪式行为为了使自己安心(在脑海中重新构造剧本,避免孩子,避免街道,在街道上不停转身,上网查询关于一些突然变成杀人犯、恋童癖、同性恋者的信息……)

对于这些禁忌强迫症的治疗和传统的强迫症治疗是严格相似的,除了一点,就是这些病人会因社会惩罚和自身身体的感知,他们的怀疑也更强烈。害怕被关进监狱或者被社会排斥,这是这种强迫症利用的论据,使病人更受病症的束缚。感到"就像乐趣一样"加重了顽念和疑惑。对于某些病人,患有强迫症,成了不得恋童癖的一种保护:"如果我的强迫症使我不受恋童癖的困扰呢?"然而这些病人并不能解释强迫症到底保护了什么。此时治疗师不要错失时机,要告诉病人,这个问题本身就是强迫症……他们在肚子和身体敏感处的感觉是大脑故意发出的,为了引起他们的仪式行为,增加他们的疑惑:"这是大脑高度聚焦的机制,作用在你的手,你的生殖器官(敏感部位),你的肚子,故意让你相信你会把这些付之行动。你知道,当你想在夜晚听到狗叫,在某一刻你会听到,因为你的注意力高度集中在耳朵上。这里也是一样:你有正常的感觉,像所有人一样,比如膝盖会痒,但是当你把注意力如此集中在某处,如此紧张,你会觉得这种感觉成百上千倍地增加。"

然而,在这些练习的实际实施中,治疗师要高度注意此类强迫症的运作模式。病人的仪式行为是怎样的?

- **确保自己安心**:假想一些场景为了辨别它们是否是挑逗的,推理、研究、上网查找资料,研究恋童癖、同性恋、杀人犯一直是这样的还是在几年的正常生活后突然变得如此等。这些行为举动都意在确保自己放心，病人想要竭尽一切可能来了解这些是否和自己有关，不确定比灾难还要糟糕。"只要我不知道，我就是不幸的。"

■ 避免：逃避儿童、男人、女人、网络、电视、照片，不想知道自己是否对这些有感觉，因为他害怕真相，他宁愿不知道而不是表现出焦虑。"不知道真相的人总是幸福的。"

通常，病人都会有这两种行为，有时在一天时间内或随着病情发展两种行为交替出现，有时病人会不惜一切想要知道这与自己是否有关，2分钟后便因害怕不能承受真相而倾向于待在未知里。病人不会被这两个矛盾行为骗到。这里治疗师要用一些计谋：如果任那些负面的思维画面随意流淌，让理性先等一等，不要使自己安心，病人也不会痊愈，因为他本身就有避免的症状，而**放任自流**只会加重这个仪式行为。如果我们一直通过暴露疗法来对抗避免，那么总有些时候暴露练习会被当作使自己安心的仪式行为，导致这个仪式行为被强化。因此病人和治疗师辨别好时间很重要："每次当你觉得你想确定这件事，让自己放心时，你采用放任自流或者延迟法。每次你觉得自己想避免，不想知道真相的时候，你就应该做暴露练习。不要把练习颠倒，否则会有加重病情的风险。"

核实（验证），回忆

无论病人的核实方式是什么（回到街上为了确保……开车掉头，检查天然气，门窗……因担心没有理解或没有看清楚而再次读，"只要在街上我感到有刺痛感，我会马上转身回去看地上是否有注射器。我经常转身回头检查因为担心从我的口袋掉了东西。我经常转身因为害怕我不自觉地推到/掐死/踩到什么人。我害怕在路上引起了车祸或不小心杀死了某个行人，所以我会掉头回去核实"等)，治疗师对此只需要借助一个手段：**延迟法**。

通常来讲，对于病人而言好像什么事都没有发生而继续前进是很难的，因为病人离这个产生问题的地方越远，他的大脑越会因不能回到这个地方，或再也不能回去核实而自己惊慌失措。在病人既不能回去核实也不能继续前进的情况下，该怎么做？我们建议延迟法："你待在原地，不要转身，看看你周围商店的橱窗、树木、经过的人，看得越久越好，直到转身回去的强烈愿望减弱。你的大脑会接受这个折中办法，因为你没有离"事发地"太远。你像这样等 2 分钟，然后转身几秒钟。如果这样可以，你可以离开。如果这样不够的话，你要重新开始延迟法。最好每 2 分钟都转过身核实几秒钟，弱化你病情的自动反应，而不是马上检查，这样会增加病情。对于害怕推到/掐死/踩到人的病情，这个方法同样值得一试。病人在等待过程中刻意想象剧本，强迫大脑消化一个它受不了的画面(不停转身回去，大脑已经明白这里有问题)。对于在车上的情况也是一样，病人很难在不调头的情况下继续前进。因此在做第一个调头前可以在路边等 10 分钟，第二次掉头前也等 10 分钟，以此类推。同样，要减少看后视镜的次数(一次就够!)，可以像其他人一样超车/行人(当然要留出一米以上的安全距离)。"

对于在家里发生的核实检查，我们建议以下流程：

- 早上："什么都不要检查，或者稍微检查一下，然后关上门出门。你可以在擦脚垫、一楼大厅或你的车里等 10 分钟(不是

9 分钟），同时对自己重复：你将有权利打开门检查你想检查的一切。因为你有这个权利，所以离开家门之前再在屋子里转来转去是没用的。你的大脑会慢慢记下这点：你出门不取决于在屋内的检查。'我离开时因为我需要离开'而不是因为'一旦我把家里彻底检查好，我就可以离开。'事先为这个练习准备好足够的时间，它需要 3 到 4 轮的检查，每次间隔 10 分钟。基本上，3 到 4 次就足够了。事实上，10 分钟的停顿很快就能平息大脑的紧张。"建议病人早点起，有充足的时间做练习而不是做仪式行为。一些病人会让他的亲人来代替他检查屋子，这种情况下，病人必须要接受他的亲人比他出门早或者不许检查任何东西，即使这意味着强迫症的一个重要论据（当我们减少对他人的依赖时，压抑的强迫症可能一下子爆发）。如果病人的亲人上班较晚不打算在病人之前出门，那么治疗就改在他的亲人不在家的时间里进行。

■ 晚上："你什么都不要检查，直接上床。等待 20 分钟，然后你可以快速在家里转一圈。然后回到床上，再等 20 分钟，进行第二轮检查。你的大脑会记录下这点：上床是和睡觉相关的，而不是因为你把家里检查了一遍，你安心了才可以上床睡觉。很少有病人超过 3 或 4 圈的，所以放心，你不会用整个夜晚来做这个练习。"

■ 汽车："你一次性把车锁好，你等同事中途出来抽烟休息的时候（等大约 1 个多小时）再来看车是否被锁好。你有再次检查的权利，所以好好利用休息时间来放松你的大脑。"

■ 晚上离开单位："你快速检查一下，然后和同事说再见。你等 10 分钟，这期间可以去和同事说再见，也可以到车里等，然后

207

你可以回到办公室检查。找不到 10 分钟以后回来的借口不应阻止你进行这个练习（**延迟法**）。你总会找到一个理由的！"

■ 离开一个你短时间不会回来或永远不会回来的地方："如果 10 分钟的延迟（等待时间）可以，那么就进行练习。如果这个延迟不可以（机场，饭店，国外，相识人的房子……），那么你要进行**干扰法、延迟法和命名法**的练习，这些方法会在下一段解释。

我集中精力／我回想一段记忆想知道它是怎样的："我可以花 4 个小时来回忆昨天我在家门口看到的汽车是什么样的，试图在脑海里重构车的每一个细节。我有对完美确定性的需要。""因为前天我没能核实饭店出口处是否有一个注射器，我现在努力回忆。""我不停问自己我上周吸了多少根烟，在哪个地方我见过这张电源宣传海报，等等。"在这类的"冥思苦想"中，病人很难转移注意力，不让自己去想。**延迟法**对于这种精神上的核实很有效：病人把核实的需要拖到晚上或者明天，"因为毕竟没有人说一定要马上得到明确答案"。病人可以在白天不停对自己说"今晚我有权利回想这个事情了，今晚再解决它。"晚上，病人回忆的时间不超过 30 分钟，剩下的部分要等到明天继续。每天这样 30 分钟，几周之后，回忆的时间缩短到每天 15 分钟，然后到每天 5 分钟。破坏法也有作用：要让大脑明白不确定不是个问题。病人要闭上眼睛，想象一个不同的物体："我想知道当时是否有个注射器"变成了"我故意想象在我认为有注射器的地方有一个毛绒小熊玩具"。"上周吸了多少根烟"变成了一个脑海里偶然出现的数字或者蹦出许多数字故意使记忆模糊、混淆。对于那些花费好几个小时来回忆某个细节的病人（"我们在哪个城市度假？那个邻居叫什么名字？"），要用错误的信息来打破对确定信息的固执：比如，无论大脑问的问题是什么，病人都要在头脑里重复"拿破仑生于 1821 年 5 月 5 日，圣赫勒拿岛"。如果一个新的问题出现，他要再次重复"拿破仑生于 1821 年 5 月 5 日，圣赫勒拿岛"，直到大脑认输。目的是让线索模糊，让记忆变形。第三个治疗手段是对自己灌输"这是强迫症"的思想，并不停以回答的口气说"这是强迫症"而不是绞尽脑汁在记忆里寻找信息排除疑惑。无论如何，因为这是强迫症，所以根本没有什么要弄清！

我不停地读一句话为了理解它："我可以一句话读十遍因为担心理解不了或者记不住，或者就是为了确信我没有搞错"。病人要**尝试破坏练习**，通过让大脑明白理解错误或没有记住不是什么大问题，比如每次病人想重新读一句话的时候，要强迫自己跳过这页继续往下读：大脑想明白确定三个词的意思，却被惩罚不能看整整一页！以此类推。**延迟法**也很有用："我可以重新读我没有明白的第一页，条件是我要先把第二页读完。""我有权利重新看看这份文件中我没有弄懂的地方，条件是我要先完成第二份文件，不着急，湖边没有起火呢。"

我不停地琢磨一些事情，为了让自己回忆起，为了向自己证明某些事没有发生，为了理性分析，让自己放心或者内心平静：要时刻记住精神上的反复琢磨就是一种核实的仪式行为。说这些是纯粹的顽固思维而非仪式行为是错的。病人的仪式行为表现为：他在脑海里寻找一些东西，想思路清晰，在脑海中论证，他估量这些想法，与其他的想法比较。这就是一种仪式行为。

这种深思熟虑可以每天用掉好几个小时。病人有时用 1 小时就得到了答案，有时要用 8 小时，就好像某天论据合理可以让病人安心,而第二天就说不通了。这说明这些并不是可以让大脑安静舒缓下来的论据,否则这些论据一直都应成立。这就是因为大脑的极度兴奋占了上风。反复琢磨的行为可以让大脑宣泄掉极度的兴奋,那些论据只是让大脑忙起来的借口。

向病人介绍疑惑的运作方式,和病人一起回顾意识重建的所有技巧以便他学会识别什么是强迫症(假设)什么是事实(确定的),这点十分重要。最终当病症出现的时候,病人可以自己给病症贴上标签。

当一个爱反复琢磨的病人继续反复思索的时候,他的病会加重,几乎不可能阻止他的思维,或者不让他琢磨。**接受最坏情况**的治疗方法对此行不通:根据经验,或者顽固思维很快转变(强迫症会找到一个病人永远不会接受的顽固思维,比如强迫症),或者接受最坏的情况使许多病人灰心丧气,他们会有抑郁反应,产生自杀的念头。

延迟法对此疗效显著:病人有权利反复琢磨,唯一条件是他晚上这样做 30 分钟,而不是全天都在想,并答应不能超过这个时间限制,可以把余下的部分推迟到明天。每当病人的强迫症要求他继续反复琢磨的时候,他要对自己说:"这是我的强迫症,这就是纯粹的反复琢磨,我今晚或明天再处理它。"(叙述法)因此在此方法中,我们没有禁止反复琢磨,而是将它弄碎或延迟。对于一些反复琢磨发生很久的事情,可以要求病人推迟 1 周、1 个月或 6 个月:"你对我说 5 年以前,你有可能开车碾压了人,你每天都在脑子里重复一样的剧本却也一直没有答案。无论这个人是死是活,事情也已经过去 5 年了,这和刚发生一个月的事情是不一样的。你同意每次这个想法出现时,你把反复琢磨的需要推迟到一个月以后吗?"目的是大脑减少它的焦虑,进而没有能量来传达顽固思维(我们不是去寻找让病人安心的答案,而是让大脑提出的问题慢慢消失。)

　　治疗目的显然也不是给予冥想好几个小时,导致病情加重。除了延迟法,我们别无他法,因此要排除仪式行为,瞄准顽念慢慢将之消灭。运用这些练习方法(延迟法和叙述法)的病人需要至少3个月才能看到顽固思维的减少,因为在这么多年的仪式行为后大脑已留有了取之不竭的储存能量(和顽念)。所以3个月后顽念才会开始减弱再慢慢消失。只要这些冥思苦想不是基于一些可以避免的行为(积攒一些可能在上面找到答案的报纸,拒绝使用某本书或者某个物品,因为可能会引发顽念),否则就要对付这些回避行为。对于向家人提问题或上网找资料也是一样:这些也要被推迟(不要犹豫在治疗期间把病人家属叫来,对其解释他应该如何做来配合治疗)。

　　在关于灾难冥想的病例中(极大原因的强迫症),经常有病人说:"我把冥想推后,像你要求的一样,我也成功做到每周只冥想30分钟,并且每次都把冥想时间推后,但是我一直有种负罪感。"事实上,大脑产生负罪感使病人无路可走,导致病人重新开始每天的琢磨。病人一定不要泄气,要坚持住延迟法。经常会出现潜伏的障碍:因为推迟的缘故,病人害怕记忆越来越模糊,因此再也不能清晰回忆起事件,一生会生活在不确定性中。要提醒病人如果延迟法可以让强迫症消失,就再也不会有顽固想法,再也不会有不确定性了,就是说对这些事情都了解了(病人自己也会惊讶地说"你知道吗? 我不再对自己问题了,确信无疑肯定什么都没发生过")。另一个障碍是,病人觉得在往后延长的这段时间里,自己什么也做不了(不能和朋友在一起,去电影院……)这令人十分沮丧,因为疾病使人几乎没有安静惬意的时刻。这使病人在一些重要时刻也会受到影响,比如在工作会议时内心恐惧。如果病人想充分利用现在但担心不能集中精力,他就不会正确地做延迟法练习,就会一直病下去。如果病人接受像要求的那样正确地做练习,他应该认识到,我们,治疗师和病人,是一起经历治疗过程的:短暂的放松比起长远的康复是微不足道的,比起治愈康复来讲,去电影院的顽念是很小的挫败。最后一个障碍就是病人会觉得**延迟法**是"眼里的沙子,我们享受现在的生活,把文件放到抽屉里暂时不管了,也许这段时间我们就是那时的罪犯,这对于潜在的灾难和受害者而言是很不道德不适宜的做法"。持此观点的病人忘记了,他来就诊是因为一个叫做强迫症的病症。如果他需要反复琢磨来回忆起他是否做了坏事,就说明这件事不是很清楚。如果事情不清楚,他就没有权利提前自我定罪。我们会要求他严格遵守**延迟法**,"因为只要有强迫症,你的大脑就会一团糟。你要从强迫症中解脱出来,我们晚些会看看那些论据能否证明你有没有道理"。当延迟法练习被严格遵守,强迫症就会瓦解,病人会惊讶自己都不再问问题了。

治疗师也可以通过**挑衅**(provocation)的手段来减少负罪感:病人要赞同、支持他的顽固思维,就像把钉子钉得再深一点。治疗师要注意治疗采取的是挑衅的手段,而不是接受最坏的情况。这个疗法在顽固思维大量减少后才可用,而不是在治疗初期。

例子 1

接受最坏情况:"我杀了一个人,我有罪。"引起病人的抑郁,更增加了负罪感。

挑衅："我杀了一个人，这对他来讲是最好的，他值这个，我希望我摧毁了一个家庭。"可以让大脑适应，进而减少负罪感。

例子2

接受最坏情况："我可能在我无意识的情况下与这个小女孩发生了性关系，我毁了她的生活。"

挑衅："我很高兴毁了这个小魔鬼的生活，如果我进监狱，我可以利用这个事情写回忆录来赚一笔钱。"

例子3

接受最坏情况："天啊，我淹死了这个孩子，我不是故意的。"

挑衅："这个笨蛋不会游泳，我只是减少了一个失业者。笨蛋，这是你应得的。"

总结

列举出所有可能的、可以想到的强迫症顽念和仪式行为有些难度。我们还是记住一些简单的原则吧：

■ 病人希望保持干净的要变成脏的。如果我没有控制住自己清洗了什么，我要马上刻意弄脏它。我要清楚知道在我还没来得及清洁这个东西之前，我就要把它弄脏。尽可能传播脏而不是把一切都维持干净，这是至关重要的。

■ 病人认为一切应该的方式（直线，对称，重复……）从今以后都应是相反的。

■ 我要故意让脑海里充斥我不喜欢的想法/词语/画面，而不是阻止/消除/擦掉/转变它们。

■　当我想对某件事情十分清楚的时候，我有权利做仪式行为但是我要等待，我要耐心等待直到焦虑减弱而不是马上做仪式行为（对于向周围的人问问题也是一样）。

■　当我想完美地完成一件事时（重复……），我要自己想办法来打破这个强迫行为。

在所有情况下，如果我没能够坚持，我不要滞留在这个阶段：在做完仪式行为后几秒钟把它破坏掉，随时都不晚！

表格 14.1　不同治疗手段对应不同强迫症

强　迫　症	对应治疗手段
污染，清洗，家务……	—如果病人没有传染扩散的观念：延迟法 —如果病人有传染扩散的概念：以 CVV 开始的全面污染，对屋子不同区域分区污染，然后再扩散到整个屋子 —对任何清洗都给予马上破坏，再次的污染 —注意会让病情持续的避免行为
对具体事物的检查核实，反复阅读，提问题……	延迟法
对回忆、想法检查核实，反复琢磨	对于记忆的延迟法或者对真实记忆的破坏，以一个虚假的记忆取代
解除侵入性思维（伴随或不伴随动作重复）	—如果病人在意的是封锁消极思维，力求积极画面最清晰：第一时间，放任自流，如果画面很难持续。但是我们倾向挑衅（保持消极画面在脑海中），允许在某一时刻做仪式行为。然后，在挑衅的基础上加入破坏方法（在做动作的同时头脑里保持消极画面，这些动作本该是为了消除消极画面和想法的） —如果病人追求重复动作的完美：破坏（坚持改变原本正确的动作）。练习的最初，在无数次不完美动作的重复后可以以一个完美的动作结束。然后，随着练习深入，要求以不完美动作结束。 —如果病人在意扩散传染的概念：全面污染（CVV，屋子的全面污染） —如果病人在意数字：挑衅（直接或故意以病人不喜欢的数字开始），破坏（特意安排使每次练习都以一个病人不喜欢的数字结束，无论何时）

（续表）

强　迫　症	对应治疗手段
对称，整理，要求动作完美，纯粹的重复（头脑中没有想法）	如果没有相连的事件发生：延迟法 如果事件会叠加：挑衅和破坏
通过反复琢磨，自我安慰，理智化，以论据的方式来找到问题答案	延迟法 放任自流　叙述 对自责感的挑衅

非 典 型 病 例

第一类病例：挑衅的、淫秽的画面，禁忌的画面侵入大脑，对治疗有顽固抵抗性

要把此类侵入性强迫症和秽语抽动综合征的病症（言语辱骂，眨眼，肩膀，大腿抽搐，精神的异常反应）或者双相障碍的情感增盛区分开。

如何解释这种抵抗呢？或许是练习没有得到正确的操练，或许要探究那些导致压力进而刺激本已脆弱的大脑的事件。通常，最大的压力来源就是在摩擦争执时病人难于表达自己，说出自己的想法：因为得不到自我声明，不能说出心中所想，不能说出自己的不满、受到不公对待或拒绝，当时的画面或辱骂就会有所反应。这是没有通过言语表达出来的情绪宣泄。人人都可能因这种事件而紧张，更何况一个患有强迫症的不稳定大脑呢。做抵抗强迫症的练习，但不能解决内部压抑紧张，这种治疗是没有结果的。

诺埃米,10 岁

诺埃米头脑里每晚都会涌入一些暴力的画面,只持续几秒钟,最常见的是他爸爸要杀她或者她的妈妈。她感到十分焦虑,忐忑不安。她没有任何仪式行为来排除这些想法,但我们察觉到在她身上有强迫症在慢慢成形。我们要求她在有暴力画面袭来时不要阻止,也不要用其他思想代替,而是尽量维持住这些画面,慢慢适应,目的是不让强迫症加重。这些画面慢慢减少,直至几乎全部消失,除了每月有一或两次……对情境的分析显示,这一两次就是因为诺埃米的爸爸无缘无故向她吼,不准她回嘴。治疗期间,每次诺埃米无故挨骂的时候,我们会让她在睡觉前给爸爸写封信,强调她受到的不公平待遇(包括她的反驳)。每次这样做之后,那些侵入的画面会自己消失。

塞德里克,25 岁

在那些不能捍卫自己想法的争吵后,塞德里克的头脑里总会产生辱骂性的话。这会持续几天然后慢慢消失,如果下次争执摩擦还是如此,那么这些辱骂会再次出现。自从他进行学会表明自己观点的练习后,辱骂消失了。

想法不能被表达出来,日积月累积压在心里导致一种侵入形式的"排泄"。没有强迫症的人在争吵之后都会在心里嘀咕一会儿或者反复想这件事(自己和自己理论,自己一个人说话,好几个小时过去后还在生气),这是再自然不过了。于是我们把治疗侧重于对自我的表述(学会回答,拒绝,表达自己观点,情感同化……),我们的假设是,一个人越知道如何自我辩护,那么他的情感就越容易自然释放,反之,大脑就会因情绪积攒过多而出问题。

另一种抵抗被患者描述成："害怕变成同性恋"。与其他所有强迫症不同（污染、检查核实、动作重复），这种强迫症的害怕因素（主题选择）不是完全偶然的。

马蒂尔德，31 岁

马蒂尔德害怕成为同性恋。她的强迫症开始于"我的前男友在离开我去国外工作的一年后，又重新回来对我说，我才是他生命中的女人，他想重新复合，如果一切顺利，想和我结婚。在这件事发生的几天后，我感到强迫症开始。回想起来，我觉得我的强迫症是基于感情的压力，它不是平白无故发生的：我的一部分渴望婚姻，因为我很爱他；我的另一部分对我说不要相信这个男人，因为他可能不可靠，可能再离开你。我不想再承受第二次。我的强迫症给了我一个折中办法：只要我不能证明我不是同性恋，我就不能对自己对他撒谎而接受婚姻，因此我一直延迟这个计划。这是一个可以让自己不用全心投入的好办法，也可以避免再承受一次痛苦。"这个病例中，强迫症被嫁接到了生活中的事件上，围绕该事件（以及当事人在这个事件中所畏惧的：被抛弃）产生了顽固思维。"我觉得自己不会主动和他说我认为他不够可靠，在谈论婚姻之前我想看到他更多的投入，要他证明给我看我的强迫思维没那么严重。"

罗穆拉德，37 岁

罗穆拉德害怕变成同性恋，自从青春期末期他就有这个强迫想法。他对班级里最显眼的男生有好感，然后是大学，现在是对工作中的同事，"毫无疑问，在我想象中他们有更高质量、更加自由的性生活，与我相比的话"。他大学期间单身（处男），然后按部就班地结婚,与他们相差甚远。这种疑惑越来越强,他看了一些同性恋电影,想看看是否这会激起他的欲望。他有勃起反应。("这证明这些电影让我有反应,我是同性恋。")焦虑感缓和后,我们问他,电影中的什么取悦他:"我认为不是男性的身体,不是外表对我的吸引,而是他们做的事情:没有基因的性,他们做爱的姿势是我妻子根本不会尝试的,整个过程他们会把欢愉表达出来而不是默默的。"显然,这个病人有一些非传统的性欲望,但他所受的教育和他妻子不赞同这些,于是沮丧滋长了强迫症。他在想象中把比他有更美好性生活的人抬得过高,而他呢,已婚,这是令他沮丧的又一个原因。"而且,奇怪的是,一旦我得知我的某个男同事结婚了,我对他便不再有强迫思维……"面对他妻子不接受的性体验(必须要和他的妻子谈论这种情况,从长远来看,有助于恢复促进夫妻关系)和与现实差距较大的美好想象,我们需要从两方面下功夫:第一,看他的妻子是否能够在性方面开放一点;第二,接受一个事实,单身男人多彩的性生活可能让人向往(可能他们的性生活频率更高,但是缺少了情感和爱,是孤单空虚的,而已婚男人,也许他的性生活没有那么让人着迷,但至少这是有爱的生活,每天这个人都陪伴在你身边)。

菲利浦,27 岁

菲利普害怕成为同性恋:"我生活中有过很多不同的强迫想法,但是三年以来我确定这是真的。我曾和一个女孩约会,我们会有很多矛盾,她后来离开我了。又一次在酒吧里,一个朋友说:'女人,我向你保证,你没有办法和她们共同生活,因为她们,我们男人都会变成同性恋!'这句话只在我脑里一闪而过。我想如果真是这样的话,我和女生相处不来,正因为我是同性恋。于是我开始想证明我到底是不是,通过关注男人,通过测试自己的吸引力,等等。自从我重新和一个女孩在一起,顽固想法也没有平静。我让这些想法放任自流,大部分消失了,但还是会剩下几个。如今我可以更好地分析问题所在:我如此害怕一个人,害怕被抛弃,以至于我在与人相处时都给自己施加压力。我希望和一个女孩在一起,但是我觉得女人好复杂。第一个强迫想法是我没有足够的能力来处理争执和男女关系,我做不到留住一个女人,而其他的男人可以。他们比我多什么呢?我得出的结论是我太敏感了。我太需要爱,需要关怀,也就是在一定程度上讲我不够男人,而女人不喜欢这样。因此我开始质疑我的男子气概。第二个想法是我的自我在每次分手时都会受创伤,在分手后我开始抑郁。于是我对女人越来越不信任,我不再敢像以前一样在感情中放任自己,我害怕受伤。最后,当我不知道如何应对冲突矛盾时,就好像是我认输了一样,就好像我承认自己没有和女人沟通的能力。于是依靠着变成同性恋的这种想法,我继续自己的生活,就好像是和一个男人生活会更简单,烦恼更少一样。但这些完全不是我所向往的,这些让我害怕。所以,学习男女情侣之间的沟通交流方式比琢磨强迫症向我提出的不知道答案的问题要更有效,我也不用去绞尽脑汁。"

第二类病例：混合型抑郁症

许多病人来就诊因为他们自认为有强迫症：侵入性想法不停纠缠他们，让他们感到焦虑。这肯定有我们所说的顽固思维。但是与患有强迫症病人的区别是，他们脑海里没有一个很清晰的灾难事件或者详细的仪式行为。这就像是一些模糊不断的想法在头脑里狂轰滥炸，思想在原地打转，而不是带有焦虑，需要仪式行为来确保潜在危险不会发生的顽固思维。

一开始的判断错误会导致错误的诊断，进而接受多年的糟糕的药物治疗。事实上，混合抑郁症在抗抑郁药物的治疗下会加重。该病症属于双相障碍，需要通过情绪稳定剂来治疗。让我们回顾一下一些概念：

■ 强迫症：病人脑海里充斥着关于灾难、疾病、脏、性、做不好的事等的想法，这些想法基于"如果"。病人被这些想法不停地狂轰滥炸，十分焦虑，他通过具体的仪式行为（清洗、对称、检查核实、重复、反复琢磨……）来试图排除危险、减少焦虑。通常，强迫症多发病于儿童或青少年，在某些女性身上会发生在生产后。强迫症对抗抑郁症药物反应良好。

■ 混合抑郁症是在抑郁症（悲伤、缺少欲望、内心缺失感、疲劳）的基础上，头脑或身体上混合了暴躁、激奋、冲动的一面，好比来自身体内部的能量（这与传统的、没有力量没有欲望的抑郁症矛盾）在头脑里安了节电池。混合型抑郁症在任何年龄都可能发病，但根据此类患者的讲述，发病期多在 40 岁之后或生产后。

■ 某些病人既患有强迫症也患有混合抑郁症。这是真正的强迫症患者，因为他们有清晰的剧本和固定的仪式行为，但是我们也不能对混合抑郁症掉以轻心，因为它所引起的大脑异常兴奋会加重强迫症。

下面是两例混合抑郁症的病例。

夏洛特，54 岁

夏洛特的情况是工作过度劳累导致身体障碍，痉挛体质（持续了两年）以及严重的身体问题使她几乎透支。巨大的疼痛导致了持续 3 个月的极度兴奋活跃期，表现为欣快症，易怒，不易累，说话语速增快，异常活跃。她不得不在家休息。

几个月后，就在一次痉挛体质后，强迫症出现，她害怕"失去双手"。夏洛特也解释不出为何产生这个顽固意识。她感觉再也感受不到自己的双手了，就好像感觉消失了或者不一样了，但是她不能解释原因。她不停地看自己的双手，从各个角度，不能安安静静地把手放在膝盖上，就好像是看着它们灾难就不会发生："我不停地分析它们。"夏洛特意识到自己想法的荒谬，但是由于感觉不到手的存在所带来的焦虑感是解释不清的，也让她恐惧。这种焦虑感整天占据她的头脑，她只想着这件事。她没有明确的仪式行为，甚至不知道什么能让她安心。

夏洛特做了神经学的检查和腰椎穿刺术，但一切看起来都很正常！混合型抑郁症表现为巨大的右手，缺乏欲望，没有胃口，失眠，身体和精神上的异常激动，注意力难以集中，对自己有突然暴力的行为。病人的女儿说看到妈妈已经到了不停揉搓自己直到出血的地步，十分震惊，"仿佛她变得歇斯底里"，最终病人住进了精神病院。

221

玛丽斯,51 岁

"我在 45 岁的时候患上了强迫症,那时我在美国。我整个人都不好了,抑郁,完全不知道自己在商店拿了东西都没有付钱,仿佛有种无法控制的冲动。慢慢发展为对这件事情反复琢磨,反复思考为何我会这样做。这是一些令人费解的回想。只要我谈到这个事情,就会令我沮丧消沉,一整天都是这样。当我找不到答案的时候,我就会崩溃,甚至我都不知道自己等的答案是什么。这就是一种重新回忆却不知道寻找的是什么,因为这么做甚至都不是为了让自己安心"。玛丽斯在商店里就会十分焦虑不安,以为这会再次引起她对美国的顽固思维。她是这样描述的:自童年起就有莫名的"多愁善感的气质"。第一次抑郁是她 30 岁生产后,持续了几周。第二次抑郁是她 45 岁在美国时,在商店里拿东西没有付钱的罪过感加重了病情。这次持续了好多年,紧接着就是 48 岁的第三次抑郁,因为担心她丈夫的工作。玛丽斯感到悲伤,压抑,疲倦,食欲不振,失眠,注意力难以集中,行动变缓,大脑极度活跃,自我贬低,悲观,焦虑,情绪反复不定,把自己隔离,花钱。郁复伸反而加重了抑郁。"抗抑郁的药物在几个月的时间内有效果,然后它们就像糖果一样,没有任何功效了"。抗抑郁药物和非典型的神经镇静药物结合只是短期有效。

第三类病例:拖延症和完美主义

在临床实践中,我们注意到拖延症是一个广泛的领域,可以有许多形式和不同的动因。

1. **非病理学的拖延症**：不愿意完成当下的事情，喜欢轻松的活动、休息或者把事情拖到晚一些。这种正常的拖延症可以由以下几个不同原因来解释：我们这一周已经很忙碌了，我们想好好利用现在休息一下，享受下这美好的时光。不想这美好的时光被工作、义务打破。或者要做的工作很乏味，需要远距离的奔波，或者这工作也没有那么重要，或者和一起共事的人没有那么意气相投……总之有一千个理由来拖延。这种拖延不是障碍症，对这个人的生活也没有什么重大影响。可能用一些技巧就可以解决这个毛病。

➢ **立即做那些你不愿意做的事情，对自己说做完之后我们就可以一整天都轻松**，也没有负罪感。事实上，许多人都明白当我们拖延时，我们会自责一整天，因为本该完成的事情没有完成，这对你正在做的事情也会有影响，会感到很扫兴。所以这完整的一天被"不如好好把事情完成"弄得更加支离破碎。还不如一早上就完成。"一旦做了就不用再烦了。"青少年知道家长会抱怨，所以他们干脆乖乖地把事情都尽早完成，避免家长在背后"唠唠叨叨"。我们一起看一下不拖延的利弊。

➢ **让某人帮助我们，或者要求自己参与到某事中**：给自己规定一个期限，和一个人一起做一件事情，比如说和朋友一起运动，对朋友说："你给我打电话，声明我应该做的！"如果这是个可信赖的朋友，你和他之间有种积极的竞争意识，那么你会想通过完成这件事来让他高兴。

➢ **把要做的事情分步做**："我先大致打一个草稿。然后再做修改。晚些时候，再重新誊抄一遍。"我们越把事情分成小的步骤，我们越会愿意做它。在每个步骤之间可以插入一些有趣的事情。

再举个例子:"我先洗一个碟子而不是一下子把堆积了一周的碗筷洗完。半个小时后,我再洗另一个。洗一个碟子用不了很久,所以晚上之前我会洗完。"当我们把事情合理分步,我们就可以很轻松地完成所有的工作:最开始的那一小步使机器发动,然而一大堆的工作往往使人失去动力。

➢ **把要做的事情融入到休闲娱乐活动中**:"我要去采购。好吧,我去电影院,如果从电影院出来,我想顺便去商店逛一圈那么再好不过了。但是如果只为了采购我是不会出门的。"

2. **抑郁的拖延症**:抑郁拖延症是一种化学和行为的现象。大脑没有足够的能量(由于抑郁消沉),进而弱化积极性。我们感觉不到那种灵感,没有发令员。我们感到没有能力或者很快就忙不过来了。因此我们什么都不做,因为缺少激发的动力更加剧了抑郁。(E. Hantouche, V. Trybou, *Soigner sa cyclothymie*, Odile Jacob, 2009)

➢ 对于**抑郁期的患者**,通过治疗,大脑机器可以重新运转。然而为了加强大脑机器运转,帮助治疗,一定要尽可能早起,然后洗澡,再做些活动或者运动,这样时间久了大脑会慢慢产生意识慢慢习惯。静止、不运动会滋生抑郁,因此不应让其有可乘之机。对于许多病人,强迫自己动对治疗有极大的帮助,对于其他的病人则没有什么效果。所以治疗师不要受第二类病人的影响而不给第一类病人尝试这个疗法。对于非病理学拖延症的建议,比如最主要的对于任务的分步,肯定也会有帮助。

➢ **某些病人在抑郁症后出现拖延症现象**:"在我上次抑郁期间我受了很多苦,现在我好些了,我想好好享受生活。"这点大家都能理解,可以说是合情合理的,但是注意不要让这个情况累积!

不要让这引起下次的抑郁（没有填完的文件，工作上的问题，静止滋生了抑郁，人们会责怪批评你）。在环性心理障碍患者身上，我们发现以下现象：几个小时或几天小小的抑郁会打破患者的动力或正在进行的治疗。因此，坚定至关重要：抑郁与否，想要享受与否，都应该有一个稳定的日程来圈住不稳定的大脑。病人会对自己在完整的一个月里所完成的事情感到满意，这增强他的自我肯定，帮助他抵抗接下来的抑郁。

➤ 在轻躁狂患者身上，拖延症表现为：毫无意愿承受一些限制、压力或任务。病人感觉不错（好久以来都没有如此好的状态），就会选择好好享受这段时光。问题是，轻躁狂患者会任由许多重要的事情发展，而这些事情会在未来产生影响。所以，当我们学会了辨别出我们是在轻躁狂的状态下，我们务必要强制自己遵守一个健康合理的生活规范："我想好好享受现在，但是我明白我越是这样什么都不做随心所欲，接下来的抑郁就会越严重。我不喜欢抑郁吗？那么我就应该接受通过做一点事情来打碎我的轻躁狂，保持规律的作息，限制摄入刺激性食物（咖啡、酒、药物、含有咖啡因或刺激成分的碳酸饮料）。"

➤ 在**混合状态**下，想通过抵抗拖延症的小窍门来治愈是不切实际的。大脑就是一个高压锅，承受了很多，但精神上一片混乱。首要的理想做法是在精神科医生的帮助下稳定情绪。

　　3. **完美主义者的拖延症**：完美主义者不是那些要求事事完美的人就是因为不完美此消彼长而最后认输的人："或者完美，或者因为差得太远索性什么都不做了"这些人对自己要求过高，常常忘了他们的目标其实是由病情决定的，这些目标没有人能达到。因为完美主义者不会去看周围的人，所以他们意识不到没有生病的人没他们做得好。他们目光高远，因为害怕感受到气馁而在工作上拼尽全力，所以导致当他们得知一项工作要耗费很多时间才能想他们希望的那样完美时，他们会感到泄气，只想认输："如果这不像我希望的那样，还不如什么都不做。"于是，在对于完美的竭尽全力的追求和因缺少时间而放弃的自责之间，完美主义者无论如何最终都会灰心丧气。可能我们唯一能给的建议就是："你是完美主义者！即使你时间不够，也要接受交出一份不十全十美的答卷，而不是什么都不交。至少把目标定在中间！你肯定也会丧气，但是不会有什么都没完成那么丧气。太想达到百分之百完美，只能得到 0。理性一点：10 也比 0 好，这比起什么都没做来讲，也没有那么伤自尊。"完美主义者非常注重自尊，这通过完美主义表现出来：他认为如果这不完美，就意味着失败，他有时也会认为比起全力以赴做一件事情最终得到糟糕的结果（言下之意是他真的没有能力，而这么多小时的投入也无法改变他无能的事实），还不如什么都不做然后失败。给完美主义者强加一些偷懒的小想法会帮助他。基于经验，唯一对完美主义者适用的行为技巧，是任务的分割和禁止完成全部的工作，这有助于避免不断陷入完美主义和拖延主义的矛盾中。通过认知重建，完美主义者应该领会到失败没有他们想的那样伤人，他们追求完美的行为常常比一个差不多完成的任务导致更多的失败。让病人接受下面的论述："我要观察我周围的人，看他们如何做事，我会发现他们的目标比我的简单许多。我也要任性一点（偷懒一点），而不是陷在完美主义的深潭中不能自拔。比起完美的工作成果我更追求工作的乐趣。我做这件事情为了实用又效率，而不是成为任务的奴隶。行动应该为人服务而不是相反。我的大脑是一个刻板的结构，完全没有韧性，我要重新学会以

226

事情的功效性来思考。有没有用？我可以改正，如果需要再补充，为何要马上就做到完美呢？马上做到完美比稍后修改补漏要求更多的精力。我应该时刻记住其他人不像我这样做，因为我是完美主义者。我常对自己说事情应该完美因为这样更好，我陷入了拖延症的矛盾中：我的大脑骗我。它向我发出失望沮丧的信号，因为我没像它要求的那样做。失望沮丧来自大脑。它不是工作没有好好完成的证据而是旧习惯的威力。这是大脑在反抗，向我发出这种感觉。因为它不明白为何我不像以前那样做。如果我很沮丧，是因为我正在建立新的习惯，我的大脑重新编制程序。我要允许感受到这种沮丧，这是大脑必要的排泄。因此，把任务分成小部分（任务分割）而不是一下子完成，允许自己任性一点偷懒一点，而不是盯住不可能完成的目标，接受沮丧这种让人不舒服的感受而不是对抗它，事情的功效、工作的乐趣永远是最重要的！"

我们推荐大家阅读《总是更好的！完美主义者的心理》（F. Fanget，*Toujours mieux! Psychologie du perfectionnisme*，Éditions Odile Jacob，2006），其中的分析、参考书目和治疗师建议都十分精准，非常有参考意义。

第四类病例：带有身体感知的强迫症

前面我们介绍了一些强迫症通过不断重复侵入脑海的画面、思想（顽固思维）表现出来，导致病人焦虑、有负罪感和悲痛，致使病人通过尝试一些手段来摆脱这些顽念或附带的感情，试着控制它们、避免它们，用一些动作或精神上的重复来排解它们……这些尝试手段就是我们所说的仪式行为。

然而在治疗这些强迫症患者时,我们发现一个不一样的事实:这些顽念不总是与焦虑或负罪感相关联,而是其他的身体上的感觉,特别是疼痛,"一种类似欲望的感觉",等等。有可能导致病人做仪式行为的不是顽固思维,而是身体上的感知,它替代了顽念的位置。

这里有一些例子。

娜塔莉,30 岁

娜塔莉害怕她的手机不好使,使她错过重要的信息。当她碰电话时手会出很多汗,所以她整天要不停地用纸巾擦手机。擦手机这种仪式行为的减少使她的手停止出汗。病人身体上的感知加强了顽固思维,一旦仪式行为减少,出汗也停止了。

朱莉,35 岁

朱莉有关于头发的强迫症:她忍受不了头发接触到脖子的感觉,她会感受到内部的巨大紧张。当她自愿地让头发披下来,不再从口袋里拿头绳,这种紧张会停止。

纳黛热,37 岁

纳黛热忍受不了穿紧身衣,她觉得自己在裤子里面十分不舒服,必须换掉。当我们要求她穿一条紧身裤子出去,一小时之后才可以换掉时,她那种透不过气的感觉消失了。

克里斯多夫,28 岁

克里斯多夫患有关于艾滋病的强迫症,他讲述了两段有趣的经历:

"如果我碰到地面或者垃圾箱,我会感觉手在灼烧。当我在街上走时,我没有一刻不在担心会被一个丢弃在街上有病毒的注射器扎到。每走一步，都感觉腿上有刺痛的感觉，这导致我不得不时刻转身检查，因为担心染上了病毒却不知道，进而不能及时医治。"自从他采用延迟法，不再回头检查，刺痛的感觉消失了。对于接触也是一样：对于脏物的暴露练习减少了手上的灼烧感。这里病人的顽念被身体感知加重。

劳伦斯，33 岁

劳伦斯有清洗和怕脏的强迫症，最近几年她患上了小便轻度失禁（无法控制的、不合时宜的想上卫生间的欲望）。然而，她意识到这些失禁不是任何时候都会发生：当她在地铁或者没有厕所的地方，她可以很好地控制住。当她在家或者单位，这种现象就表现出来。于是她去卫生间，然后因为害怕脏而洗手洗好久。在治疗洗手这个问题后，我们慢慢发现她不再有小便失禁的情况了。这是一个有趣的病例，强迫症引起身体上的不适以增加仪式行为，或者强化顽念。

玛丽，21 岁

玛丽一直感到阴道处有灼烧感，她害怕因此再也不能有孩子。她咨询了无数妇科医生，所有人的结论都是没有什么异常。她每天不停地进行仪式行为：不停洗手，洗浴时也进行防护措施，不去碰别人碰过的东西。当她感觉疼痛时，她在做仪式行为时不一定会想到没有孩子的这种恐惧：仪式行为可以镇定疼痛。在减少仪式行为和对于脏的物品的暴露练习（弄脏床，用别人的浴巾，穿着内裤坐在地上……）之后，她发现自己的疼痛感减少了。在治疗末期，她几乎再也感受不到任何灼烧的感觉。在这个病例中，身体上的感知引发了强迫思维，然后这种感知被自动化,逐渐以强迫思维的形式发作。

塞德里克,24 岁

塞德里克害怕成为同性恋,当他遇到其他男人时感到肚子和"小弟弟"里有"说不清的东西"。"这不是那种和女人在一起时我所感受到的乐趣,但是我如此地怀疑以至于我把它看作是乐趣,这就加重了我的焦虑。由于我的强迫症,我目前都没有什么性欲,我想我对女人一点都不感兴趣,所以我对自己说我正在变成同性恋。"

伊丽莎白,38 岁

伊丽莎白是两个孩子的母亲:"我肚子里有感觉,就好像是每次我看到或者触碰到孩子,我的性欲就会被激起。所以这使我不得不认为,即使这很荒谬,我真的是恋童癖!这种感觉加重了我的疑惑,滋生了我的顽固意识,然而我清楚地明白这些意识是彻彻底底的焦虑而不是乐趣。"

通过这些不同的病例,我们发现强迫症有可能通过强迫观念、焦虑或负罪感以外的其他东西表现出来:导致仪式行为的可能是疼痛或者身体感受。当然,上述情况中的许多病人都害怕,感到焦虑(害怕不能生孩子,害怕染上艾滋病毒……),但是这些害怕都是由身体的感知引起的。或者身体上的感觉让顽念成形(刺痛感引发了对艾滋病的强迫思维),并且也解释了随之而来的仪式行为,或者身体上的感觉直接代替了顽念,导致了仪式行为。

因此更准确的说法是,强迫症通过画面、想法或者重复的身体感受表现出来,引起不愉快的情感(焦虑、负罪感或者其他的身体感受),病人会试图通过动作或精神上的重复(强迫行为/仪式行为来摆脱这些画面、想法或者感觉，试图控制它们，避免它们或者消除它们）。

示意图如下：

强迫思维→身体上的感觉→焦虑→仪式行为
或者
身体上的感觉→强迫思维→焦虑→仪式行为
或者
身体上的感觉→仪式行为

因此在治疗中，患者如果患有强迫症，那么要及时察觉他身体上的感觉，或者在躯体紊乱病例中（病人有身体上的不适，无原因的疼痛）要观察是否有隐藏的仪式行为。

如果大脑"有能力"释放焦虑来致使病人做仪式行为，它也能利用另一个感知渠道来让病人做相同的事，通过加强强迫思维或者直接代替它。正是这点使患有恋童癖或者同性恋观念的强迫症患者迷失了方向。

第五类病例：犹豫不决的人

犹豫不决的人一直害怕做出错误的选择，这选择会引起灾难，或者简单来讲，他们后悔没有选另一个他们没有选的完美选项。

举两个例子。

朱莉，35岁

我要给你讲一下我最近几个月做的一件大蠢事。我本打算去旅行，但我在科西嘉岛和科特迪瓦之间犹豫不定，前者是我特别熟悉非常喜欢的地方，或者所有人都和我说那里特别好但是我还没有了解。于是我想：如果我选择了科特迪瓦，但结果却很无聊，我会十分后悔没有去我超喜欢的科西嘉岛。假期至关重要，因为我十分疲劳，我不想因为糟糕的假期而在九月份重新上班时没有好的精神状态。如果我去科西嘉岛，可能我会因为没去科特迪瓦而错过一个超级棒的目的地，而且在科西嘉岛我还是会做同样的事情，这就没什么新鲜感了。于是我不停地纠结，我花了好多时间上网查关于这两个目的地的资料和人们的评论。最终，你知道我怎么选择吗？因为不知道怎么办，我还是待在了家里哪儿都没去，沮丧消沉，比起做出错误的选择我宁愿在家里无聊。我安慰自己说，虽然在家（巴黎）你无事可做，但也比失望好。我这么害怕失望和犯错误也是够了（不可思议）！

杰弗里, 28 岁

许多年来我在里尔从事计算机相关的工作，日子就这样平淡无奇地过着，我的公司一直也没有给我提供我希望的升职机会。因此我决定去巴黎尝试一下，发现一个新环境，改变一下自己。可一旦我开始构思这个计划，我就会想，如果我没有通过在巴黎的试用期，我将会失去稳定的工作，我在里尔的公寓，我会沦为街头的流浪汉，这得不偿失。因此，我一面害怕继续在里尔过着无聊的生活，另一面害怕在巴黎失去一切，这个问题是无解的，我特别沮丧。

这样的例子我们能够找到成千上万，在两台电脑间，在两双鞋之间，在两台车之间纠结等。

在治疗时，我们建议采取认知的方法：

■ 焦虑的病人会有强大的"雷达"来识别出危险。如果大脑在两个选择之间打转，一定说明这两个选择都不危险而且很有可能十分相似，也是同样容易接受的。对于第一个病人，我们问她："你为何不去伊拉克旅游？"对第二个病人："你为何不去阿富汗工作？"。对于我们的问题，两个病人都很震惊："你疯了吗？"我们马上解释："你看，对这个问题你毫不犹豫。正是因为之前的选择都是可行的而且没有任何危险，因此你不能够做出选择。你的大脑既不想最好的解释也不想要最安全的：它就是想这样纠结几个小时，没有其他目的。如果其中之一的解决方式含有一丝一毫的危险，你早就把它排除了。因此，如果要对你的病找出一个普遍真理，那就是"每次我犹豫不决时，说明一切解决方案都很完美！"我们要鼓励病人回顾所有他们拿不定主意的事情，让他们意识到每次他们都是排除了危险性的选择，怀疑的都是完全恰当的解决方案。对于每个解决方案的支持和反对是病人在参考之前已经在头脑里纠结了无数次的谬误，这纯粹是使自己安心的仪式行为。因此治疗师不能使用这种让病人放心的练习，也不能赞同这种练习。病人最终的决定完全是根据个人喜好，而不是所谓的危险性，因为两个选择方案都不会造成什么真正的危险。

■ 病人应该通过与正常人对比，回归到正确的思维上："客观来讲危险是什么？没有强迫症的人是如何做的？那些换工作/去自己不了解的地方旅行的人是如何做的？"这些对比让他们意识到错过的假期肯定没有冥思苦想、不停纠结更消耗体力精力，意识到在法国每天都有人更换工作，不应把现实状况和

233

大脑的极度兴奋弄混。

第六类病例：储物症和收集症

不能简单地对储物症进行分类。它通常被视为一种强迫症，但某些方面并不符合强迫症的模式（Calamari et coll.，1999；Summerfeldt et coll，1999）。抗抑郁症药物对此并不好使（Black et coll.，1998；Mataix-Cols et coll.，1999；Winsberg et coll.，1999；Stein et coll.，2008；Saxena，2011 中表示怀疑）。而且该类型也是最难用认知行为疗法治疗的：事实上，这些病人很少主动就诊，经常都是在忍无可忍的家人逼迫下就诊。即使他们承认病情荒唐过分，承认房子已经被各种东西侵占都没有办法正常生活了，他们也不能解释为什么不把这些东西扔掉。这些都是没有主动看病的患者，我们都知道让一个没有动力的病人来做练习是很难的。

储物型强迫症的一些共同点：

■ 因害怕不够而储藏，认为这东西早晚会在某一天起作用，总是能用得上的，某些物品有情感依托或者会使其联想到其他东西。

■ 对什么是重要的什么不是犹豫不决。

■ 在一大堆要整理、分类、筛选的东西面前，没有能力下决心投入清扫行动，没有能力把纸盒箱从一个屋子搬到另一个屋子。缺乏自己安排整理事物的能力，很难设计一个扔东西行动的具体流程。

这种害怕扔一个重要物品或一张纸的恐惧在关键的某天可能

变为"缺失或不足的感觉"，再加上对于辨别什么是重要的什么不是的犹豫不决，可能成为我们理解此类强迫症的干扰因素，使我们把储物型强迫症误认为焦虑紊乱（属于双相障碍范畴）（R. O. Frost，G. Steketee，D. F. Tolin，2011）。朗多等证明让人焦虑的生活事件和创伤对于引发储物现象的影响，也证实了一个假设：过去物质上的丧失可通过储物导致（心理上的）过度补偿。

明显地，储物行为不是处理危险（焦虑紊乱）的一种强迫表现，但它是一种不肯与过去说再见的强迫表现，是处理失去的过往或遗失的美好的强迫表现。近几年来，专家已经开始探讨储物型强迫症与其他强迫症没有明显联系这一假设，很大程度上我们可以断定储物型强迫症有朝一日会在神经紊乱疾病分类中占有一席之地（R. O Frost，G. Steketee，D. F. Tolin，2012；J. Snowdon，A. Pertusa，D. Mataix-Cols，2012；A. R. Torres et coll.，2012）。

这些初步的思考似乎为我们解释了用传统方法治疗病人的困难：阿泰尔和弗罗斯特（Hartel et Frost，1999）及什特克提（Steketee et coll.，2000)共同制订了一项章程：90 到 96 小时的治疗，在病人家进行。在 50 个病例中，8 个被治愈。吉列姆特（Gilliam et coll.，2011)尝试制订一个能避免治疗师奔波到病人家的方案：67％的病人尝试了这个小组形式的方案，病情有所好转。弗罗斯特等（Frost，Pekareva-Kochergina et Maxner，2011)认为现行的方案时间太长，成本过高，要求治疗师大量出行，而遵循"移动小组模式"则好处多多。

阿耶尔等（Ayer et coll.，2012)坚持暴露疗法的重要性，把重点放在规划和问题解决上（以何种顺序，如何扔?），侧重灵活性，也重视病人和治疗师的良好关系,他们强调认知疗法是很有意义的。佩尔图萨等(Pertusa et coll.,2012)探讨储物病人身上也许有自闭症的影子,但是在他们的治疗方案中证明该假设不成立。托林和比利亚维森西奥(Tolin et Villavicencio,2011)在储物病人身上找到了注意力缺乏(不是极度兴奋)患者的一些特征,并希望对这一诊断性假设进行进一步研究。

为了更好了解储物型强迫症为何不同于像其他强迫症患者的(大脑)焦虑运转,我们来看一下第一个病人的例子。

让,57 岁

让预约咨询累积强迫症。

让提到了自从他 17 岁时的**恶劣心境(Dysthymie)**,"因为我不能选择我的学业,我在一个工程师家庭中长大。这种忧伤的状态从来没有停过,当有一些导火索或者冲突时,这种状态更加频繁。我一直在逃避,觉得自己不能达到社会强压在我身上的目标。为了实现一个目标,我必须要一个人。与别人进行小组工作行不通,我对别人过度信任,每次都因为缺乏认同而被骗。我做不到自我展示。"让对于别人的批评和拒绝十分敏感。他情绪低落,灰心丧气。

让能感到自己的恶劣心境但不能描述出任何重度抑郁症的元素。没有任何自杀或住院的企图。没有任何**轻躁狂**的迹象。

让描述自己就像"超级拳击手,根本停不下来,我参加了许多冠军杯比赛,我很难待在一个地方不动,在假期中什么都不做"。每次锦标赛的前夜他都十分兴奋。从 18 岁到 35 岁,让每天抽 3 包烟。18 岁时,他开始**积攒**东西:"我想留住过去,所以我开始留着一切我以后可能喜欢做的东西:我留着数学课的笔记,就好像它们是神圣的,不能被触碰的,我把它们裱起来,把手洗得干干净净以免弄脏它们。我不再往家拿新的东西,但是对我没有经历的生活说再见、划清界限这太难了。我试着不再积攒新的东西,但我做不到把一切都清理了,因为害怕误扔掉一个对我以后长久有用的东西,比如以书写形式留存下来的可能包含一个重要想法的东西。**这个长久的观念就是,这些记在纸上、被书写下来的东西、想法等可能会在未来某一天让我出名。**整个家都被占满了,尤其是三个地窖。"让接受了一年的带有目标的认知行为疗法,有一些好的效果,但是没有治愈。

该病人很清楚地描述了他疾病的核心:错过的事情,他没有经历过的理想的生活,典型抑郁观点中所说的缺失。病人积攒东西不是为了避免灾难或危险,其他强迫症是这样做的,而是为了接近一个他不曾经历的人生。

我们再看一个储物型的病例:

罗杰,63 岁

罗杰患有积攒强迫症。他不扔任何报纸,他留着职业生涯中所有的文件、书信。"我在客厅里有 70 个纸盒箱。"他留着购物小票、药品包装盒、宣传册、杂志,买 CD 的时候要想一想是不是已经买过了。"我积攒所有日后能派上用场的东西。"

1995 年因为经济形势不乐观,罗杰失业了。就是从这时起,强迫症开始了。他不喜欢别人动他的东西或者替他扔东西。储物对于他而言是在保持与过去的联系:"我留着所有的文件,这样我在任何时候都可以重操旧业。我把它们放在地窖里。扔掉它们,就像是割掉我身上的肉。"

在情绪方面,罗杰从 2000 年起有恶劣心境障碍,他在床上待好多天。脑海里不停出现失败的画面,他不停纠结他当时该如何做。"我有关乎自身存在的问题。我曾经是领导,现在什么都不是。"罗杰描述了一种社会身份的缺失。他再也没有什么能量,对什么都失去了兴趣。"我希望别人想着我,照顾我,对我信任,在我身上投资。"当他谈到他 20 岁的时候,罗杰回忆自己曾在许多国家旅游工作,是那么的有活力。

在这个病例中,病人描述了抑郁的症状,生活中的遗憾、失败,尝试回到那个令人向往又惋惜的过去。

面对这两个病例,如果我们让病人扔掉所有的文件、书信和物品,我们就是把病人彻底与他们的回忆、希望割裂,这样只会更加伤害病人的自尊。我们强迫他们进行一场他们没有能力开始的葬礼。无疑正是这点导致病人在治疗中不配合。当他们的家人背着他们扔东西,这就是一场灾难,一种连根拔起的痛,一种背叛。

病人积攒的东西都与以前、错过的、理想的、失败的相关,然后随着时间积累这种行为演变成积攒一切东西,这与一开始的病情没有任何关联(行为的自动化和普及化)。

所以总而言之,如果病因首先是抑郁消极引起的,病人很难与他自己的一部分脱离,而且自尊在失败之后收到了打击,那么在组织和解决问题的治疗方法中加入对于受损自尊心的关爱工作不是更有意义吗？我们是仅仅促使病人扔东西，强迫他和自己过去的生活划清界限，还是帮他重新回到现在，把精力投入现在和将来，发展新的能力呢？让他在自己会做的事情、他的爱好上多投入时间，做一些他从中能得到乐趣并可以掌控的，有满足感、成功感的事情。在所有关于自尊的治疗中，我们把工作重点放在能力的加强和对现在、未来的重新投入（目的是让病人从过去中走出来）。如果病人发展了新的能力，我们有希望看到他可以主动放弃他对过去事物的兴趣。这项关于自尊的工作还是一个有待探究的假设，目前许多关于这个问题的研究在开展中，我在等待它们的进展。

但是我们要警惕不要过分滥用心理学，或者相信治疗一定比大脑的生物学更强大：事实上，继续探究生物学的假设是必要的，即储物行为可能是非典型抑郁综合征，不符合抗抑郁症药物的治疗范围（参考前面的附注）。奥氮平或**喹硫平或利培酮与 ISRS 的结合都对该病症有积极效果**(H. Matsunaga et coll. ，2009）；多巴胺通道是开放的(T. Nakamae，2011)。

第七类病例：疑病症

疑病症是一种很复杂的病症，形式多样：

■ **强迫症形式**：因感觉和疼痛引起的对于疾病的强迫想法，对感觉高度紧张，持续怀疑，检查（网络核实）、询问家人的仪式行为，不断看医生的高强度检查。抑郁病人总是往最坏处想，认为自己的瞎琢磨是有道理的，因为事实是病情很严重，不关心这个病情就意味着放任不管使它更加严重。

■ **惊恐障碍形式**：一个想法或者疼痛突然引起焦虑袭来，导致头脑里无数灾难情节一个接一个出现，强烈需要从家人或医生那里得到核实。恐慌感来袭是焦虑感发作主导的，它使人担心最坏的情况，然而在疑病症中，更多表现为持久的怀疑，不停地去看医生。

■ **精神病性障碍形式**（DSM 中的"谵妄""躯体症状障碍"）：当事人确信自己生病了，而医生什么都看不出来什么都不懂，所有人都是无能的，都不能认真对待这个问题（指病人自己臆想出来的病）。病人想使医生认同自己的想法，他没有疑惑，他就医不是为了治疗他的焦虑，而是为了对自己相信的询问出个明确的答案，或者得到医生对他不幸的支持。

对于和本书有最直接联系的**强迫症形式**，我们倾向于采取前面篇章中提到的认知疗法。一定要强调强迫思维假设的合理性这一概念，它是疑病症患者证明自己得有重病的万能牌："对不起（我不同意你说的）这些都是很严重的病，它们也确实存在，癌症很严重，每年有很多人死于该疾病，这些也不是我瞎编的。"因此我要从认知重建的角度对病人提出以下问题：

■ 疑病症患者和正常人的区别（例子：每天早上开车时无法确定我们会不会不小心撞到人）。纠结这个有用吗？难道没有思考这些事的人就有更大的患癌症风险（反之，想着这些事的人患病风险就小）？病人经常坚持说许多疾病都是没有征兆的。那我们要问，为何这些同样没有征兆的疾病，在没有强迫症的人身上体现的就不一样？患癌症的风险在没有强迫症的人身上是一样的。为何这些人没有真的害怕？

■ 病人觉得他的焦虑不安能让他避免麻烦。确实，经常看医生可以早些发现癌症，但没有任何情况可以阻止它出现。与所需要的大量精力投入相比，不停看医生只是一个粗略的控制。

■ 经常回顾心理教育让病人更好地理解大脑的概念，它会不惜一切代价只为了找一个理由纠结。

■ 问病人为何不担心另外一种疾病。他能否证明自己从来不会成为其他疾病的受害者，为什么？他会更害怕这个疾病而不是另一个事实无法解释他的疑惑和焦虑或者他大脑对这个疾病固着的论据："我很明白你非常害怕得癌症，但对动脉瘤却不太担心，不是因为你一直寻思癌症你就会有更多的机会患上癌症而不是动脉瘤，你同意我的说法吗？你也同意不会因为你一点都不考虑动脉瘤的事所以你永远不会得这个病吧。因此，你看这个矛盾，你明白你的纠结和焦虑就是你大脑纯粹的偏见，没有逻辑上的论据也没有任何证据了吧？"

对于**惊恐障碍**，我们倾向于治疗恐怖症的经典认知行为疗法（呼吸管理，找出那些"那如果"，过度紧张时身体的感觉，接受焦虑突然来袭而不是抗拒它⋯⋯）。

对于**精神性障碍形式**，它已超出了本书范畴，我们只能建议治疗师使用BABS来了解病人对自己想法信任的等级，确保不要误诊。再引导病人去更合适的单位就诊，同时要对病人解释我们完全意识到他所说问题的严重性，要劝说病人注意自己的情绪和焦虑，因为他对他"疾病"的担心在意似乎消耗了他的精力和内心的力量。

第八类病例：变形恐怖症（躯体变形障碍）

变形恐怖症是一种萦绕在心头，纠缠不休地担心自己形体上的畸形丑陋，或者由于真正身体上的问题(伤痕、汗毛……)而产生极端的残疾的想法。10％的强迫症患者都患有变形恐怖症。病人得不断照镜子检查，向周边的人问问题为了安心。变形恐怖症涉及鼻子、嘴唇、耳朵、头发、敏感部位，总之几乎全身。

病人感到身体的完整性受到损害，对自尊也有影响，感到自己外貌不好(贬值)，不喜欢自己(这不符合他的标准，他理想的样子)或者自己不受其他人喜欢(社会和感情影响)。

认知行为治疗展示了在这方面的成绩(S. Wilhelm et Coll.，2011；K. A. Philipps，J. Rogers，2011)。

治疗强调以下事项：

- 减少检查核实这一仪式行为，减少避免的行为(引导病人重新做那些日常生活中因为身体外在形象的考虑而禁止自己做的事情，就好像他之前宣布了这件或那件事再也没有意义了，现在要重新把它们归入生活中而不是放在旁边)，减少为了遮蔽掩盖身体缺陷的行为。

- 学会缩放：学会从离镜子很远的地方看自己的身体，而不是贴得太近，对自己担心的部位紧盯不放。治疗师也可以和病人一起照张相片，把照片放大，让病人看到放大后的不完美效果在治疗师身上也是有的(很重的眼袋，鼻子太扁平……)。然后两个人再照一张距离远的照片，比较一下两张照片有何不同。

- 加强病人的自我欣赏，思考病人其他的品质特征，他喜欢自己哪些点，人们最经常表扬他的是哪点。我们要求他客观回答他不喜欢治疗师的哪些点，这些是否会影响到治疗师的整体外表(目的是从认知上理解放大/缩小是这个疾病的核心，在病人身上体现太明显）。

■　最后当然不能忘记心理教育，要提醒病人我们不否认疤痕、秃顶或肢体不直对于病人自尊的伤害，但是大脑控制并引起了过度纠结和琢磨。这里我们侧重思想的固着性而不是把变形看成普通的事情。

要注意，许多患有变形恐怖症的病人完全不属于强迫症范畴但有精神紊乱现象：他们不去看医生因为他们对自己的身体有疑惑和极端的想法，对自己的极度焦虑没有意识，也不一定会主动要求摆脱"使我把注意力完全集中在我身体上的大脑"。他们去就诊大多因为他们承受着身体上的缺陷，而这慢慢侵蚀他们。他们最先想寻求认可，认可他们的问题很严重真实，他们不愿意听到他们过于敏感极端这样的话。在第一次和病人见面时 BABS 可以再次派上用场。

第九类病例：呕吐恐怖症和脸红恐怖症

呕吐恐怖症（害怕呕吐）和脸红恐怖症（害怕脸红）可以归类于强迫症。先来看一下它们的定义：

■　恐怖症：患者对某些特定的对象或处境（比如看到一只狗，乘坐飞机……）产生强烈和不必要的恐惧情绪，患者明知恐惧情绪不合理、不必要，却无法控制，以致影响其正常活动。主动采取回避的方式可以减少这种不安，在情景之外时患者既没有顽固思维也没有仪式行为。

■　强迫症：即使患者已不在情景中（远离让他害怕的东西），顽固思维仍会一直停留在脑海。

如果说脸红恐怖症属于社交恐怖症，可以通过针对社交恐怖症的认知行为疗法的暴露练习得到有效治疗，那么相比之下呕吐恐怖症就复杂得多：当病人面对高温，某些食物，其他病人（害怕染上胃肠炎，害怕因为看到某人呕吐而自己也呕吐……），害怕呕吐会成为一种障碍表现，演变为一系列有避免和仪式行为的强迫症。

害怕呕吐可能是因为对当众呕吐感到可耻，害怕被（因反胃）而吐出的食物噎到，对自己的身体感受过度紧张。大量病人都会注意自己的饮食，害怕高温，拒绝某些难以消化的食品（奶酪、某些肉类……），担心一切肠胃炎流行病，洗手，拒绝和生病的人有接触。

我们建议用以下练习来进行治疗（V. Trybou，E. Hantouche [2009]，*Les Phobies Alimentaires*，Éditions Josette Lyon）：

- 向病人强调极度焦虑是由于大脑过度在意呕吐这件事而不是呕吐本身（心理教育）。

- 治疗师慢慢重复一些令病人焦虑的词，"呕吐，呕吐，呼吸困难，窒息，被堵住"，然后鼓励病人自己重复它们。

- 治疗师选择些人呕吐的照片，根据难易程度整理好。可以从比较搞笑的照片开始（图画、漫画……）进而到比较真实的照片。让患者看照片的时间越来越长，中途可以休息，照片从最容易接受的到最难的，让患者放松呼吸。

- 治疗师在网上找一些有人呕吐的视频，从易到难，时间越来越长。最初观看时建议治疗师采取静音，因为声音会成为额外的焦虑因素，当患者慢慢适应视频后再加入声音。

- 患者放松，闭上双眼，想象自己或别人正在呕吐，时刻告诉自己这是一种恐怖症，想象某件事情是不足以真正引起这件事情的。如果是因为害怕在人前呕吐的羞耻感，那么就想象自己正在街上呕吐，旁边有人说三道四，或者想象自己进到酒吧和人说要找卫生间因为自己要吐了。

■ 面对因害怕在人前呕吐让自己羞耻这种情况，病人可以真的在酒吧里假装自己要吐了（也可以在消费酒水之后），问服务员卫生间在哪里因为自己要呕吐。把自己关在卫生间里，出来时要一条毛巾。如果练习对于病人太难，治疗师可以代做练习，病人陪在他身边，观察其他人的反应。

■ 开始减少仪式行为（洗手）和减少避免（热的地方……），慢慢恢复正常的饮食（开始在家里吃些因病不吃的食物，慢慢地在外面就餐时也一样），呼吸治疗和不断的心理教育。

第十类病例：拔毛症、拔毛癖

拔毛症和拔毛癖（Pathologic skin picking［PSP］或 Compulsive skin picking［CSP］）经常在某些患有最传统的强迫症病人身上有所体现。所以说一个病人同时有许多病理学症状是很普遍的。然而把这两个症状与强迫症的其他表现区分开是很重要的。

强迫症是一种焦虑强迫的症状。拔毛症和拔毛癖首先是冲动的症状。病人有一种强迫的感觉，这种感觉导致混淆并使他们认为这是强迫症，但是患有抽搐症的病人也感到一种强迫，酗酒者和暴食症的病人也都有这种感觉……强制强迫的概念不应该成为一个包罗万象的诊断。

拔毛症和拔毛癖在 ICD - 10 中归类于精神行为障碍的习惯与

冲动控制障碍部分：病人不能够控制自己拔头发、毛发，挠皮肤表面粗糙不平的地方，有时自己都没有意识到。没有发现任何明确的事件来解释这一行为，病人自己不可能控制住自己不拔毛（只会导致接下来几个小时后，症状全面爆发。）

        我的拔毛癖应该是在15岁开始：每晚我会在镜子前挤粉刺。20岁时我的粉刺消失了，但我继续不放过脸上任何一处凹凸的地方，痘痘、汗毛、黑头，甚至什么都没长的地方。24岁时这种行为蔓延到全身。25岁时，这个行为不仅仅停留在晚上。何时我把全身检查了一遍，何时我才能睡觉。当我一个人的时候，这个想法会一下子冒出来，感觉必须要完成它，是自动的反应，**是一种冲动**。并不涉及焦虑或者有什么潜在的事件要求我这样做，或者是害怕这个想法会一直萦绕在脑海，真的只有"冲动"这个词能最准确地描述问题所在。先是从脸部开始，然后是大腿，有痂皮的地方我会特别用力挠，然后到背部。当我比较正常的时候，这会持续10分钟，当我很紧张时可以达到一个半小时。在白天我也会有些不自觉的行为，比如说我的手会不自觉地在脸上、后背、头皮、手臂上乱摸，找那些不平整的地方，然而这些地方甚至都没有让我感到任何不适，我甚至都没有意识到自己在这样做。

实际操作中，我们从来没能成功阻止或拖延患有拔毛症或拔毛癖的病人们的"强迫"举止。然而，大量研究表明（H. Bloch et coll. 2007），由阿扎林和纳恩（Azrin et Nunn，1973）提出的颠覆习惯训练方法（H. R. T：Habit Reversai Training）是有效果的，这一训练方法特别针对孩子和青少年：学会识别在拔毛抠皮动作之前的感觉，用其他动作代替它（把手放在屁股下面，放在身体两侧)坚持至少一分钟直到这个感觉消失。弗莱斯纳（Flessner，2011）十分支持这一研究成果。

我们提出该症状是以冲动为主的假设，需要药物治疗。某些服用镇静控制药物的病人表示他们的症状明显减少（甚至消失），但在压力较大时会突然复发，这些压力来自睡眠不好或没有合理解决冲突，或是感觉一直被责任缠身。在实践中，最能控制好其病症的病人不是那些采取 H. R. T 的病人，而是把训练重点放在以下方面的人：

■ 冲突矛盾的管理。

■ 冲突矛盾中自身价值受到质疑（学会正确对待自我赋予的价值，对放弃的焦虑苦恼，想要取悦他人……）。

■ 最佳组织的时间表，必须给自己留点时间而不是不顾一切追求极高生产率（我们休息越多，生产效率就越高；反之，我们休息越少，工作节奏就越没有那么精准高效）。

第十一类病例：购物冲动

购物冲动在每个病人身上的体现不尽相同：

■ 某些病人有明显的**疯狂或极度疯狂**的时期，大量花钱。在治疗时我们要考虑到双相障碍和环性心境障碍的诊断因素，以便给予适当治疗。治疗包括学会识别极度兴奋期的症状，以便能够尽快缩短上述时期而不是加重它。

■ 其他病人描述了一种**恶劣心境**（抑郁性的），并且经常有想让自己开心、满足自己欲望的重复倾向，但一出商店门就感到罪过。我们进一步分析病人的感知和想法，他们描述为"**一种减**

少不适,减少缺乏乐趣的尝试"而不是真的寻找刺激和乐趣
("对于我而言,那个时刻就好比你终于脱下了一双夹脚夹了
一天的鞋:是痛苦的减轻是缓解,而不是乐趣")。恶劣心境
导致情感麻痹,缺乏乐趣和喜悦,购物可以带来一种短暂的慰
藉。问题是购物是非理性的、无用的、昂贵的,不能解决恶劣
心境的根本问题。在治疗中,延迟购物是很有效的手段:"如
果我能在发现我想买的商品和我要去购买之间等几天(一个
星期是很好的期限),我就有权利买。"可以建议病人列出一个
对他们而言危险的商店的名单,并接受尽量少去(产生欲望的
商店,某些病人明确表示是进了商店才有购买的冲动,而不是
一早想买东西的欲望驱使他们不顾一切找商店)。最后,我们
要让病人正确评价自己,发展新的技能。这样病人可以在其
他活动中找到乐趣和让他高兴的爱好,也就是要针对恶劣心
境的根本来治疗。

■ "减少不适的愿望"在有**混合期特征**的强迫购物病人身上也有
所体现。混合性时期是一种在双相障碍和环性心境障碍患者
身上体现的抑郁和冲动的混合,病人生活中缺乏喜悦乐趣,缺
乏内心的压力。病人感到"情感上的忧伤痛苦""有一个空洞
需要填满""爱的空白""感觉是笼中狮""身体里、头脑里有滚
烫的锅炉",想通过冲动的方式来治愈(购物,自残,暴饮暴
食……)来减少不舒适感。对于此类病人,镇静治疗是必要
的。我们也注意到,这些病人的冲动行为和混合时期往往发
生在冲突,得不到家人或工作的认可和信任之后。因此在治
疗中,正确树立病人对自己的评价可以减少他通过别人来定
位自己的需求,提高病人的能力使其得到自我认可,给予病人

处理危机矛盾的一些策略。

■ 最后一类病人不符合以上的描述，他们似乎真的是被乐趣指引而购物。他们自己的一套意识形态解释了他们的乐趣：脑子发热的购物是"难得的机会"，是"稀有的商店"，无论如何都要得到这件东西。对于他们而言，看见、触摸、观察这些物品是他们的激情所在，让他们激动。促使他们购买的因素也许是某件商品的稀少性，也许这是个"千载难逢的好机会"，也许是可以再买一个作为收藏，也许是价格很优惠，也许是售货员打了折扣（不是商品本身很好，而是这件商品以这个价钱卖出让消费者感到很合适，这是打折策略），购买在冲动中完成了。治疗上，我们关注购物的需求：为何病人来看病（为何他一面尽力摆脱这种冲动强迫式的购物，一面又找理由继续）？如果因买少而沮丧他们会得到什么；对于物品的实用性和必要性的要求；和其他的爱好和需要相比购物所占的位置（金钱和储存的角度）；当时没有买的痛苦感觉和过后因自己成功克服的喜悦（很骄傲自己成功了）。延长病人发现一件商品和他决定买这件商品之间的时间是很好的治疗手段，因为它直接作用于冲动性。如果病人辩称这件商品很稀有，在等候的时间内可能被人买走，那么我们就要和病人讨论一下稀有的概念：任何东西都是相对稀有的，都和病人已经拥有的东西不同……如果他真的想要一切他喜欢的而且稀有的东西，那么他需要买一个库房来存放这些东西。病人已经意识到这点但还是允许自己犯些小错误。"为何你没有遵守规则？为何你说'再买一个小物品，之后我保证我会努力的'？如果你意识到自己越界了，为何你还和强迫性购物商量余地？你已经意识到你几乎都需要一个库房来放东西,但你给我的感觉是在真正投入到练习之前你还允许自己再来半个库房。我们应该从可能和合理的角度来看问题,因此我们得出半个库房的结论! 你还给自己留了半个库房的余地?! 你要对自己说:我是因为购物冲动来就医的,我很痛苦,我知道自己过头了。但是我的强迫性购物试着和我协商这里买一个小东西,那里买一个小东西。是我在承受痛苦,因此我要说不。没有任何容忍余地,否则就说明我承受的还不够多,我习惯了这些年的失控行为。"

菲洛缅茨基等(Filomensky et coll., 2011)在他们的研究中证明了"冲动"这一因素在强迫性购物者身上的重要性,他们认为这种紊乱既不是强迫症也不是双相障碍,而是**冲动控制障碍**。

第十二类病例:宗教强迫症的特征

所有的宗教强迫症都有一个双面特征:

■ **运作模式**和带有重复动作的思维取消强迫症一样可以多种多样。所以在治疗中尽早确定十分重要:阻止消极思维(经常是亵渎神明的话或者关于信仰和无神论的言论),以一个明确的积极想法代替,伴随着一个准确动作的完美重复等。但通常一种运作模式后面有可能藏了另一个,看这位病人的例子:罗曼,24 岁,宗教强迫症。他需要确定他的告白是完美的,就是说没有忘记任何元素。他需要向神父坦白一切,害怕任何隐瞒都会成为致命的罪过(害怕地狱)。他坦白他所做的,他所想的,他本想要做但没有做的,等等。为此,在见神父的前

一天，他会用好几个小时把这些想一遍。一旦忏悔做完，他还
会再做一遍看自己有没有都说到，有没有遗漏什么，但经常新
的想法会冒出来，这让他感觉他的忏悔不够完整。我们建议
反复思考型强迫症的疗法，但没有效果。在和罗曼进行了一
次长时间谈话后，他拐弯抹角说了一句话："这一切当中，最糟
糕的就是我好久都没有领圣体了。"我们问他完美的坦白和害
怕犯罪与领圣体之间有什么关联。他说为了领圣体，必须洗
清所有的罪，所以才有他想要的完美坦白和之前的反复琢磨。
归根结底，罗曼反复琢磨不是因为害怕有罪而进入地狱，而是
害怕不能身心纯净地去领圣体（坦白可以"洗涤精神的污浊"，
在可以触摸圣体饼之前）。因此，罗曼表面上是反复琢磨强迫
症，其实是清洗/污染强迫症。因此我们要求罗曼"污染"圣体
饼，即接受在没有做坦白的情况下领圣体，以打破任何不纯净
的东西都不可以接触纯净的东西这一想法。

■ 只要病人坚持消极想法，不断重复它们，接受自愿重复被消极
想法污染过的动作，**信仰就会经常和行为疗法产生矛盾**。病
人经常觉得这些练习本身就是亵渎神明的，因此很难跟随治
疗进展。治疗师应该接受这点但要保住立场，为了病人的好：
"我十分明白你和我说的，但是这些练习的目的不是亵渎污染
你的信仰或者上帝，而是为了重新编程你的神经元，即使我们
会说到'上帝'。我们不要弄错目标。你和我是要对抗这个毁
坏你的信仰，阻止你充分享受对你十分重要的宗教活动的强
迫症。这些练习不是为了对抗上帝，永远都不会。当你做仪
式行为的时候，你在为你的强迫症找借口，因而你也会进一步
推迟自由行使信仰的可能性。这是强迫症在亵渎你的信仰，

而且它竟然还敢对你说它所引起的仪式行为对你的信仰是必要的。这简直是颠倒黑白。我知道宗教对你十分重要,我也对宗教无限尊重,但我们要全力以赴铲除强迫症。即使我们不得不通过亵渎来求得治愈,这些亵渎的言论最终也是给神经元的,不是对上帝本身的。我没有要求你相信你所说的,没要求你认同那些你要重复的消极句子,而仅仅是把这当做医疗手段来完成它,练习的唯一目的就是尽快让你在不受任何束缚的情况下重新体验你的信仰。"

第十五章
帮助治疗师发现治疗中抵抗情况的一些建议

回顾病人病史，进行详尽的功能分析

为了给病人开出正确的练习方案，尤其是正确的行为治疗技术，了解病人**强迫思维的最完整细节和臆想的灾难情节的最糟糕部分**至关重要，这就是**功能分析**。当治疗师没有足够深入细节，没有询问病人最担心害怕的事情时，病人会有没做最好暴露练习或者最适合病情练习的风险。一个不停洗手、清洗一切带回家的东西的女士可能有清洗强迫症，可能出于"不惜一切保护房子不受外界脏污的传染""不惜一切保护自己的身体不受外界脏污的污染，因为这些脏污会污染房子进而房子污染我"或者"不惜一切保护自己的宝宝不受外界的脏污、房子和我的污染"。如果治疗师没有清楚地定义仪式行为的最终目的，那个迫切需要被保护或者避免的事物，那么很有可能他的治疗建议是片面的、没有意义的、没有击中目标的。如果上面的女士摸了自己的脸而不是宝宝的，练习就失败了。如果宝宝对于病人来说只是一个中介,床对于病人也是一个中介,那么要做的就是另外一个我们没有想到的练习了。同样,某些强迫思维可能隐藏了另一个:在欲消除念头的病例中,如果病人害怕某样东西,那么按照认知行为疗法的练习,他应该希望这个事情发生,但是另一个想法隐藏在这个顽念下,那么病人也要希望该想法发生,也就是说要希望/赞同一切在脑海中出现的想法。

例子

病人:我做了你要求我做的,就是希望我妈妈死,但是另一个想法出现了:"这样的话,你就是混蛋,你会下地狱。"

治疗师:那么你也要赞同这个想法:"我希望我妈妈死,也请让我下地狱吧,上帝!"

病人:我犹豫了一星期才这样做,因为突然我觉得第二个想法比第一个想法更难更可怕,但我还是这样做了。然后又出现了另一个想法,"害怕我的孩子们独自在这个世上"。

治疗师:那么也要赞同这个想法,否则练习就没有抓住要害。

同样,治疗师应该对病人强迫症的运作模式进行明确定位:仪式行为的坚定核心是什么?什么是最重要的?我们知道,比如在伴有重复行为的思维取消病例或宗教强迫症中,最核心的是积极念头的完美,或具体动作的完美,或数字或是消极念头的阻塞,或隐藏在伴有重复行为的思维取消强迫症后的传染(弄脏)强迫症(参看欧赫莉和罗曼的临床病例)。治疗师和病人一定要明确病症的核心,避免在选定哪种练习时出现错误,而错过对病人最有效的练习方式。在一个核实检查强迫症病例中,病人在数周无效的努力后说他在视觉上进行时差拖延法练习，但是在此期间他不断回忆之前做的事情（视觉上的核实被精神上的核实代替），几年以来他一直这样做的。如果治疗师没有认真负责地调查清楚，他很可能已经忽略了整个仪式行为。病人如此习惯做这些仪式行为，以至于常常忘记向治疗师讲起（"这已经成为一个习惯了……"）。大量洗澡时间长的病人说（在他们的强迫症中）最重要的有可能是绝对干净（拒绝传染），有可能是洗浴手套擦过身体每个部位的次数（数字），有可能是洗每个区域之间要洗手（传播），有可能是以完美的方式将香皂涂抹在身体上（这不是传染强迫症而是完美主义，"完美无缺地完成事情而不关乎清洁"）。那么这对于给出正确的练习就很清楚了（时差法？破坏法？……）。通常来讲，当病人全力以赴，毫不懈怠地做治疗师要求的练习却没有成功时，往往都是因为练习与病人强迫思维的灾难性臆想情节和仪式行为的运作模式不是明确相关。

前面我们强调了患者有意地和精神上地避免（说出全部病症）的重要性，我们在此再次呼吁，只要是涉及运作模式的情况，都要详细认真地询问病人。

对病人的仪式行为即时性详细评估

当病人说，尽管非常努力，也不能控制自己打电话或问问题来让自己安心，不能控制自己退步，这些行为是"不可能的限制，因为这些事情自己会完全抓狂，没有能力自我控制冷静思考"，病人使自己的仪式行为成为立刻要做的事情，因而很容易就能完成。仪式行为引起惊慌失措或者不能被治愈是很少见的。当病人感到焦虑和强迫超过他的忍耐限度时，是因为他自动化了仪式行为的快速性、立刻性和容易性：手机就在手边，可以把人行道上有的物品照下来（这样就可以看这些物品而不是让疑惑持续一整天），手提包里有酒精和湿巾（这样连自来水龙头都不用找了），马上反复琢磨哪怕是在开会或者出席重要活动。给家人打电话问无数的问题，这太容易了。纠缠艾滋病普及服务部门，上网无数小时为了找到能解开自己疑惑的网页。以缓解焦虑和疑惑为目的的仪式行为自动化和立即实施仪式行为的欲望增加了十倍的焦虑。通常会给这些病人贴上"缺乏领悟力"的标签。谈论缺乏自制力之前，我们还是来探究一下即时性这个假设。很明显，当焦虑感很强时，理智不再正常运转。那么要做的就是重新创造条件使焦虑感不要达到极限，在练习时要十分注意这个可变的"仪式行为的即时性/容易性/可操作性"：建议病人不要随身携带洗手液或湿巾，不要一直带着手机等。这是一项对抗没有耐心的病人的工作，病人为了使自己焦虑的时间尽可能少，他们有自动化仪式行为的倾向，因为过度急于不再感受焦虑，他们教会了自己的大脑什么都不用容忍，所有焦虑令他们惊慌失措："你过分自动化你的仪式行为，这几年你想办法使你的仪式行为做起来十分容易，这反而大大增加了你的焦虑感。现在不是你的强迫症造成问题，因为我们有经过验证的有效治疗手段。是你的不耐心坑了你，这份不耐心成了所有困难的支配者。它使你再也不能忍受焦虑，使你屈服于你的疾病，消灭了你理性思考的能力。"当病人接受不必一切都得立即完成，他明白了在要克服的困难中即时性的严重性和无处不在，他能够更好地遵循拖延法或其他治疗手段的要求。总体而言，几周后，病人会觉得自己有更多的领悟力。

对家庭在病人焦虑强度中所起的
作用详细评估

　　与上一段的结论一致：马上打电话给家人来寻求安心，让配偶替自己检查整个房子，在电话中提无数个问题为了避免疑惑，问家人"这个事情是否可能，会否发生"因为自己不想琢磨 8 小时……这些情况中都有即时性，它们促进了仪式行为的即时性和使病人惶恐的焦虑感。根据我们的经验，当病人抵抗所有治疗师的努力时，应该见一见他的家人，来了解一下病人在家是如何做的。通常病人都想避免这样的见面，对他和他的家人所做的事情含糊其词，他害怕家人说出了真相从而治疗师禁止这种容易得到的安心，也害怕他们的仪式行为变得复杂（他们的焦虑需要更久时间来减少）。有其父必有其子，通常病人的父母自己本身就是焦虑的，害怕孩子怨恨他们，用自杀来威胁他们，大喊大叫，使他们难以忍受，因此他们马上给予孩子这种安心担保，常年下来形成了自动化的习惯。病人对这些安心上瘾，并且帮助他的父母（或配偶）。这就是病人出现惊慌失措，治疗失败，"缺乏领悟力"的根源。治疗师应该联系患者的家人见面，把事情解决："你寻求家人帮助，这已经形成了一种条件反射，不利于你病情改善。你因为严重的强迫症来就诊，这个病多年以来已妨碍你的正常生活。我十分清楚你承受的痛苦，也意识到你想改善的意愿，因此我们需要一个严格的框架。如果我们想成功，就一定要按规定的做。在给你家人打电话之前你要等一个小时而不是强迫念头一出现就马上打电话。每次只能问一个问题，不能连着问好多个。你同意吗？言下之意是，如果你没有控制住自己,你父母应该撂下电话以帮助你。你的家人,为了你好,将有权利根据我们的标准停止对话。"要提醒家长辱骂、压抑、以死相威胁是许多病人的威逼方式,目的是使家人尽快让步。当病人知道家人将会让步,他们会更加暴力。当病人感觉家人不(再)会让步,他会在接下来的几天增加一点点暴力程度,然后完全停止。这就是暂时平静前(必要)的暴风雨。我们发现,自从家人不再帮助病人的仪式行为,病人就似乎偶然有了更多的领悟力。当然,病人没有找其他人或者上网查资料来取而代之。这时,治疗师可以把限制锁定在病人自己所做的让自己安心事情的即时性上(采取拖延法)。

在对于疑惑的讨论中,
时刻想着心理教育

当病人没有进展,很可能是因为他把治疗师带入了他的节奏中去"我告诉你一个可能性,我们一起估量一下,和你一起我能放心"。很容易就上了这个套,但治疗师应该时刻告诉自己,不能放弃自己的原则来讨论这个可能性或者使病人放心。当我们不注意的时候,病人的这种可能性很快就会闯入,治疗开始时良好的节奏可能半个小时后就被打乱。没有一个治疗师想折磨自己的病人,让他在就诊结束后垂头丧气地回家,就像被打败了的小狗,治疗师总是会说一点安慰病人的话,但这可是个坏习惯。治疗师应该按心理教育来教育自己和病人! 否则,这就意味着无论是治疗师还是病人都没有真正明白这个疾病! 治疗师可以回顾一下前面关于疑惑和心理固着的带有案例讨论的篇章。

研究刺激性食物和生活方式
对治疗的影响

　　患有强迫症的人(尤其是环性心境障碍患者)往往证实,尽管他们有规律地接受治疗,耐心地做练习,但还是不能完全稳定下来。

　　那么需要重新看一看治疗方式吗?需要考虑一下例如工作、情侣矛盾这样的外部压力吗?是出于自我价值的体现而让自己被工作消耗,掩埋在大量工作中吗?和自我评价一样,所有这些元素都应该被考虑到。

　　但我们经常会忘记一个因素:生活节奏和生活方式。对此,我们想说的是,睡眠(睡觉和起床的时间),限制刺激性食物(咖啡、汽水、能量饮料)、药物和酒精饮料,超负荷工作或者经常去派对晚归。重点不是过僧侣般的生活,而是简单定义下那些希望好转但没有起色的病人可以做的事情。我们和病人一起,像敏锐的猎狗一样,找出使楼房动摇的那道口子。

　　识别出烦恼、稳定节奏最有效的工具监控记录:这是一张简单扼要的表格,病人需要每天填写。只需几分钟的时间,这是一座信息库。重要的是不要忘记填写它,因此我们建议病人把它贴在浴室的镜子上或药盒上。它使用简单,可以提供一些因素来解释病人的状况,比如突然的抑郁、大怒、周期性疲劳、治愈不好的强迫症。

　　病人需每天填写一个分数(代表了病人强迫观念和仪式行为的强度)和简单的说明评价(重要事件,一场争执,忘记吃药,睡觉起床的时间,睡得不好的一宿,喝酒,运动……),这样可以大概知道是什么有可能加重了病情。

表 15.1　监控记录表举例(空白表格)

	周一	周二	周三	周四	周五	周六	周日
我的强迫症程度(满分 10)							
评价(非预知的压力,各种消费,起床,睡觉)							

表 15.2　填满一周的监控记录表举例

	周一	周二	周三	周四	周五	周六	周日
我的强迫症程度(满分 10)	2	2	6	6	6	4	2
评价(非预知的压力,各种饮食消费,起床,睡觉)	没有特殊内容	生日宴会,喝了很多酒	我觉得被强迫症侵蚀了	同上,情况继续	同上	情况开始好转	恢复正常

　　在这个例子中,我们发现摄入酒精对病人的强迫症有严重影响。他需要 3 天时间才恢复正常,感觉再也不能成功继续他的练习了(酒是刺激性饮品,它导致大脑如此兴奋,以致行为疗法没法起效)。

　　这个病人没有标注睡觉起床的时间。在第二份记录表中,他写上了时间。

　　我们看到睡眠很不稳定:当病人保持每天同样的时间睡觉起床时,他状况良好,其强迫症在可控范围内。他周五晚上出去玩,第二天强迫症强度增加。周六晚上又出去,睡得很晚,起得很晚,强迫症也很严重。

表 15.3 填满一周的监控记录表举例(带有时间)

	周一	周二	周三	周四	周五	周六	周日
我的强迫症程度 (满分10)	2	1	2	2	2	4	6
评价(非预知的压力,各种消费,起床,睡觉)	23点睡 7点起 RAS[1]	23点睡 7点起 RAS	23点睡 7点起 RAS	23点睡 7点起 RAS	凌晨 2点睡 7点起	凌晨 5点睡 8点起 睡得很 不好	晚上去 夜店,凌 晨5点 回家,下 午3点 醒来

这两份监控记录表证实了饮酒过度和生活作息不规律、睡眠时间不规律对病人很危险。

在任何情况下,有强迫症的病人都应该调节他们的睡眠。

对于睡眠和刺激性食物摄入的几点建议

不是睡得早就会让你起得早,尤其是当你不困的时候。是因为你起得早,晚上你自然就会比较疲劳,你会因为困倦而早早休息。如果你熬夜了(朋友聚会、舞厅),第二天起得晚也不能让你补充睡眠,反而会破坏延迟晚上的睡眠。

理想的情况是生活有规律:试着工作日甚至是周末,都在差不多相同的时刻睡觉、起床。就算在一次晚睡后,也建议第二天在往日的时刻起床,让疲倦在晚上早早到来而不是第二天晚起,导致时间错位晚上没有困意,进而强迫症强度增加。

---

[1] 没有特殊内容(rien à signaler)。——编注

尽可能限制刺激性食物，因为它们和你治疗的药物相冲突，刺激大脑，阻碍认知行为疗法的运作。

下面这位病人识别出了刺激性物质对于其病情的影响。

"尽管有练习和治疗，即使我的强迫观念有了明显的减弱，我对仪式行为有更好的控制，我还是在头脑中有一团持续的忧虑和蜂窝般的想法。我尝试填写了几周监控表，事实上是一个月，想看一下这种漂浮不定的想法是否与睡眠、压力或者我消费的食物有关。结果是一些看似微不足道的东西：因为和客户签协议和同事喝一杯，那么和朋友吃饭再喝点，我早上和中午的咖啡，还有那些其他时间我都没意识到喝的咖啡，再加上白天抽的几根烟，这些对我已经处于兴奋状态的大脑来说已经很多了。我感觉自己无法停止抽烟，我选择放弃酒和咖啡，果然，我几乎没有强迫思维了。我没想到大脑如此敏感，尤其是我没觉得自己比其他人消费得多。时刻记住这点不容易，但是当我们患上强迫症，我们的大脑不像其他人那样健全，它很脆弱，所以要对使其运转更快的东西格外小心。"

评估自信心对于自我控制的影响

几个月以前，我接收了一个青少年。这个女孩在治疗初期的6个月，强迫症治愈达到 80% 到 90%，现在停留在最后的一点强迫症（不妨碍生活的）上原地不动。在见她之前，我看了她之前的病历和笔记，我发现她所剩的强迫症都是关于"如果和我的朋友们发生争执，担心被抛弃、被排斥"。当我和她说起这种担心时，她说她不知如何处理争执因此她任由朋友支配，接受朋友的任性要求。因为她不知道是否某个事情会引起排斥，她也不知道如何处理争执，她有预期性强迫症"为了争吵不会发生"。我问她，是否学会处理争执，学会表明自己的观点态度，保护自己，让别人考虑一下自己，让别人尊重自己能让她感觉好些。这个女孩和她的妈妈都表示肯定。几次自我肯定的治疗后，女孩感觉，通过控制强迫症的幻想来掌控自己生活的需要减少了。我们在治疗中用到了关于性和禁忌抵抗强迫症的几个想法。

我同时也接收了另一个病人，她是我最早治疗的一位。我问她，缺乏自信心是否是她前进中遇到的最大困难。她说她的强迫症在各方面都阻止她前进：工作、生孩子、独立生活，但是不管怎样她觉得自己"从根上"就是没有能力的、没用的。她和我说，在一次治疗中，我们角色扮演来解决她和她同事之间的冲突，接下来的几周，她的强迫症状明显减少，因为她知道如何回应和维护自己的立场。"事实上，就好像是我通过强迫症来弥补我在争执冲突中不能解决的东西。"因此，我对她解释了自我肯定治疗的用处。职业上的、情侣关系中的冲突，难于表达自己都是压力起源之一，许多病人强迫症强度突然加大（当冲突刚发生）或者一直不下降（当冲突已发生很久，影响已经固定）。

给这两个病人的建议是自我肯定的学习，学会自我肯定、自我表达的技巧，如何处理争执，如何使自己的意见和权利得到尊重，增加自信，这都会让他们感觉所处环境没有那么有敌意。

强迫症不能神奇地弥补外部环境不足。敌视的环境对于所有人而言都是压抑的，即便对于没有强迫症的人。有强迫症的大脑会因压力更加活跃（被刺激）。因为我不知道如何处理危机或者特殊情况,所以一想到要面对这个情况,要和我的同事打交道我就很紧张,这引起了一种失控感。强迫症患者大脑中的控制区域,前额叶已经极度活跃。因此它处于更易受刺激的状态,产生更多的强迫症状。治疗目的不是铲除所有的压力,因为压力是普遍的、永恒的,而是增加我们面对压力的能力(学会说不,回应,协商,自我保护)。

在抑郁症患者身上也有相似点:一旦他们感到自己处于死胡同,或处于使他们无能为力的情况,他们就会沮丧或者已有的沮丧恶化。大脑认为躲闪或不做反应是最好的保护方法。那么治疗目的是通过解决面临的问题来增加病人的能力:如何客观地解决这个问题?

然而,要记住一点:我们永远不能说所有停滞不前的病人都缺乏自信。

一个实例:几年前,有个爸爸对我解释说,他认为,之所以他女儿很难坚持练习(尽管她完全明白强迫症的运作原理),可能是因为这给了"她在别处得不到的控制权"。这位父亲通过自己的经历得出这个观点(他也有强迫症),当他自己控制不了一个局面时,他有用强迫症来补充的倾向,"就像是神奇地买了一个在别处失去的控制权"。我们和家长决定先把抵抗强迫症的治疗放在一边,在此期间家长将会给予女孩许多责任并使之成为习惯:女孩将负责购物,摆放桌子和餐具,用洗衣机洗衣服,更多地自己一个人回家,等等。如果她成了家庭中的砥柱,她会发现家长对她表现出更多的信任,那么她的自信也会增加。几个月后,尽管有这些托付给女孩的责任,女孩还是有同样的强迫症困扰。通过与她交谈,我们得知这些练习比强迫症让她感到更加麻烦:"我已经几乎完全摆脱强迫症,剩下的那一点点对我没有那么大的影响。"

因此,有些病人在他们的仪式行为中得到了某种舒适,有些病人会觉得治疗比剩余的少量仪式行为更有约束性,有些病人还没有很好地理解疑惑是一种症状而不是危险的证据。在得出因缺乏自信导致治疗停滞不前的结论之前,这些都是需要我们探究的元素。

评估自尊对于那些不配合治疗的病人的影响

尽管有疗程持久和有效的治疗(这些治疗方式已被大量科学研究证实),没有从强迫症中解脱的病人仍不在少数。对于他们中的大多数,治疗师需要再重新看一下药物治疗是否对症或者病人是否产生了抑郁情绪,那会慢慢但毫无疑问地破坏一切动力和能量。这点事实上是很常见的……

有时,这两条线索都一无所获:他接受了正确的治疗,他没有抑郁,但就是顽强没有痊愈。为何要说"顽强"? 因为我们感觉病人什么都不做,他花了很大的功夫来什么都不做。这不是那种有坚韧不拔的精神,什么都尝试但没有成功的病人。这是那种什么都不做或者只配合一点点的病人。我们发现三种可能性:

- 病人什么都不做是因为他觉得自己不会成功(治疗似乎超过了他的能力);
- 病人什么都不做是因为他害怕治愈;
- 病人什么都不做,是因为看起来他不是心甘情愿的,没什么动力。

第一种情况通常是由于病人对自己评价过低,多年的强迫症和抑郁症也加深了这种感觉,打破了病人对自己的全部信心和有能力改变某事的信念。这也可能由于双相障碍或病理性性情改变,所以当前的治疗是不合适的。

第二种情况是病人害怕治愈。他希望治愈,他也很有动力,他按练习要求来进行,但是他害怕。这是有意识的吗? 大部分时间根本不是。这种害怕是,如果他治愈了,他将要重新担当他在社会上的角色:取悦别人,吸引,结婚,教育孩子,承担责任,解释,支持他的老板。在社会占有一席之地,这要求一个踏实可靠的人格:有引起别人兴趣的热情,有自我维护的性格,可以勇往直前的方法,当失败来临时学会忍受失败。

一个病人害怕治愈因为她必须要重新做家里的女主人;另一个反复琢磨的强迫症病人一旦治好就要考虑要孩子(丈夫和她谈论好多年了);另一位先生认为一旦治好,大家再也不会照顾他了;还有位病人害怕,一旦痊愈就再也没有什么可以向别人诉说的东西了("如果我康复了,怎么能够让我的朋友再对我感兴趣呢? 我完全空了也苍白了,我没有什么可以说的。")……

第三种情况是,病人想要治愈,他受不了他的现状。但是我们意识到让他承认自己的疾病不容易。他接受不了"他需要帮助,要去看心理医生"这个事实,这让他对自己不是很满意("我要依赖这个治疗师,他证明了我低人一等。"),对自己的独立性产生质疑。这种情况常常发生在企业领导、高管身上,他们很难接受在他们的人生中不能管理别人。或者过高估计自己病情严重程度的病人,他认为自己会遇到无数个治疗师,他们都会要求他信任自己,并且低估他的病情。

在这三种情况中，我们感受了某些相同点：自我评价不足以致病人不能进步，或者自我评价不准确。当自我评价过低或者过于敏感，就会导致著名的**失败神经症**（conduite d'échec）（如第一、二种情况），或者**对立神经症**（conduite d'opposition）（如第三种情况）。两者都会导致治疗规则被破坏，是强迫症患者身上典型的行为，在所有病理学中都有所体现。

总结一下：

■ 当病人没有进展，感到做练习有困难，感到自己抵触做练习时；

■ 当病人在没有尝试之前就退步，觉得任务难以完成时；

■ 当病人甚至都不去尝试时；

■ 当病人不是特别顺从时；

如果这既不属于治疗问题也不是抑郁情绪导致，我们可以判定这是由于对自己不够重视或太看重自己，以致不能忍受自尊受质疑而产生的失败神经症或对立神经症。

因此很有必要在强迫症治疗期间，向病人提出以下的行为准则：

对于第一、二种情况：

■ 如果你曾经擅长并引以为傲的活动和爱好还没有完全被强迫症干扰，那么重新投入其中。

■ 开始阅读，（精神上）丰富充实自己，培养对外面世界的兴趣，和周边的人谈论你新得到的信息而不是你的强迫症。

■ 有步骤地规划令人焦虑的目标，这样阶段性地完成它们会更加容易。

■ 增加自己的活动，尽管它们可能很平常（做个蛋糕，和朋友出去玩……)。

■ 不要犹豫要不要寻求帮助和建议……

■ 回顾过去的错误,仔细分析,你会意识到它们不是由于你的能力或智力不够,而是因为你信息积累不够。积极地看待这个问题,不要再犯同样的错误。

对于第三种情况:

■ 允许病人做笔录而不是暗示向他人寻求帮助会令人不愉快。回答病人说,事实上你这样说是有道理的,我们认同你说的。

■ 给予病人尽可能多的建议、小窍门和关于其病况的信息。赋予病人选择如何着手治疗的自由。我们不是给病人练习来完成而是问他"我倾向于让你自己安静地根据你的意愿来安排这些练习,对于练习的方式和节奏你有完全的自由,因为在生活中你可以处理应付许多事(言下之意:我们信任你的能力)。那么你希望从哪一步开始呢?"要经常向病人强调治疗师只是治疗思路的提供者。我们避免使用"帮助""汇报练习进展""失败、成功、依赖"这些概念。对于那些觉得我们低估其病情的不友好的病人,不要犹豫,对他们说:"你放心我们对你的病情很重视,知道你承受了很多。我根本没有低估它。但是告诉我为何你如此防备呢? 你周围是不是有人不重视你的病或者说你根本没有努力? 我对强迫症足够了解,我很清楚它可以毁掉人的生活,但我也有足够的知识来帮你减轻症状。"

上述针对不同病例的做法,目的是在治疗强迫症的同时巩固病人对自己的重视或者不要让病人过分看重自己。

在某些病人身上,这种对自己的重视可以发展到比较夸张的

地步,从"疾病变成我的标志"到"疾病是我受害者身份的证据"一直到"疾病是我对缺乏关心照顾的抗议"……一起看下面的例子:

病人:事实上,我认为我的病是无法治愈的,医生在我身上是不可能成功的。甚至,我都没有尝试你们推荐我的方法。

治疗师:你不相信治疗技术和练习吗?

病人:我相信,我知道这会起作用但我不想。

治疗师:你不想? 不想被治愈?

病人:如果我痊愈了,说明我的病也不过如此,不是很严重。当我回想这20年来疾病给我日常生活带来的折磨,我不能接受它如此轻松就被治愈而我本应该早点开始。所以我不会吃药也不会做你们的练习。我遭了那么多罪,我不想成为医生的胜利品。可以说我是抵抗你的。你不会治好我的,我会是你的败笔。这样失败的人不只我一个! 我会是你职业生涯最大的强迫症。

治疗师:是的,你的强迫症确实很严重,我不否认。我也明白你日常生活中的痛苦。但是没有医治好你,让我失败,这有什么额外的价值吗? 你最初来看我的目的不就是因为你很难受,你受够了这种罪吗?

病人:是的,但是现在我觉得,将来我痊愈了,安静地过日子,等于一笔抹去我过去遭受如此多苦难的事实。我的家人就可以忘记以前他们对我缺乏支持,那些没有帮助我的医生也脱离关系。如果保持现状,我爸爸会一直为他的过失付出代价,在我青少年时他毁掉我的生活。要让他看到直到他死的那一天我都是有病的。

治疗师:我理解。是不是好比你成为你所承受苦难的活的见证,就像一个不应该消失的证据?但是你认为这样病着,你就真的惩罚了这个小世界吗?你想在这些事情中找到公平,我明白,但是你呢,你还是要忍受疾病带来的痛苦。所有这些人没有你付出的代价大。如果说周围人对你的不支持、年少时你父亲的行为和那些没有责任心的医生已经成了你的刽子手,为何你还要成为你自己的刽子手呢?你继续自我折磨,伤害的是你自己。

     病人:我知道,但就是如此。无论如何我不是一个聪明的人,别人都这样说。

这个病人在和治疗师交流过程中没有提高语调也没有表现出生气,我们可以感觉到,对他而言治愈和不再受病的折磨都不是至关重要的目标,他要的就是简单地**存在**。因为他认为(或者他人已经说了无数遍)自己不聪明,不被他人所爱,在社会上没有一个重要地位,他不存在。因此作为一个不能被治愈的病人,他找到了自己的位置,一个假装的位置。诚然,这是一种不稳定、痛苦而畸形的存在方式,但对这个患者来讲最终可能是唯一的方式,他似乎已否认了自己有价值这一事实。因此在谈论任何强迫症治疗之前,要对病患做大量的关于自我重视(自尊)的工作。

巴斯卡尔·布吕克内(Pascal Bruckner)在《幸福书:追求生命中的永恒喜悦》(*L'Euphorie perpétuelle*)(Grasset, 2000)里谈到了疾病作为一种身份象征的角度,引用了 Geroges Canguilhem 的 *Le Normal et le Pathologique*(PUF, 1991), Italo Svevo 的 *La Conscience de Zeno*(Folio, Gallimard, 1973), Edouard Zarifian 的 *La Force de Guérir*(Odile Jacob, 1999)。贝克(Aaron T. Beck)在《仇恨的囚徒》(*Prisonniers de la Haine*)(Masson,

2002)一书中展示了自尊对于想法和行为极端化、激进化的重要性。

我们也可以帮助病人重新制定生活目标：在多年患病后，他还有对乐趣的向往吗，有没有他牵挂的事情能让他觉得有能力为之奋斗？家人、工作、爱好……如此多的事情可以让病人不想就这样由于疾病而荒废了自己的生活。治疗师可以尝试接纳与承诺疗法（Thérapie d'Acceptation et d'Engagement，ACT），这对于促进病人积极性、增加动力提出了准确适当的方法（参看 Monestès et Villatte *La Thérapie d'acceptation de d'engagement*，Masson，2011）。

最后，不要低估人格障碍的可能性（DSM 轴Ⅱ）。某些病人有人格障碍，这影响他们全力以赴处理他们的强迫症：知道自己一旦痊愈，我们就不再照顾他的病人，依赖家人的病人……这时我们需要终止治疗，而把重心转移到解决病人的人格障碍上来。然而，这也有风险：病人会猜想我们认为他的烦恼不是来自强迫症而是来自他，他是同谋，他没受什么苦，强迫症不会折磨人。这就解释了有些病人的怒气……因此我们要谨慎组织话语向病人解释，是的，强迫症让人受折磨，我们对此毫不怀疑，但有另外一个因素阻止病人治愈，尽管病人很努力也烦得不行，这个因素与病人对着干。

也不要忘记对精神病学家和心理学家缺乏信任的病人，"这些人我遇到的太多了，他们都没能成功帮我，我不再抱有幻想了"。不断接受治疗不断遭遇失败也是缺乏信任的原因。比如病人有诉求但是医生没当回事，然而病人是对的（癌症）。在这种经历之后他还怎么能对这些专家产生信任呢？

评估有敌意、多疑、冲动、有攻击性和激奋的病人的混合型病例假设

我们本可以把这段文字和上一章放在一起，但通常根据这些有敌意且多疑的病人的描述，他们没有类似在难于投入治疗的病人身上出现的自尊问题。

有敌意且多疑的病人经常表现如下：

■ 他们拒绝吃药，找到无数理由，在意副作用，害怕依赖他人／变得迟钝麻木，失去他们的身份"总而言之，这些药都不是什么好东西"⋯⋯

■ 他们质疑诊断结果或者药物和治疗手段的疗效。

■ 他们故意让治疗师失败，他们要求立即见效却说治疗师对他们要求太多，说他们不能进步因为他们消沉沮丧又说他们不想等着消沉慢慢减弱，说他们看不到治愈的希望又不停地向治疗师寻求帮助，他们还没开始就想知道结果⋯⋯

■ 他们把敌意和怨气都发泄到治疗师身上，就好像治疗师应该对他们过去受的苦负责，对前面的医生和治疗师的失败负责，对他们的家人和老师的缺乏理解负责（即使家人已经做了很多）。他们觉得我们不理解他们，没有人比他们病得更重，拒绝治疗师拿其他病人来示范练习，因为"他们是他们，我是我"⋯⋯

这些病人很累人，对他们一个小时的治疗可以消耗治疗师一天的精力，这个事实也让我们情不自禁地不想接收这样的病人（我们可以推测这也是其他治疗师或医生不想接收他们的原因）。然

而我们不禁要问：是不是这些都正在给我们暗示了**一个错误的诊断**。

根据经验，每次遇到这样的病人，每次都会有**相同的消极方面**：

■ 家中的一个人受过药物的伤害（甚至是毁坏），病人比其他人都更能感受到这些治疗带来的伤害，几乎和疾病是一样的。

■ 病人自己尝试了无数药物和无数治疗，但都没有起效甚至使病人病情更糟。病人感到自己如试验品，被随意摆弄，人们向他承诺得很好，每次却都是失望。他很难再相信别人"害怕给自己过多希望，结果幻想落空后再次崩溃。每次失败我都产生自杀的念头"。

根据经验，这类病人几乎都有**相同的困难**：

■ 病人不能够做练习，感觉会再次戴上失败的帽子。

■ 他太抑郁以致无法行动，太紧张以致无法集中注意力，太激奋以致无法保持行为准则，他太绝望，没有耐心，过度焦虑以致无法投入，总而言之"太多了"。

根据经验，这类病人几乎都有**相同的感受**：

■ 病人什么都不能开始，感到自己没有能力使任何事情就位，脑袋里有个大锅炉，没有能力来做事情、集中注意力、实行练习。他在极度缺乏能量和身体、脑袋有着核爆炸般的感觉中挣扎，无法承受压抑和内在紧张，感到药物没有任何用处或者会加重病情。

其中有生气、有失望、有背叛、有无力。我们要提供给病人方法，让他们把这些表达出来，卸下背负的感情，这场关于信任的讨论对后面的治疗来讲至关重要。总而言之，只要病人的怒气没有发出来,不公平感没有被对医患双方都合适的方法达成的真实的合作取代,想开始治疗是根本不可能的。在这次会诊中,问题不是"我作为治疗师和我的本事"受到质疑,而是所有其他在我们之前治疗过这个病人的精神病学专家和心理学家。我们要收拾残局为前人的错误买单。我们不能忽视某些受错误诊断或治疗方式伤害的病人,一定要对病人说我们完全理解他的愤怒和不信任。我会尽最大努力用共情让病人感受到我们的善意。我们理解病人的愤怒、创伤和失望。在治疗时我们给病人充足的时间让他清理感情,然后问他我们如何做可以满足他的治疗需求。我们一起看他最初的要求:如何协调他的治疗需求(是他主动来看医生,不是我们在街上挟制他,这说明他内心深处还是想试着好转的)、怀疑、疾病的要求和我们掌握的治疗手段。最后,要考虑到病人所说的没有奏效的方法,向病人强调我们尊重他的想法,他的疑问是合乎情理的,我们会考虑这些而不是愚蠢地再给他建议同样的内容。我们要认真地和病人一起仔细分析前面的专家对其用过的治疗方法和手段,指定的练习是否合适,是否正确地解释给病人听,病人是否完全理解,等等。

一旦这些做完,我们可以直接开始治疗吗?答案是否定的。到此,我们做的是通过共情加强病人的信任。但是实质问题没有被触及:诊断的错误。

所有这些元素、被动情感、困难、感觉,都显示病人为**混合型病例(état mixte)**。我们来区分一下强迫症的不同类型:

■ **单纯强迫症型**:病人会遇到前进困难,患有抑郁,但是支配整个病症的是焦虑,仪式行为,对于假想的灾难需要安慰核实。这类患者对抗抑郁药物反应良好。没有烦躁不安、冲动、攻击性等表现,大脑没有休息,内部紧张就像"笼子里的狮子"。

■ **混合抑郁症型**:病人感到头脑不停地被念头狂轰滥炸,这些念头都是关于同一主题,病人也不清楚到底大脑要怎样,病人没有真正的仪式行为也不需要安慰,症状是思绪在脑海里不可控制如电影循环放映一样。纯粹的强迫症会有明显的仪式行为和为了使自己安心的表现。但在这里,几乎没有,主要症状就是"电影循环放映"。混合抑郁症没有冲动、敌意、攻击性的一面。

■ **混合型**:病人有强迫症的经典症状(清洗,检查核实,回想……)伴随顽固念头、焦虑、怀疑和仪式行为,在此之上再加上冲动、敌意、失眠、烦躁不安等症状。感觉体内有火,一直有狮子被困于笼的感觉,对任何事情(批评、拒绝、噪声)都极度敏感,对抗抑郁症药物有抵抗性。混合型可能由明显的环性心境障碍(周期性情绪起伏)或持续烦躁不安的抑郁症(长期的抑郁,没有情绪起伏,但伴有也是线性的持续冲动,烦躁不安,紧张)发展而来。事实上,这是一种两种情感阶段没有前后交替而是相互叠加的情感性精神病,形成了病人所谓的"体内一直有个燃烧弹的感觉"。只要这种混合情况属于双相障碍范畴并且在强迫症病人身上也常有所体现,我们在面对有敌意、冲动、多疑的病人时,就要十分警惕找出线索来证实诊断的假设结果。更何况抗抑郁的治疗会加重混合情况,增加自杀行为的风险。

有观点认为,双相障碍受遗传学因素影响,这就可以解释,为何病人家庭中的一员受到药物伤害(通常为抗抑郁药物、苯二氮䓬类、神经镇静剂或大剂量的锂,它们与双相障碍不相容),为何以前治疗了这么多年来都不见效（抗抑郁药物、苯二氮䓬类、神经镇静药物与双相障碍不相容），为何病人再也没有足够的力量和精力来继续治疗的练习。

因此重新审视病人的诊断非常重要，可以使用环性心境障碍和轻躁狂问卷（轻躁狂阶段是能说明问题的，即使它只持续几天或几个小时，即使它不包含所有 DSM 的通常诊断标准），研究在服用抗抑郁药物情况下的症状转阳性，研究那些拥挤在大脑里的思想（大脑被想法堵塞、得不到休息、失眠），对抗抑郁药物有抵抗性的抑郁，抑郁和体内的烦躁结合在一起的感觉。如果这些因素都在病人身上有所体现，那么我们要减少抗抑郁药物，引入镇静调节剂。

我们觉很有必要向病人解释清楚这一切，因为这能让他知道，是因为没有考虑双相障碍这个方面，所以这些年想要得到好的变化是不太可能的。这为病人的治疗打开了新的视角，让他知道通过新的诊断，治疗是有可能的。也要告诉病人由 5-羟色胺引起的强迫症，也能由另一种神经递质引起，其对 5-羟色胺起主导影响。（如果我们解决了 5-羟色胺的问题却没有解决另一种神经递质，那么不会有任何效果，甚至会加重病情。）

剩下的就是病人最大的疑问："但为何这些年来没人诊断出双相障碍或者混合状态？"这个疑问由治疗师来解释：双相障碍不被人熟知，几年前人们还不知道它的存在，它也会躲藏在强迫症的症状里，不易被发现。病人这些年来的投入都是在为人类对这一疾病的无知买单，他浪费了时间。我们理解他们的愤怒和这些浪费的时间，但是现在，我们要尝试一种新的假设，用一系列新的药物，这是他们没有尝试过的，我们祈祷这次是正确的道路。

青少年身上缺少顺从和配合

前一段时间有位母亲带着她女儿来我这里进行第五次治疗。女儿很努力,已经成功去除了她的强迫症的一半(从11或10下降到5)。她做得不错,动力十足,能很快理解治疗思路和她疾病的运作方式。

然而她母亲不满意。屋子里的氛围有点糟糕:"我女儿不做任何努力,我不禁要问,我们来看您(治疗师)的意义何在? 我感觉她完全不在乎,她没有和她的强迫症做斗争。在你们面前她就是这么表现的,或者她什么都不告诉你们。"

女儿看着她母亲,眼里流露失望,她的努力不被认可还被当作撒谎的人。母亲也因为女儿的不认真而恼火,但更多是因为她病情没有进展而伤心。

这个家庭,像其他家庭一样,陷入到两个问题中:

1. 父母很焦虑,这种焦虑使他们很快不耐烦,对孩子一切奇怪的行为都不能容忍。他们的焦虑(以爱的名义)使他们把注意力更多放到没有治好的强迫症上,而不是孩子已经成功摆脱的那部分。这是对消极方面的放大镜,对成功的不在意,简而言之,这对青少年来讲就是一个危险的燃烧弹,他们不会听父母这样的抱怨,很容易失去动力或者对必须向大人解释一切产生叛逆。

2. 从孩子的角度,他们正经历困难时期。这个年龄是我们开始独立,人格、自我慢慢形成的时候,我们定义自己的身份和领地,我们想和家长保持距离。这是走出童年,通过取得独立到达成年的必要阶段。而不幸的是，恰恰这时疾病降临了。它使这个青少年不得不依赖他的家长，他们的意见，他们的焦虑和问题。他时刻被监视，被领来看医生，被仔细检查。他必须解释自己，投入进去，和别人谈自己。这种暴露、透明对于成年人来讲都很难，与他想要独立的尝试背道而驰。"我再也没有秘密花园了，人们谈论我的病就好像我不在这儿。所有人都知道关于我的任何事情，我觉得自己被暴露在 X 光之下。"这是对他私人领域、他探寻成为成年人的过程的入侵，是对自尊的重重一记耳光（"我不能自己摆脱强迫症，我依赖别人"）。因此青少年不想谈他的病，不想解释，总之不想事无巨细地汇报（即使这些汇报对帮他有用），这也阻碍了外部的帮助。

如何协调两方合乎情理的需求？青少年应该明白，家长是他对抗疾病的唯一同盟，家长提问不是监视而是为了了解情况，为了帮助他。青少年不应该隐瞒症状，而应解释他所成功的和为何有时却没有成功。我们试图理解并帮助他，而不是把他当作小孩子。家长方面，应该最大程度起到帮助的作用，对自己的言辞要注意，因为不当的话语可能误让孩子认为他们是工程结束的评委或督查。这点不难理解，因为家长的忍耐程度开始接近红线，他们快没有力气了。"我看到你从刚才开始做了好多仪式行为。你怎么了？这比其他顽固念头更难控制吗？还是因为今天的劳累？"这时青少年能解释为何他没有能够在刚才抵抗住，他不会觉得被评价或批评。

抵抗疾病的合作需要更好的沟通交流，当双方情感交织的时候这不总是容易的事。

病人拒绝就诊时怎么办？

最后就是那些不愿就诊的病人，以青少年居多。家长束手无策，经常约见治疗师来寻求建议，"如何做才能让孩子意识到他病情的严重，让他来看病"。

总结一下我们观察到的普遍情况：

- 病人不想被治愈，因为他觉得自己可以一个人摆脱疾病：要尊重病人的这个想法，而不是给他一种他弄错了，他过于自信的感觉，这会打碎他和家人之间的信任，对他的自尊也有消极影响。

- 不能成功战胜疾病对病人自尊心来讲犹如一记耳光，来就诊加重了这个烙印：所以周围的人不要总是提醒病人他的病况，他没有好转，他应该去就医，他浪费了自己的生命，浪费时间……这样会伤害病人。然而，我们可以时不时对病人表示出我们的理解：我们知道这不容易，我们知道其他强迫症患者也有同样的感受，这样可以减轻他的自责。我们先要用共情来帮助病人，而不是一定让他来就诊。

- 也有可能一个人不愿意就诊是因为疾病没有很严重地影响他的生活，他还有自己的空间、时间：经验告诉我们只要病人的生活没有完全被疾病影响，他们很难明白他们病症的严重性。应该让他们自己决定他们的人生，不要去说服他们做什么。

- 病人表现出反对情绪：我们一直和他谈论他的病情，谈论这些年他失去的时光，他错过的机遇，他觉得自己只存在于我们透过疾病看他的眼神里。所以我们要停止不断地谈论这些，

279

应该谈一些其他的内容，生活上的其他事情，让病人看到在我们没有把他当成一个病人。

■ 病人依赖、满足于家人的帮助，家人代替他做仪式行为，便利他的生活，这使病人意识不到自己生活上的障碍。所以要在家人和病人之间立一个合约，在合约中明确家人应**慢慢**减少他们对病人生活的参与，这样病人才能越来越多地面对被病魔侵蚀的领域。家人应该尽可能保护自己的自由、自己的活动和娱乐。他们不应成为病人需要和病人时间规划的奴隶。家人可以帮忙但不该时刻都在。过度帮助会妨碍病人意识到自己疾病的程度。

此合约主要涉及家庭中的运作规则（娱乐活动，接待朋友，占有浴室的时间，可以触摸这个或那个物品⋯⋯）和病人的问题及家人安慰的话，这些都要明确告知。家人应该**慢慢**重拾自己的自由。病人要表达自己的看法：什么是自己能接受的，什么还有点难⋯⋯合约针对的是每个人的自由和安宁，因此它排除有意的指责、批评和怪罪。这是一个共同生活的运作合约，它的提出是为了所有人的安宁。这绝对不是允许对病人不好，或者强迫他像正常人一样做事的文书，它的目的很简单，就是使病人接受周围人的正常生活，不受限于他的疾病。一旦家人获得了自由，病人会受困于缺乏帮助，会看到所有病症带来的生活障碍，也就能够下决心就诊。

如果病人在这些之后还是不愿意就诊，或者根本没有动力来接受合约，那么家人的努力也可以停止了。我们还是要建议这个最基本的规则："不要帮助病人做仪式行为，也不要代替他做。他不想被治愈是他的权力，但你要向他解释你不能看他这样恶化，还让你参与他的仪式行为。并且,不管他是不是生病,他都要接受你有一个自由的生活。"

带病人找回他最初的诉求。
治疗的必要性。
面对疾病对于责任的理解。

病人正经受煎熬,他希望从障碍中解脱,因此他联系治疗师。这是他的诉求。他来到我们的诊室。但是他不再有进展,他最后一刻取消约会,不做练习,看不到练习的用处,或者认为这毫无意义,想在行为学家这里寻求精神分析,在精神分析师那里寻求行为疗法,总是把暴露练习一推再推。因为上述情况对于治疗师和病人来讲是最复杂最难协商的,所以我们把它放到本章最后。我们本可以把它放到最前面,只要是在任何治疗的框架内,但我们觉得在探讨完本章前面的其他假设后再来探讨这个情况很重要。

治疗师需要共情,接受病人的痛苦,指导病人而不是评判、告知、通知、解释,同时也要提醒病人为何来就诊。当病人不遵守任何框架,似乎不想再投入,总是拖延,不做练习,这时让病人回想一下他的**最初的诉求**很有必要:"告诉我,最初是什么让你来这里就诊的?"就这个话题进行一个良好的长时间的对话至关重要。如果病人害怕练习,怀疑它的用处,不明白为何自己要找这些强制的练习来受罪,治疗师就可以提醒他,正是一个强迫性的疾病把他带到了治疗室。

一旦回顾明确了最初的诉求,还有一个**治疗必要性**的概念有待解决:这个病人准备好投入什么,他可以付出何种精力、时间、金钱的投入来摆脱这个让他来就诊的疾病障碍？如果障碍不是很严重，我们可以明白病人不能很好地投入时间、精力、金钱。这点应该不加评判和责怪地告诉病人："根据你所说的，看起来治疗比你的疾病更有强迫性。你更倾向于什么呢？把治疗放到一边，等将来如果病情恶化再回来？还是尝试现在就动用你的能量以防以后恶化，即使我感觉到这对你很难？无论你选哪种，我都尊重你的选择，因为要符合你的感受。"

最后，要谈一个比较敏感的问题，**面对疾病的责任**。不是生病的责任而是行动起来让病情好转的责任。我们处于一个越来越倾向于同时挥动极度个人责任至上和完全宽容的两面旗。问题是，面对疾病，这个争论是危险的，可能伤害病人也能阻止治疗师采取必要的姿态。一个女病人很好地解释了她所希望治疗师给予的：

"我一直都由衷地相信我会战胜疾病。但我需要一个人时刻帮我区分什么是病症，什么是我自己。在某些时刻，当我好转的时候，我会好好利用我的良好状态却不会因此沾沾自喜，因为我知道，如果我放松警惕没有在意，这只是短暂的成果。所以我为自己骄傲，因为面对疾病我保持警惕。当我胡乱做事的时候，我自责，我对自己说：'现在没有什么可吃惊的，这是你付出的代价'。有时当我怀疑自己能不能痊愈时，有一个人在身边对你说：'只要努力就能治愈，疾病不是宿命。'这也很重要。当我们生病的时候，让自己对自己负责是必不可少的，否则我们就不会给自己定任何界限来对抗疾病，最终疾病会占上风把我们吞噬。有一个能让我们负起责任的治疗师也至关重要，他会提醒我们在尺度内做事而不去评判我们，会不断提醒我们为何我们要去看病，因为他是唯一足够专业,可以帮我们识破疾病耍的各种花招的人。如果我们去看医生却不听医生的指导,不遵循健康的生活方式,那么忍受疾病煎熬这么多年有什么意义呢?这么多年的疾病让我们明白了什么呢?家人不能对我们说什么因为我们已经不再是小孩子,而且他们的话会让我们觉得是一种指责或者仍把我们当作小孩。只有治疗师是我愿意倾听的人,我对他也不会有敌对情绪。否则我就没有方向感,就会迷失,没有制约、没有改善的前景。因为当我抑郁消沉的时候,那些目标会完全消失,所以我需要有一条永远都不可以逾越的底线来控制住自己。所以,在因为害怕伤害病人而什么都不说的治疗师和评价你、让你对一切都负起责任的治疗师之间,要有一个平衡:那种信任你的权威,告诉你什么是重要的,理解你、提醒你但不评价你。我遇到过一些心理学家,他们就让我一个人越陷越深而不动一下自己的手指头,声称应该由我自己找到解决办法和不可跨越的底线。(还不如痛骂我一顿呢!)其他心理学家说我一直抵抗,说从我的内心深处来讲我是不想被治愈的。生病的大脑、生活卫生、药物、对抗仪式行为,这些都很难,你们对我说过这很有挑战但是这会带来好转。之所以努力付出是因为对病情好转的坚定信念,也是在这方面我需要治疗师不断提醒我,由于我的强迫症我忍受了20年,现在我不要再这样过20年。自己对自己负责并接受被委以责任,这是对自己的尊重:我们想让自己好,我们行动起来,我们接受那些应该做的事情。做缩头乌龟,不敢面对困难,最后受罪的还是自己。"

需要治疗师不断提醒他而非评判,提醒他由于强迫症他过去那些年所承受的痛苦,提醒他他不同意再承受 20 年。毫无疑问这是面对病人责任的核心点。也是关于这点,我们需要和那些中途停步不再前行的病人讨论:"我从来没有想过要评判你,因为疾病是邪恶的,动力也是偶然的,但是你没有忘记过去这些年你承受的痛苦吧? 我的角色不是为了让你厌烦而是和你最初的诉求保持一致,你知道我很重视你的病情。我没有觉得患有强迫症的生活是容易的,但是当你拒绝练习的时候我很担心,因为我看到你正准备签一个再受 20 年苦役的合约。是最近这段时间你最根本的目标消失了吗? 还是一点点的成功带来的舒适感让你忘记了还存在的疾病? 或者是练习太难,我应该给你安排一个难度中等的?"

我们要让病人明白,制定完成远期目标(治愈)总是会比考虑眼前利益(做仪式行为以避免焦虑)困难,而这种行为是普世的是人性的:"考虑长远(治愈,人生的计划)而不是深陷其中(摆脱强迫念头、未来和焦虑),这对所有人来说都很艰难,甚至是没有强迫症的人:当我们因为疼而害怕,当我们要拆下粘在汗毛上的绷带,或者控制自己不去挠一个烦人的痘痘时,我能理解对你来讲开始暴露练习的困难,尤其是你知道隐藏在练习背后的可怕的焦虑。但是不要对疾病手下留情! 知道揭橡皮膏的体会吧,每次我们揭得越慢就会越疼,一下子揭下来只疼一下。虽然我们都懂这个道理,但我们还是会幻想也许某一天慢慢揭下来就不疼了。别做梦了,这是永远不可能的! 一下子揭下来,我们得确保这不会持续一小时。做认知行为练习也是一样,我们要坚信不再为忍受疾病之苦再签一个 20 年的合约。"

第十六章
在强迫症心理治疗框架内对心理教育功效的初步评估

一份研究报告评估了结合行为疗法的心理教育对于强迫症治疗的可行性和效果[1]。下面我们介绍一下初步的结果。

目标：评估心理教育在行为疗法初期对强迫症患者的作用。用心理教育取代认知行为疗法中传统的认知疗法。

方法：11 位患有强迫症的病人（DSM IV - TR）组成一个接受治疗的小组。治疗由两位心理学家主持，为期 15 周，每周 2 小时（前 5 次为心理教育，后 10 次为行为治疗）。前 5 次心理教育让病人了解关于强迫症的有用信息（强迫症的定义，病理生理学机制，起因和治疗）。后 10 次行为治疗为暴露练习。在治疗前（T0）、心理教育后（第五次治疗，T5）和治疗后（第 15 次治疗，T15）都会测量强迫症的严重程度（Y - BOCS）。

结果：所有病人都完成了 15 次治疗。通过比较心理教育之前和之后的平均分数（根据 Y - BOCS），我们发现了显著的差别（平均分为 T0：28/40 vs T5：20.1/40，p=0.000 1）。根据量表，强迫念头和行为的平均分数从第 5 次治疗起同样大幅减少（与治疗前相比）（参照表 16.1、表 16.2）。

表 16.1　心理教育前(T0)后(T5)Y‑BOCS 的分数

变　　量	T0 平均分	T5 平均分	student t	p
Y‑BOCS	28.0	20.1	7.81	0.000 1
Y‑BOCS(强迫思维)	13.6	10.7	3.09	0.015
Y‑BOCS(强迫行为)	14.4	10.2	6.83	0.000 1

表 16.2　心理教育后(T5)和治疗末期(T15)Y‑BOCS 的分数

变　　量	T5 平均分	T15 平均分	student t	p
Y‑BOCS	20.1	15.0	5.43	0.000 6
Y‑BOCS(强迫思维)	10.7	7.22	5.32	0.000 7
Y‑BOCS(强迫行为)	10.2	7.78	3.77	0.005 4

结论：心理教育能够减少强迫症状（思维、行为），甚至在行为治疗开始前就有效果。在没有进行认知疗法时，我们观察到强迫思维的严重程度的减弱，这也说明心理教育可以成为代替传统认知疗法的一种选择。

补充数据[1]：

■　参与治疗人员状况：11 位病人（6 女，5 男）年龄 22 至 46 岁。8 位病人在治疗期间呈现出病态紊乱症状。全部病人在此治疗期间都伴有药物治疗（其中 9 人已服药最少 3 个月）。药物

---

[1] V. Trybou, R. Hantouche, A‑H Clair, S. Galais, R. Bianco et E. Hantouche，《Efficacité de la psychoéducation comme technique cognitive dans la prise en charge en TCC des TOC》，Congrès de Thérapie Comportementale et Cognitive, 9 déc. 2011, Paris.

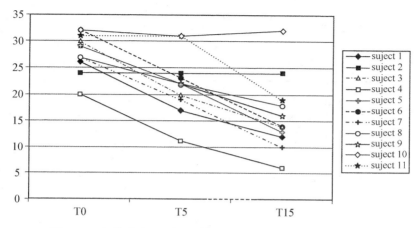

**图 16.1 每位病人(1 到 11)在治疗前(T0)、心理治疗后(T5)和
治疗末期(T15)的 Y - BOCS 得分。**

治疗随着疗程进展有所调整。

■ 对于病人的精神病学评估由一位不参与治疗的心理学家
负责。

➢ 治疗前评估(T0)：MINI，Y - BOCS，LPO，BABS，AAQII，
STAI - E/STAI，HAD，BDI - 13，Sheehan，Rosenberg,轻躁
狂检查表,环性心境障碍气质问卷。

➢ 心理教育后期评估(T5)：Y - BOCS，BABS,Sheehan。

➢ 治疗后评估(T15)：在第 15 次治疗,与治疗前评估使用同样的
标准和问卷。

■ 补充结果：心理教育的几次治疗后,我们注意到,根据 BABS
的测量标准,平均分有很大改善,意味着病人自己对于病情有
更好的认识,领悟能力提高。

表 16.3 心理教育之前(T0)和之后(T15)领悟能力
等级的平均分(BABS)

变 量	T0 平均分	T5 平均分	Student t	p
BABS	8.33	5.22	3.33	0.014

表 16.4 心理教育后(T5)和治疗末期(T15)领悟能力
等级的平均分(BABS)

变 量	T5 平均分	T15 平均分	Student t	p
BABS	5.22	2.44	3.85	0.004 9

第四部分

亲属对病人病情的影响

玛戈·莫尔吉瓦和樊尚·特里布

患者和家属对强迫障碍有着自己的信仰,而对病症的评估是非常重要的,因为寻求帮助的决定、对治疗的顺应、对疾病管理的成功,以及患者和亲属之间的有效沟通,都会影响症状表现。至于对疾病的治疗,患者对可能的患病原因和痊愈过程的解释模式,医疗人员对患者期待的考虑,都是十分重要的。需要更好地理解患者及其家属对症状的描述和阐释,使得我们可以对患者进行更有针对性和更有效的个性化心理辅导,并因此避免一些常见错误。最终极的问题是分析患者和其家属过去的经历是否与**治疗的有效性**相悖。

这一章由一些实践案例构成,这些案例收录在莫尔吉瓦 2010 至 2011 年进行的一系列调查中,目的是评估患者、家属、医务人员和大众对此症的认识。特里布带来了其作为临床医生的视角。此项研究在法兰西岛大区的机构—公民研究创新合作框架(PICPI)资助下,联合 AFTOC 和 BEBG UMR_975 团队,由巴黎皮提耶–萨尔佩特里尔医院的 Luc Mallet 医生主持完成。合作者有 Karim N'Diaye, Sara Ferandez Vidal 和 Baptiste Moutaud。研究涉及 86 位患者、38 位亲属,79 位医务人员和 110 位"大众",他们参与了置于 AFTOC, BEBG 团队和法兰西岛大区的网上调查。

第十七章
病人及其家属对强迫症的描述

　　临床医生可以依据他们的理论研究、心理病理学分类和自身经验来诊断一例强迫症，并评估其严重性。但是将患者和他们亲属对该症及其痊愈过程有意识的、个人化的因而是独特的经验纳入考虑也是十分重要的，同时可以看看这个经验会对治疗的成功构成帮助还是障碍。

病人的观点：强迫症像什么，导致发病的原因又是什么？

　　当我们问患者："强迫症是什么？"他们通常会本能地回答，是一种**重复**和/或**失控**，如同以下描述："某种东西强迫我去多次做一件事情，我无法阻止自己。"患者**明智**地说明他们的病症是一种"明知毫无意义，却无法阻止自己去完成一些动作，产生一些萦绕、重复、强迫的观念和行为的状态"。

　　显然，对于大部分患者，强迫症的行为层面似乎更占先，远先于强迫观念，这也强化了强迫症的神经行为概念。

　　大部分患者确信,在他们的障碍里有一种特殊的意义,但很多人不知道是什么:"我还不知道它是什么,但我想这里面一定暗藏着什么东西。"他们不一定会对自己去解释这一点,例如,只有一小部分人会去参考出自精神分析的一些术语:"一种无意识的抑制产生的症状。"一位患者特别说道:"一个有意义的症状。"

　　对于众多患者而言,强迫症是一种**焦虑**的反映,"或许是一种让我安心、平息焦虑的方式,其实是一种毫无任何积极意义的扰人的迷信形式,越来越破坏我的生活",和/或**害怕**的反映,"我害怕和珍爱之人的分离,孤独,空虚""害怕失去什么,感到被抛弃"。多位患者更准确地提到了**对死亡的害怕**。

　　另一些人提到了**犯罪感、信心缺乏**和**责任感**:"我感觉对那些自己可能会引起的问题负有责任,如果不是一切都完美的话(如果我没有全部检查一遍的话)",和做好事/好人的**完美主义**,"作为孩子把事情做好以免给父母增添额外问题的意愿,然后是做'善事'的意愿……""成为某个不错的人和自认为没有做到的感觉"。

　　大部分患者解释自己疾病的出现是源于一些和他们过去的个人经历相关的事件,这些经历通常发生在**童年期**:"我也不太确定,这应该源于我不太幸福的童年。"有些人描述了一些**创伤性事件**:"强迫症是一种焦虑或者创伤性事件后遗症的外在症状""战争""孩童时期的家庭事故,滥交""这是曾承受的心理创伤的反映,这些创伤来源于童年缺爱或无法战胜困难的经历""缺少父母的关爱和曾挨打的经历使我在面对人生时充满焦虑,对改变有着永恒的不安全感……"

　　多位病人说到了他们的**教育经历**和**家庭互动**:"(我的强迫症)源于我的母亲,她极度焦虑,非常担心我的安全。"一位患者含蓄地指出自己得病的遗传因素："我母亲深受强迫症之苦。"大部分（63％）患者认为父母对孩子的强迫症负有少部分或很大的责任。

我们的记录中最令人惊讶的是，有五分之一的被采访患者认为强迫症是一种精神障碍："这是一种心理疾病，它会规定我们的行为路线，迫使我们以一种精确的方式去做一些事，它又十分难以控制。它是某种习惯，难以控制，没有理由，又具侵入性。"

5 位病人中有 4 位不甚清楚自己疾病的来源和运行方式，这对他们的痊愈显然是有害的。如果涉及的患者无法真正识别问题，也无法用准确的术语描述其运行，或者说出其来源和机制，那他如何针对问题做出反应？我们坚持要进行心理辅导（见第十三章）。了解疾病是整个治疗和病程的第一步，无论病情发生怎样的变化。不知情况的患者是一个被麻痹的患者。通常是由于缺乏对信息的掌握，才导致患者待在家里，不去咨询医生，以为自己就能好，让他的家庭无能为力。无论他去不去咨询，这个信息是他的家庭可以提供给他的，作为一座建筑的第一块基石。

众多患者强调了病症的**侵入性**和**障碍性**："地狱般的日常！""怀疑的地狱""强迫症：无理性的障碍症，行为的障碍症，表现为各种仪式化的重复，完全扰乱了生活。感觉就像被另一个灵魂附身，然后被强迫去做一些没道理的事"。强迫症会对患者的日常生活产生巨大的影响。这实际上是一种非常严重的病症，通常会产生**社会心理障碍**，导致生活质量明显降低。随着病症的演进，一个人的自尊和自信会减退。为了避免脑中可怕场景的发生而花在各种仪式化行为上的时间令病人疲惫不堪。他们有时甚至没有时间做别的事。他们可能会失去工作，放弃社交和娱乐活动。强迫症带来的障碍被远远低估了，一位患者的定义说明了这一点："强迫症是一种沉睡在我们身上的病，有一天它醒了，直到令我们在生活中失去活动能力，变成残疾人。强迫症是一种思维方式。这就是为什么很难将自己看作没有得强迫症的人，因为必须重新学习如何以另一种方式'活着'。"这最后一段话对于治疗师十分重要，因为他们在病人康复过程中需要考虑到这些经历（尤其是在症状非常严重的情况下），使得病人能够带着新的规划投身于未来，这些新规划随着强迫症的逐渐减轻变得可能。尤其是病人能够不再害怕他将突然享有的自由时光。

患者也说到了强迫症带给他们的**痛苦**："一种日常的痛苦一直侵蚀着我们的精神""给自己和周围的亲人都带来痛苦"。他们有时指出自己疾病的神经病学层面："这是一些被封锁在大脑中的信息，一直在重复，这些信息是一些黑暗的、甚至可耻的念头，会造成痛苦。"

当患者被自己的强迫思维和行为侵犯时，他们通常会处在一种巨大的**困境**之中。他们描述了一些**羞耻感和犯罪感**："这是一些强加在主体意识上的念头，让他产生罪恶感，并阻止他去过一种正常的生活。"家庭关系也因此被损坏。患者可能会在羞耻和隐秘中反省，或者相反，他会恳求自己的亲人，让他们服从于自己的无理要求，替他做一些仪式化的行为，或者一直没完没了地安抚他："一种近乎永久的焦虑，还夹杂着一种怕被他人发现、被恶意评价的焦虑，对社会生活和家庭生活不造成影响是完全不可能的。"

患者认为自己的这些困境是由于疾病，而非一种意志力的缺乏，这一点是十分重要的。一个对疾病带来的障碍性表示怀疑，认为遭受强迫症不严重，"比得癌症或失去一条腿好多了"的患者,是一个对自己毫无尊重的患者。他不会前进,如果不对自己的疾病有一个正确的认识或者贬低自己的价值。另一点也非常重要,他感到自己的病症被周围的亲人正确地看待为一种疾病,而不是一种任性或者一种不良玩笑。许多患者裹足不前就是因为这个原因。数量众多的家庭似乎还没有理解这个人是真的患有疾病,这病已经被认识、被承认,它带来的障碍是确凿无疑的。由于患者有着强烈的羞耻心和犯罪感,通常他在公共场合会少做一些仪式行为,怕遭至恶心的评判,然后为了补偿,就会报复性地在家里进行大量强迫举动,这让亲人觉得患者在愚弄他们(似乎他是故意这么做的,或者尝试以此来操控他们)。大部分患者在家里会比在公共场合多做仪式化行为,原因很简单,就是因为他们知道亲人爱他们,不太会评判他们。这不是一种操控的企图,而是来自疾病的恒定症状,这一点常常引起不知情况的亲人的不理解和批判。同样,羞耻会造成一种不正常、边缘化的印象,一种"疯狂"或者"缺陷"的念头,这又增加了抑郁和自杀欲望。**我们需要一直重复,强迫症是一种公认的疾病,病人是在一种真实障碍的受害者,那些病理症状是不受意志控制的,没有任何操控或者玩笑的成分在那些仪式化的行为里面。我们要注意不要将这种痛苦简单化,要打破这种对于不正常的忌讳,这种忌讳会阻止所有转变和社会交往的进程。亲属必须牢牢记住,他们对于疾病的不理解会导致说出一些尖刻的话,这会让病人失去动力,会打碎病人对亲人的信任。也就是因为这一点,尤其在青少年身上,病人会停止一切对强迫症的抗争,使病情越来越严重,以严重的病情来向家人证明这份痛苦是真**

实的。而这么做很少奏效，因为这更让家人觉得是一种故意为之的操控。

患者本能地说起了强迫症带来的焦虑。在他们的介绍中，仪式行为是一种对抗焦虑的缓和剂："焦虑症，'怀疑狂'，有时是一种观念性的强迫，有时强迫会表现为一种仪式，目的是为了减轻焦虑。"他们似乎认为仪式行为是一个陷阱，它只会增加强迫和信仰的程度："一个强迫观念向你入侵。如果你抵抗不住，你就会做一些强迫行为以平息心里的焦虑，但你做得越多，焦虑和不确定就越会上升。"

患者描述他们的强迫症是由**侵入性念头**和**仪式**构成的，他们这样形容那些仪式："仪式是强制性的、荒诞的、令人不适的、攻击性的、抗性强的……"

他们直接表达了强迫症的自我失调，他们通常将症状形容为荒诞或可笑："一个念头，一个想法从我们身上冒出来，我们用一些动作，一些仪式来回应，通常很可笑，但为了平息这些念头，我们别无他法""这是一种伴有某些因素引起的极度焦虑的慢性病，我们明知这些因素是荒谬的，但只有完成一些仪式才能平息一阵子……""这是一些愚蠢而可笑的行为，但我们仍会去完成，否则就感到不舒服""是一种萦绕的、扰人的、令人紧张的念头促使我们去做一些无用而重复的动作，这在'正常'人眼中完全是'疯了'"。

不要忘记尽管仪式让我们一时减轻了焦虑，它仍然是一剂毒药。将仪式看做是朋友或良药是一个非常严重的错误，它会阻碍一切的进程：一个惧怕焦虑的人坚信无法康复，因为对短期不适的恐惧胜过了长期的治愈。那些因害怕病人的焦虑而帮助他完成仪式"使其平静下来"的家人也不是好助手,因为比起一个长期的转变,他们更偏好一时的安逸。

家属的观点：强迫症是什么，发病原因又是什么？

当被问及"强迫症是什么?",家属最通常的本能回答是**重复**(47%):"以重复的方式执行同一个任务/活动以平息一种焦虑的不可抑制的需要,从中却得不到任何快乐。"

大部分亲属和患者一样认为强迫症里存在着一种特别的意义。他们提及的意义各不相同。最常见的情况是,亲属将强迫症和一些可能造成**创伤**的事件联系到一起:"我想这和他的经历(意外事故、父亲的离开、暴力场面)有关,但我不知道如何建立这种联系""强迫症在一位亲人去世之后开始出现。我想这个打击引起了过大的焦虑,而这种焦虑又没有处理好,就引发了害怕感染的清洗强迫症""她希望一切都是干净的,为了去世的母亲可以为她骄傲(或许?)"。或者与**青春期**的剧烈变化有关:"我想青春期可能发生了什么我无法解释的事情,因为一切就是从那时开始的""和青春期心理和生理变化相关的不适和焦虑"。

家属还提到了另外的困难:"他**个性**中未表达的那一部分的反映""我想这是面对问题时一种无意识的逃避。当精神被强迫症占据时,他就无法照管其他事情""一种深刻的**自信缺乏**,一种使自己安心的需求。一种全身心的**不适**"。或者在**社会交往**中:"或许是对他人的恐惧!""表达了没有能力生活在人群中,或者和他人一起生活"。

另外一些家属提出了**基因遗传性**:"这个男人的父亲也有强迫

症,甚至可能他祖母也有"。或者一种来自种族精神病学的概念:"强迫症的问题是'跨文化'的(护身符,诅咒……)"。

家属经常(45%)描述伴随病症的**焦虑**:"消沉、悲伤、焦虑、郁郁寡欢""这是一种想象出来的令人焦虑的念头,但是没法从中摆脱出来"。

缺乏控制力也经常被提到(39%):"某种心理问题促使他去完成一些行为、动作或言语,无法不去完成""一种必须去完成一些于现实不合适的行为的心理感受"。

超过三分之一的家属(34%)也提到了强迫症在生活的主要领域表现出来的**障碍性**和**侵入性**特点:"症状必须在足够严重(极端),障碍性十分明显,对社会、情感、职业生活都产生影响时,才会被认为是病理性的"。家属强调了病症对患者周遭所产生的影响:"这仍是一个不广为人知的疾病,对患者本人和亲属都构成了障碍。"

一些家属似乎有一种观念,认为强迫症是**从正常到病理性的连续发展**的结果:"我们每个人为了达到一个安心的目的,都会有一些强迫性的举动,就像任何一种心理障碍,会随着事件的重要程度而产生波动变化。当症状对主体来说已经有完全的侵入性,则已经是病理性的了。"另一些家属描述了患者有某种功能失衡,**与正常状态断裂**的时刻:"在平时生活中由于一些仪式而陷于'瘫痪'的状态,这使我们无法过上一种正常的生活""它不允许患有此疾的人'正常地'过自己的生活。它通常会使人走向自闭,于是也便走向了孤独"。

接近三分之一的家属(32%)用医学专业术语描述了强迫症的主要症状,**侵入性念头**和/或**仪式行为**:"一些仪式化的、重复的、不情愿的、不受控制的行为干扰了日常。"

一些家属（24％）将强迫症描述为一种**精神疾病**或**障碍**："意在掩饰一种焦虑的障碍，一种涉及重复、检验、计数的障碍。这个人**必须做一些事情**。"许多家属将他们对强迫症的定义建立在以下事例之上："指的是一个人无法阻止自己去做的一些事情，如多次洗自己的手，多次检查门是否已经关上……这个动作带有焦虑性。"

少数家属（5％）考虑到了患者获得**安心**的需要："一系列重复的动作帮助病人感到安心"，混淆了强迫症和**抽搐**（5％），或者强调了障碍的**神经学层面**："一个场景引发一种焦虑（细菌、煤气、检查、灾难），这种焦虑只能通过越来越多、越来越重复、持续时间越来越长，最终吞噬病人生活的动作（仪式）来平息和控制。虽然病人知道自己的强迫念头是没有依据的，到达自己大脑的信息是错误的""一种大脑功能异常，它扰乱了现实，促使人去完成一些具体或心理的非理性动作，它被认为可以在现实中构建一种秩序"。

我们最终发现家属们有诸多的解释模式，但可以看出没多少人理解大脑的生物学概念。66％的家属显然没有意识到患者处于一种真实的障碍之中。76％的亲属不了解强迫症是一种确实的疾病，有着生物学的发病原因，不由意志控制行为，这既不是一种拒绝长大或操控别人的意愿的反映，也不是一种引人注意的企图。76％的家属对疾病的实质没有足够的了解（不是不重视、不关注，而是信息缺乏），而这会变成一种对患者而言有害的态度。如果说5位患者中有4位不了解疾病的运行原理，那他们的亲属也是如此就不足为怪了。没有人应该被指责，但必须立刻行动起来。因此我们建议治疗师就强迫症的定义，即一种被全世界所有健康机构承认的会构

　　成障碍的生物学疾病,对亲属们做一个详细的交待,并鼓励他们阅读心理辅导的内容。尊重患者及其疾病的现实,并不意味着否认患者家属的痛苦,这种痛苦也是十分巨大并且消耗人的。如果患者家属忘记了疾病的生物学概念,猜测是故意为之,去试探患者,其紧张就会加剧,仪式行为也是,这时家属可以确认他们的苦难又加重了。我们应该寄希望于患者与家属共同战斗、对抗神经元而建立起信任,希望他们从意图的评判中解脱出来。而这一切建立在双方都对疾病有很好了解的基础之上。其他的解释理论(心理创伤,对自己缺乏信心⋯⋯)不一定要完全摒弃,但不应使其处于和主要理论(对行为的生物学解释)并驾齐驱的位置。承担对强迫症的治疗有一个分级过程,第一步就是学习如何去管理并疏导(使得不再被疾病完全吞噬),然后才是第二步,探寻可能的维持因素。治疗师也十分有必要建议家属对病人反复强调这个生物学基础,当患者病情发作,不知如何获得安心的时候。

总结

　　最常见的情况是,患者和他们的家属对障碍的起源都有一套自己的理论。一些人解释强迫症的出现是某个发生在童年或青少年时期的创伤性事件的结果。另一些人强调环境对疾病发展的影响:他们所受的教育、家庭的互动关系或障碍的遗传因素。最后,一些人提出类似焦虑、恐惧或犯罪感的情感是强迫症的源头。

　　治疗师需要向家属解释疾病的生物学基础,因为可以确定的是,信息的缺乏或错误的信息,会导致家属与患者束手无策,冲突,以及一些不适用的帮助行为。

家属需要提高的关键在于:

➢ 将强迫症看作是一种疾病,而不是患者性格或意志力差的表现;

➢ 理解当患者做不到与强迫症抗争时,不代表软弱、缺乏意志力或懒惰;

➢ 长期对自己进行心理辅导,即理解造成疾病的神经学机制;

➢ 在患者焦虑的时候帮助他,心里明白他的想法和行为都是荒诞的;

➢ 帮助患者克服被看作不正常的羞耻心理,但也不过分简单化处理而偏向一种完全的放任自流;

➢ 比起焦虑的减轻(短时),更看重完全治愈(长期)。

治疗师始终要注意分析家属是否理解了这些不同的点,该对他们进行系统的解释时绝不犹豫。

第十八章
病人和家属的恐惧和期待

病人害怕什么?

　　超过一半的被提问患者(55％)**害怕他们的强迫症加重,不能过一种"正常"的生活**(20％):"我怕我的病把真实的生活与我隔离开来,怕失去一切:我的工作,我的家庭……""怕永远摆脱不了。怕一直不能治好,一切只会变得更糟""怕有一天把我整个人生都毁了"。

　　患者还说到经常**害怕自己会变成疯子**,或变得不再是自己(18％):"我怕伤害那些我最亲爱的人,变成疯子!""……怕我最后会待在精神病院""怕失去控制,不再是自己的主人""怕变得和从前的自己不再是同一个人,再也不能设想没有强迫症的未来""怕永远治不好,怕那些念头永远不消失,变成疯子,怕看到自己的生活被毁掉""怕精神会异常""怕成为生活的过客""怕这会引发其他疾病(精神分裂症,妄想症……)"。

　　患者关心的问题是强迫症会**对他们的社会、职业、情感关系造成影响**(18％)。他们说害怕:"别人再也忍受不了自己""再也走不出这个疾病,影响到我的夫妻生活、作为母亲的生活""对我造成的严重后果可能是社会隔离""继续糟践我的生命:不能像自己希望的那样好好工作,限制我的社交圈,我的娱乐活动""失去我的家庭""失去我的伴侣"。

患者也可能**害怕自杀**(13%):"强迫症的情况越来越糟糕,以至于到了想自杀的程度"。有时害怕他们的强迫症是**可见的**(13%):"不能控制我的行为,把这种情况暴露在别人眼前""正在实施自己的仪式行为时被撞见""仪式的次数和持续时间都增加,使我在各类活动中受限制。最终也就被别人发现了"。或者害怕引发**抑郁**(2%):"有一天我能走出来吗?而且不只是强迫观念,还有抑郁和恐惧"。

一些患者表现出某种形式的自我和谐:"这不是强迫症,是我自己有问题""但愿我能执行这些侵入性念头",另一些人害怕会**把强迫症传给自己的孩子**:"但我尤其害怕会对我的孩子造成什么影响。"

　　这些不同的观念或想法可能不失为一种力量(展开治疗,对自杀的恐惧,不愿强迫症的烦恼困扰到恋情)。但对于绝大多数患者而言,似乎任何事物都再也不能帮助他们去设想未来。如果带着目标、自我激励有效的话,那么所有患者都已经治愈了。难中之难就是要知道说什么来激励他们,哪些事可以激励他们:许多病人放弃了要孩子或者谈恋爱的想法。某些人坦言他们不再有目标,治愈本身也不是目标,生活的前景因强迫症而暗淡无光,他们看不到有何充分的动机促使他们前进、抵抗焦虑。如果能用病人在意的目标来激励他当然是最好的。如果这些目标变得无法实现,或是让病人觉得把时间徒劳地浪费在注定要失败的事情上,那我们就陷入了困境。怎么办? 不要忘记焦虑的人面对焦虑时,很难对积极的因素加以权衡。也许更为恰当的做法是找出更严重的焦虑来对抗他们的焦虑:治愈是为了不再经历过往的痛苦,不再终身带病,"与疾病抗争,而不是放任其折磨自己20年"。

家属害怕什么?

家属主要害怕(40%)障碍会**越来越严重**:"怕症状越来越糟,他会终身残障"。害怕会**对情感、社会和职业关系造成影响**(36%):"仪式显著增加,对社会生活的彻底妨碍""这对他的社会生活造成了太大障碍""他的社会、职业、感情生活,他的未来被扰乱了"。

家属(24%)还担心**病人过"正常"生活的能力**:"担心如果永远不好,她就无法正常生活""担心那些仪式阻止他享有正常的生活:哪个女人能受得了他这些仪式? 他的孩子们也会是强迫症患者吗?"。

他们也担心强迫症**对他们和病人之间的关系造成影响**(16%):"担心强迫症摧毁了我们的关系""担心他转而反对我。这已经发生过了,那时它将我们分开了""担心症状会持续,会加重,不可逆转,腐蚀他的生活,并彻底改变我们之间的关系"。

害怕患者**自杀**的家属数量不可忽略(12%):"我怕他永远走不

出来,然后渴望就此结束这一生""怕他的强迫性念头或他的困境——神经的疲惫,工作遇到的问题,会把他推向自杀"。或者害怕引发**抑郁**(8%):"深刻的抑郁和一种绝望"。

　　和飞逝的时间进行赛跑,即刻治愈的迫切需要,事实上,一些重要的事情可能会在患者眼皮底下成了患者和家属之间冲突和决裂的缘由中的几个。如果说家属认为这个疾病浪费了无法代替的数年时光,它损害了患者的学业、工作和生活,越来越严重,最后以自杀告终,他们就会给病人施加太大的压力,以至于病人根本无法往前走。那些对未来的预测不是激励,反而让人更加麻木。尤其是,病人似乎只有在与疾病抗争的时候才存在于家人的眼中,仿佛其他谈话主题全都消失了,或者"在这个家里,人们只谈学习!"。最终,病人会说"要相信他们不明白我已经知道了!",而他的家属回答"是的,但显然,跟你说了也白搭,你什么也不做! 你没有意识到眼前的情况!"。这贫瘠无效的对话把本应联合起来的人分开了,打破了信任,把不是最重要的事放在了首位(将学习置于疾病和家庭融洽之前)。回到根本上:患者对家人的期待什么? 提醒他、激励他是为了什么? 这是谈中学会考的时候吗? "督促他努力"是一个好的手段吗? 要相信一直不厌其烦地提醒他要多动会使他意识到事情的严重性。他已经知道了。家人的焦虑不应该再加诸病人。当病人需要帮助的时候就帮助他,除此之外,继续过正常的生活。不要如临大祸,不要过分投入,也不要对时间流逝怀有太大压力。

病人和家属对治疗师的期待是什么？

患者在接受治疗时期待的最主要结果是**止住和/或减轻症状**（57％）。一些患者只想缓解自己的症状："减到每天只有几分钟的检验强迫行为""改善甚至治愈我全部或部分最残障性的强迫症"。而另有一些患者希望完全治愈："但愿我的强迫症彻底离开""绝不想再有这个病！""但愿我的强迫症完全消失，不要再来耗费我的生命"" ……萦绕不去的念头全部消失，可以重新正常地思考"。一些人已经成功经历过一次痊愈的过程："我已经通过 TCC 治愈过一次，我可以治愈第二次"。

家属们在患者接受治疗时期待的主要结果是**止住和/或减轻症状**（29％）。一些人渴望彻底治愈："重复性的动作彻底消失""他的痊愈，负罪感的消除"。另一些人怀着担心："没有明显的改善……情况甚至开始变坏，虽然吃着药"。或更加保守："痊愈是最理想的情况，但我觉得这有点不切实际。我认为，让病人驯服自己的问题并最终能够掌控它，这应该是可能的"。

不应该陷入这样的错误：即希望立刻痊愈，因为这就等于忘了所有疗程都需要时间和耐心。病程演变不是一项挑战，也不是一场比赛，而是在尊重自己以及身体和大脑能力限制的基础之上的一种病情变化。很多患者因为进展速度不如自己的预期而丧失动力，变得消沉。这就需要治疗师去提醒他们及家属，其他患者通常也是如此，也要经历这种"必经的漫长"，也就是接受重复进行这些训练，直到它们变成自动的，接受神经元学习的速度慢于我们的期待这个事实。有时，这么做没有什么进展，可能是因为这个训练不够清晰或不够具体，这意味着治疗师需要考虑一个更有效率的方法。任何一个训练的失败对患者来说都是一个可以换来进步的新信息，就像一剂不起作用的药物会告诉我们大脑是如何运行的。

四分之一的患者期待治疗能给他们带来**生活质量的改善**和/或**焦虑和痛苦的缓解**。他们可以描述自己的愿望："我每一天的生活得到改善/得到精神的安宁、清静/但愿我身心更舒畅，可以过上平静的生活/找回我的自由/注意力得到改善，找回自尊，少些抽象的意念"。他们关注的已不仅仅是简单的症状消失，他们想要"活着"："痊愈，重新获得幸福，再次成为我自己。重新活着""有渴望，有欲望，没有执念，少点焦虑。不再受苦。活着"。

除了症状上的缓解，家属（11％）也希望患者获得更好的生活质量："但愿她能活得更好""但愿她重获自信，找回活着的乐趣，微笑，能变得幸福""学习带着强迫症生活，度过强迫症的'障碍'阶段，重获信心""只希望强迫症发作的频率能减少，让她过更'正常'的生活"。

　　人们看的是消失的东西，而不是留下的东西。家属通常被强迫症困扰，希望它们立刻完全消失，常常忘了强调积极的方面，而只关注消极方面。治疗师可以建议他们多想到进展情况："看，你再也不做这、这和这事了，你气色好多了，你爱出门了，你见朋友也比以前勤多了"这比"虽然好些了，但你还在做这、这和这仪式！"更积极。

许多患者（21％）强调了再次**融入社会**的重要性和**变回"正常"的意愿**："有正常的生活，能够像其他人一样活着，少被这类奇怪的念头折磨到焦虑""不要再和我说，如果有人看到我，会把我当作一个'傻瓜'""有正常的生活,像大多数人一样过日子"。

四分之一的家属(21%)希望进行治疗可以**减轻焦虑**和/或使患者可以更好地**融入社会**:"但愿他回到从前的社交生活和个人生活,内心更安宁,家庭关系更亲密真诚,但愿他有一天可以幸福""回归家庭、职业和社会生活,不要日复一日受强迫症的折磨,至少对于家属(孩子和丈夫)而言"。

对于治疗师来说,判断这21%的患者是把他们融入社会的愿望变成了一种对抗强迫症的力量,还是会被这永恒又日常的不正常的评定慢慢杀死,这一点是值得关注的。认为自己不正常的印象会伤害自尊,助长抑郁,阻碍治疗的成功。治疗师可以建议家属不断对患者说:"你有强迫症,这是一种常见病,这是由于神经递质没有正确地完成它们的工作,但这不会使你成为一个疯子!你觉得自己是一个疯子,是因为你看到自己做一些不想做的事,但这是神经元的错。当你患肌腱炎的时候,你的肌肉也不工作了,并且会不由自主地颤抖,而你其实想做运动或者一个准确的动作。在得肌腱炎的情况下,身体也会做一些不由你做主的事,但你一定不会说自己是个疯子。这是一回事。你的力量在于动员所有的能量去对抗。"

少数患者希望能**被理解和倾听**(5%),和学习**控制**自己的强迫症(2%):"控制我的强迫症,并让它们慢慢退化……从病痛中恢复"。一些患者提到了针对障碍**神经学层面**的作为:"希望被治疗的是我的强迫症,而不是抑郁,希望信息可以流通,而不是一直封锁在我的大脑里,希望有人理解我的痛苦,因为我是清醒的"。没有人本能地说期待的是治疗帮助自己了解障碍的发病原因。一些家属（11%）希望患者的跟踪治疗可以让他**对强迫症及其发病原因有一个更好的了解**："了解发病机制和有关强迫症的其他信息"。少数家属（4%）认为如果跟踪治疗能让患者感到**被理解和倾听**，那么就是有益处的。他们同时也希望治疗的进行可以让他们**和病人之间有一种更和谐的关系**："和她关系更亲近，讨论不会变成争吵""对障碍的一些解释，一些针对总体治疗方案的具体建议，一种不同于药物治疗的模式"。一些家属对患者接受治疗的效率持怀疑态度："他的治疗，据我所知，已经成为他强迫症的一部分了。15年来他只见到同一位治疗师，一直去 CMP……"

总结

患者和家属主要害怕障碍症越来越严重，以致无法过一种"正常"的生活。患者也表达了自己的恐惧，害怕变成疯子，加入"精神病人"行列，遭受所有针对这一群体的负面偏见。他们十分关注这对自己社交、职业和爱情关系带来的影响，这种影响可能会到造成社会隔绝的程度。家属尤其表达了害怕强迫症毁了他们和患者的关系。一些人也提到了强迫症对性格产生的负面影响，这会使患者产生抑郁，最严重的情况会造成自杀。大部分患者不惜很大代价来保守这个秘密，害怕被别人发现。

重要的是，患者和家属能给痊愈以实践，要有耐心，相互信任，理解任何疾病都需要时间，而这和惩罚、完美主义、批评或谴责、价值评判，或认为自己不正常的感受是无法共存的。

第十九章
决定去治疗

病人是如何遇到治疗师的？

平均而言,患者说自己在开始治疗强迫症前会咨询 3—4 位医生。他们大多是通过自己的全科医生认识治疗师的(30％)。也有很多人自己在黄页、互联网或其他阅读渠道寻找(20％),或通过口口相传(17％)了解该向谁求助。AFTOC 让 13％的患者找到了专业医生。11％的患者在医院或非医院机构(医院、急诊、CMP)专业医生的指导下获得了治疗,11％转到了心理医生或精神科医生那里。最普遍的情况是,患者将他们的护理过程描述为个人化的(40％),而这种护理方式可能是家人(30％)或者自己和家人共同(30％)创造的。

患强迫症的病人通常对自己的症状感到十分羞耻,因而不愿提起。事实上,将近三分之一(32％)的患者提到了**恐惧**和**羞耻感**:"我认为这太荒诞了,以至于根本不可能和家庭医生讲。而且直到不久前我还不知道可以就这个情况咨询医生""要吃一些会留下长期后遗症的药物,让我羞耻和害怕……"。这种害怕还可以直接和强迫观念的主题联系起来："害怕治愈,因为如果我治愈了,就会发生什么事,所以是强迫症"。

18%的患者不知道该**向谁咨询,向谁求助**:"我不知道该看什么医生""我不知道该咨询什么人,也不愿咨询在网上找第一个精神科医生"。

一些患者(14%)**拒绝治疗**:"我不相信治疗""对我来说最好的治疗方法是一位专业精神科医生和/或一种 EMDR 疗法,但费用不允许我接受这种治疗方式,所以不得不转而求助一位心理医生,这让我产生心理障碍……那一天我拒绝了药物治疗"。

专业医务人员起了至关重要的作用:"虽然症状显而易见,我的父母总是否认我有强迫症。是在一位精神治疗专家的帮助下我才用了强迫症这个词语……"

家属想象了一些可以阻止患者进行治疗的理由:患者可能会评估自己的强迫症并没有那么严重,"因为产生的**障碍严重性**还没有大到需要引起那么大的重视"。出于**动力**的缺乏:"他没有强烈的意愿(是他自己的原话)去开始一段治疗"。由于缺乏**判断力**:"他说没有必要,他所做的事情都是符合逻辑的,并且其他人也应该像他那样做"。因为害怕他人的**评论**:"怕被看作傻子"。

我们建议要重视这些因素:拒绝治疗,缺乏动力,疾病对日常影响轻微,害怕他人评论,缺乏判断力。因为这些都会阻止前进。

➢ **拒绝治疗**:或许和病人商量,先由一个无药物的治疗(为了尊重他的意愿)开始会比较容易,然后,在治疗的某个时期,如果他自己感到有些困难,那么在他本人同意的情况下,增加一些药物。一般来说,患者会同意的,因为治疗已经有了一个开始，并且双方有了某种和解。

> **缺乏动力**：为什么迫使一个并没有太大痛苦的人去治疗？因为可能会越来越严重？诚然，但我们知道对癌症的恐惧并没有阻止任何人去抽烟，对交通事故的恐惧也没有真正阻止人们开快车。所以，这是一项不得不接受的妥协：这是一个事实，只要人们在日常生活中没有严重的障碍，他们就不会去治疗。我们建议阅读治疗协议的相关部分，这种缺乏动力，如果不是由于障碍程度较轻，可能通常是因为家属大量参与到仪式行为中（这会让患者自己不需要处理太多的强迫症状）。

> **缺乏判断力**：怎样说服一个人他生病了，并且他的想法是错误的？不可能！在这种情况下，我们唯一的力量在于等病人的障碍性严重到令他自己意识到这个问题，同时鼓励家属给予病人更多的关爱，而不是用令他反感的各种信息去轰炸他。我们建议家属阅读治疗协议的相关部分。

> **害怕他人评论**：我们建议家属对病人说，可以带他去见一个人，"这个人一天到晚都在做这件事，对此已经习惯，他和强迫症患者协会一起工作，他（她）十分清楚这个病的不容易。有了他（她），你就进入了一扇打开的门，他（她）对这个病了然于心！"。我们也建议阅读一下心理辅导的部分，以便从生物学角度解读这种疾病。

家属在治疗过程中的位置？

将近一半的被问到的家属会陪伴患者进行治疗（47%）。大部分陪伴治疗的家属是来自同一个家庭的(94%),和患者住在一起(76%)。

因此,76%的患者可能潜在地有这样一些家属,他们对信息缺乏了解会对病程演变产生有害影响。我们理解在多大程度上周遭的人会对疾病的痊愈或抵抗产生核心作用。

大部分见过承担患者治疗任务的医务人员的家属都对这些会见表示满意(76%),并且通常感到自己**被理解**和/或对治疗师感到**信任**。然而,众多家属(80%)却因**缺乏关注**和/或**信息不正确**而苦恼。

这是一个事实,许多治疗师不知道或者不想告知或应付家属,有时可能认为患者才是首要的,因为他才是得病的那个人,或者"治疗是一个为患者保留的空间,家庭不需要牵涉进来",或者仅仅是因为治疗师不知道该对家属说什么,因为针对精神科专家或医生的大学教育并不包含这一块。我们认为,治疗师了解这一章的内容是至关重要的,由此能更好地帮助他们所遇到的家庭。我们也希望那些还未找到有能力的治疗师的家庭,可以在这本书中找到一些他们需要的信息。

那些没有陪伴患者的家属被问到时说得最多的是他们觉得自己**没亲近到**可以来陪同治疗(29%)。不到四分之一的家属(21%)解释说患者不愿意接受治疗:"他不想进行治疗"。有时和错误的判断相关:"他不愿咨询医生(他认为自己没问题!)"。

家属们还说没有陪同是因为患者**没有提出这个要求**:"他没有明确向我提出来"。然而,一些家属似乎已经迈出了第一步:"他从来没向我提过,但我已经陪他去参加了一个 AFTOC 的会议。"另一些家属表示没有找到自己**在治疗过程中的位置**:"因为这是一个个体的、私人的治疗过程"。或者不知道怎样找到自己的位置："……如果她向我提出来，为什么不呢"。

家属（14％）还提到了地理距离和/或**患者不想被陪同的意愿**，一些人对此表示遗憾："我很希望并且提出要陪同她，为了我们夫妇俩，为了能和其他受强迫症之苦的夫妇聊聊，为了从专业人员那里了解到我可以用什么方式保护我们夫妇俩，也为了得到一些常规的建议。但提出拒绝的是我妻子。"

而超过一半（53％）没有见过专业医生的家属本来也希望参加病人的治疗："为了了解他的病程变化，知道怎么帮他解决问题""陪伴可以加深相互间的关系"。家属们表现出想要获得更多信息以便**更多地以个人或集体的方式参与治疗**："我更想知道怎样陪伴我的妻子，而不是靠自己体验""掌握更多关于病程变化的信息，获得各类协会可以提供的帮助""在外省有哪些有效的治疗手段（交流小组）？""参加一些对生活在强迫症患者身边的人有帮助的讲座或活动"。

家属们希望可以得到一些具体的建议，来帮助病人，也使他们自己更好地和强迫症相处："了解疾病，提供一些工具，如果有的话，来帮助病人""当我们了解他的问题和进行中的治疗过程时，我们可以提供更好的陪伴，也能更好地和这些问题共处"。

家属是否应该等患者自己提出陪同的要求？他们应该在咨询时强行在场吗？这是一个棘手的问题。通常患者会感到羞耻，不希望别人听到他障碍的详情。或者此时患者感到自己是透明的：人们在他面前谈论他，就像他不在场一样，这令人极不舒服，有种被贬低的感觉。看来我们需要回到出发点：所有人都应该在尊重的原则下联合起来对抗疾病。如果一些事情需要保持私密性，患者可以要求家属离场。但如果家属不能参加医生治疗的某一部分,他们想要正确地帮助病人就变得很难。因为他们就是在治疗过程中了解疾病及其构成,搜集宝贵的建议。强迫症和糖尿病是一样的:"如果患者突然陷入昏迷,家人该做什么? 如果他们对疾病一无所知,对怎样反应没有接受过任何指导,病人可能会长时间躺在地上。"这是一场和患者、他的家庭和治疗师都相关的讨论。

一些家属对治疗抱有一种批判的眼光:"治疗手段太过于依赖药物了。我更希望转为一种非药物的治疗方式,并且不那么倚重认知素质测量表。"

诚然,仍然是病人来决定是否服用药物。如果某些家属有过一些不好的用药经历(自己个人或者认识的人),这是他们自己的故事、自己的"创伤",这和患者无关。家属的迟疑不能剥夺对患者而言可能很珍贵的帮助。一些人对药物怀有过于激进的观点,且没有意识到自己这种立场的严重性和给患者带来的消极后果。药物通常是必须的。TCC 治疗强迫症,如果是一位抑郁患者,就不会带来任何结果。其次,显然治疗强迫症最好的方法是药物+TCC 联合,患者和家属可以思考一下不建议进行 TCC 治疗的情况。是治疗师对疗法不看好?还是他认为患者目前的情况太不稳定,还不能进行 TCC? 这一点需要所有人头脑冷静地进行思考,并且这是一个科学问题,也就是说要摒除一切教条主义。

总结

患者不进行治疗,主要是因为对自己的症状感到羞耻,但也由于不知道该咨询什么专业机构或者人员。小部分人提到了缺乏动力,拒绝治疗,或者认为障碍还没有严重到需要进行这样的治疗。

　　众多家属在寻找自己在治疗过程中所处的位置时也遇到了困难。他们表达了想要参与的意愿,但通常会等待患者明确地向自己提出治疗中需要陪伴。家属们明白地表示他们需要一些具体的建议,但似乎通常会遭遇护理方没有回应的情况。

第二十章

痊愈！

治疗师，是时候进行心理辅导了！

大部分患者（60％）渴望获得更多的信息。一位患者十分愤慨："就是说我们什么信息也得不到！"患者考虑的主要是**治疗**（36％）。一些人想知道该向哪些专业人士咨询且如何辨别："我们可以得到治疗的地方，治疗过程，治疗强迫症的专家的名字，精神治疗专家名单，可以治疗我的强迫症的机构或医生的地址。"另一些人似乎已经对不同的治疗模式有一定了解，提出了一些更专业的问题："关于一套完整治疗的信息（TCC＋传统精神分析＋催眠或医疗催眠混合模式）""强迫症还是强迫性神经官能症？ TCC、精神分析、EMDR，哪一种是最好的治疗方法？""哪些治疗联合才能作用于多种病症同时发作？"

患者希望得到更多关于**发病原因**（31％），"为什么我会有这东西？该怎样摆脱？"和**治疗**（22％）的信息。只有四分之一的家属认为对发病原因足够了解，"主要是基因和遗传因素"，17％认为对发病结果足够了解。

　　另一份患者(17％)调查问卷可以由这两个问题得到概括：**我们能痊愈吗？**"彻底痊愈是否可能？""得病人数和彻底治愈人数的百分比是多少？"和**怎样痊愈？**一位患者希望可以得到一种心理教育支持："一本可以放在家里的小书，里面有独自在家治愈此病的方法。"

　　另一些患者关注的是目前的研究现状(8％)和/或希望得到一些**患者的亲身经历**："一些曾遭受强迫症，后来治愈的人的亲身经历"。患者也证明了对大众宣传普及这种病症的重要性："非专业人员对此病的认识，这种目的指向的行为"。少数人希望得到更多关于诊断(6％)和结果(3％)的信息。

　　有一点是十分惊人的，真正显示了在法国，人们对信息缺乏了解，虽然有如 AFTOC 之类的病人协会的巨大努力，媒体的努力，众多治疗师几十年来不懈的工作，以及互联网的力量：**大部分病人不知道何种治疗对强迫症有效，"我不知道什么有用"！只有13％ 的被问到的病人认为摆脱强迫症最好的方法是进行 TCC。**少数患者(4％)认为可以受益于药物疗法和/或对发病原因的发现，"知道它从哪里来，为了什么原因，但我认为，这还不够"。

　　一位患者提出了一个非常有益的意见，即我们这些治疗师可以在自己的小组中加入抗强迫症队友："为什么不让一个已经摆脱强迫症的人带来一些帮助呢？"他于是建议一些已经痊愈的患者可以成为其他患者的"教练"，和他们分享自己的经历，与 TCC 平行推进(或者穿插在 TCC 中)。这种治疗方式类似于一种**新老病人之间的监护制**，就像一些匿名戒酒协会可能存在的管理制度一样。根据经验，我们发现曾经的患者的经历比治疗师的言语对新近患者的意义要大得多(治疗师通常被患者认为是专家，但没有直接遭遇过他们的那些经历和痛苦）。请一位老患者时不时地给些建议可以成为一种非常有效的辅助治疗方法。

　　保持希望吧，情况也不是灾难性的，很多治疗师都是非常有责任心的，他们的工作似乎也得到了好评：大部分家属认为获得了足够的关于症状（75％）和诊断（58％）的信息。一半人就治疗掌握了足够的信息。但病人和家属不愿就此止步：很多人提出疑问"这真的有效吗？"或者希望"一种对治疗的更大推广"。四分之一的人自认为对治疗有足够了解，其他人在思考"怎样说服一位强迫症患者，告诉他需要接受专业医生的诊断，并进行治疗？"

家属：病人对你们的期待是什么？

　　所有接下来的部分都是针对那些本能地去阅读这本书的家属。治疗师把书给家属看，或许是因为他们认为患者周围的人需要一些指导行动的工具，它也可以充当一份调查资料，因为一些治疗师想要了解患者和家属之间是否在日常生活中发生过困扰，却又无法在咨询谈话中了解到。

　　患者主要认为家庭所能提供最好的帮助方式是：

- **理解**并**支持**他们："支持他，**不要在实施强迫行为时帮助他**""无论发生什么都支持他"。

- 带着同情心和他们**说话**，**倾听**他们（31％）。他们如此形容这个方法："分析并且告诉他，他**不是唯一**得这个病的人，但他是唯一能决定自己是否能痊愈的人。陪伴病人左右，找到合适的语言，尊重他的强迫症，试着让他进步。"

- "在取得进步时**鼓励**他们，**激发**他们的动力，给他们带去**支撑**

和一些可实现的建议",不要大惊小怪。

■ "承认他的障碍,理解他的痛苦。"

■ 对于27%的患者而言,所谓帮助就是**陪伴他们进行种种咨询**(通常是一位精神科医生或"资深"的心理咨询师)。他们如此表述:"**带领**我去求助医生。这是我所愿意的事,如果我的家人和朋友想到这一点的话""应倾听他的需要,理解他,对他说他一直是正常的,让他安心,陪在他身旁,建议他尝试一些全新的活动,如果这份支持还不够,那最好去咨询一位能深入分析他的情况以更好帮助他的**资深人士**"。

■ **不要评判**或令人产生负罪感:"倾听他,但不要进行评判,要知道这不是一个逻辑问题,而是一种没处理好的焦虑""不要令他产生负罪感,鼓励他的进步,关注病人的品质和品格,以尽量避免使其丧失自信,在他实施强迫行为时不要打断或者阻止他(例如,对清洗强迫症患者藏起肥皂),如果他的焦虑太过严重,避免所有的谈话都围绕强迫症""不要嘲笑他所做的事"。

■ 患者希望能有一个**不令自己感觉被标签化**,被归为"疯子"的环境:"不要把他看作一个疯子,赞美他,让他更有自信,尤其不要强加给他一些规则和限制,令他不快""不要评判他!不要说他是疯子,不要嘲笑他的强迫症,尤其要鼓励他去看专家,并且强调这不是他的责任,不要让他产生负罪感"。**家属们应该以强迫症的生物学假设为出发点。**

■ 患者们指出在**治疗期间拥有支持**的重要性,以便在治疗规则的遵守和TCC训练的实施过程中获得帮助。

■ 病人们(7%)强调**遇见其他病人**的重要性:"见见那些成功摆脱强迫症的人""更多的信息,全面的治疗,和其他患强迫症的人聊聊"。这样,患有同一种强迫症临床亚型的患者可以在治疗过程中组成一个整体:"让同一类型的强迫症患者组成治疗小组,和有同样困扰的人聊聊,相互理解各自的感受,这是有益的,因为讨论是有好处的,但人们害怕谈论。"

根据我们治疗师的经验,我们增加以下几条:

■ 关注开出的药物治疗方案,帮助病人严格遵守。确保医生了解并同意有关治疗的任何改变或问题。家属同时也是药物反应的重要观察者,他们的观察可以为治疗师提供帮助。

■ 强迫症是一种疾病,而不是患者性格的反映或者患者的花招手段。病人不是强迫症的同谋,而是强迫症的受害者! 家属、患者和治疗师组成对抗强迫症的联盟。

■ 仪式行为是一种无法抗拒的需要,它的激烈和强度是很难被理解的。认为这是意志问题,需要"咬紧牙关"抵抗,这种想法可以抛弃了。大脑化学是十分强大的,正因如此强迫症才是世界第四大精神疾病。

■ 家属应该重视行为协议,不在仪式行为中帮助患者。即使这会导致他3小时的额外发作,家属们也必须逐步地拒绝做这些,否则任何好转都不可能发生。

■ 如果某位亲属感觉自己无法产生同理心和同情心,没有耐心,无法阻止自己去发表一些负面的评论,这不要紧——他最好还是完全退出治疗过程。每个人都有自己的脾气,这无可厚非,与其没有耐心还坚持协助,不如让患者单独跟随治疗师进行治疗。

这些建议是非常重要的,因为我们的调查显示,只有36%的家属认为和患者**谈话**并且**听**他们倾诉是有益的,只有32%认为尝试去**理解**和**支持**患者是十分重要的，24%**陪同病人参与咨询专家的一系列治疗过程**，12%**在治疗过程中一直支持病人**。

只有8%的家属真正明白**详细了解强迫症发病缘由**和/或在治疗过程中重视它的重要性，一些人将自己看作**协同治疗师**，甚至就是治疗师。4%的家属提到了**遇见其他病人**的必要性。

在这里我们看到还有许多的工作要做，才能令家属理解自己的作用、角色，并且知道怎样才能做到最好。

家属：做什么？[1]

管理暴露训练

在陪患者参加暴露训练之前，每个人都必须非常清楚训练的目的以及完成的方式。没有意料之外的惊吓！没有超预期完成的尝试！我们不要求"努力一把"，"动一动"。训练要严格按照在治疗师办公室里决定的内容完成，最大限度地尊重患者在几小时或几天前接受完成的内容。

我们不应该利用体力去强迫、在生理上控制病人，说他不作任何努力，或者"畏缩"。家属的出现，是为了时刻提醒病人他们有怎样的目标，就好像他们拿着一页纸，不断重复强迫症的生物学起因："不要忘了你在和血清素对抗！"

如果患者感到痛苦，必须立刻设身处地去安抚他，让他恢复积极性："我知道这对你很难，但记住，你对这一切了然于心。焦虑模

[1] AFTOC, J. M. Timmermans, A. De Gregorio, E. Hantouche, 2005；AFTOC, E. Hantouche, V. Trybou, 2009.

糊了你的思路，但这一切都在你的大脑中，你知道的，不要被你的前额叶所欺骗！几年来它一直在对你重复同样的内容。这令人焦虑，但一切都是化学反应。"

处理焦虑危机

这种情况下已经不必迫使患者继续训练，而是保持一定的距离，帮助患者专注于自己的呼吸（缓慢呼吸，而不是大口换气）。应该倾听患者的需要，问他害怕什么，他有什么样的侵入性念头。我们将批评、不快和失望放在一边。我们要鼓励患者，对他重复大脑的生物学原理，对其进行心理辅导。永远不要回答"危不危险？"或"可实现/不可实现"这样的问题，因为这是一种确认（所以是一种仪式）。家属嘴上只应该有一个回答："血清素！"当患者已经很好地获得"血清素"这个回答，这个家庭将开启第二阶段：完全不回答任何问题。

当患者因为焦虑而失败时，家属应该立刻重新给他信任，提醒他已经取得的进步，告诉他谁也没法一次成功，必须保重身体，量力而行。我们可以暂停一下，让患者的焦虑减轻。休息过后，需要问患者是否想要继续，"因为不在一次失败后放弃是值得尊敬的"，但这只是一个简单的建议。患者是接受还是拒绝这个提议，是完全自由的。不管怎样，做过一次训练，即使失败了，也已经比待在家里回避一切要好。

不应对病人和其他强迫症患者进行比较，除非是为了告诉他比预期进展得更快。我们须避免施加康复的压力，因为这会导致患者对自己的表现产生焦虑，一种紧张和对失败的害怕，而这会增加仪式行为。只有耐心才能获得病情的好转。

患者经常提到,他们的家人不知道完成一个训练到怎样的程度会引起焦虑。同样,一个训练对家属来说极其平常,但对一个病人来说是一种焦虑。承认一些"轻微"的进步是十分必要的,并且能鼓励患者继续尝试。须对成功进行强调、称赞,甚至对完成一半的训练也表示满意,因为正面的评语是一直需要的。强调积极面是一切辅导的基础:如果过于严厉和刻板,或者只指出失败,那么最终什么也不能获得。诸如"真不错!你还没做到持续两小时不洗手,但你已坚持了一个半小时,和几周前比已经相当了不起了!"的小小评论对病人来说是一个强大的动力。

强迫症消耗所有人的神经,所以必须注意防范一些恶意的话语,它们可能一时会让神经平静,但会使本来在几周的时间里可以建立起来的东西退化。

行为协议:逐步不再参与仪式行为

家属会逐步完全停止在仪式行为中的帮助。不带攻击性和厌烦情绪,他们会对患者解释,仪式行为是一些会使疾病持续和发展的危险症状。他们拒绝自己成为他的毒药,拒绝有意识地助长他的疾病:"我理解你的病非常痛苦,但我不能允许自己去为你做这些仪式。我不会一下子全部拒绝,否则对你太粗暴了,但我会逐步地从这些年来我一直为你做的仪式中撤出来。"患者和家属之间经协商制定 2 张表格,一张列出对患者管理焦虑情绪来说仍然必要的仪式(家属目前必须继续完成),另一张列出患者为了重新找回自由而接受家属不再为其做的仪式。这份协议应该是充分沟通、耐心和理解的产物。操之过急和过于激进都会导致错误。

充分考虑到上述几点，患者和家属需要坐下来，开始协商：

■ 哪些是病人能逐步实施、可实现的改变，以宽慰家人？怎样才能在做一些仪式的同时又不对同一屋檐下生活的其他人造成影响？哪些是家属还要继续进行一段时间的仪式，因为病人感到自己无法避免？

■ 哪些是家属可以采取的有助于康复（非仪式行为！）的行为？哪些是病人期待并且有助于恢复的态度？

如果家属和病人没有理解以下几点，协议就会失败：

■ 不应该参与病人的仪式和回避反应。

■ 不能批评病人，因为这会让人失去积极性，加重仪式行为。

■ 需要携手共进，因为这是一种共同的苦难，没有人独占这份痛苦。

任何协议都应该以渐进、温和的方式实施，任何粗暴的改变都会引起极大的焦虑。

如果患者和家属正在接受治疗，这份行为协议可以在和治疗师的谈话过程中实施。如果是没有跟随治疗师进行治疗的家庭（因为患者拒绝任何帮助，否认一切），那就需要家属来实施这份协议，"因为能够平静地在自己家里生活是我们的权利，就像我们不阻止你去做仪式行为是你的权利一样。但现在我们需要达成一致，因为这一切持续得太久了：你做所有你想做的仪式，但不要妨碍我们。"

拒绝护理或否认强迫症

根据 AFTOC 的电话访问，20％受强迫症之苦的人对他们的疾病持否认态度,阻止任何治疗,让他们的家庭处于一种绝望和疲惫的无能为力之中。

一般来说,这些病人找到了一个技巧:他们安排自己的家人帮自己完成一部分仪式,因而不用忍受这种障碍。对于另一些病人,则是害怕被当成"疯子",为自己是病人或和别人不同而感到羞耻,认为没有人可以帮助自己,怕投身治疗却不成功,害怕必须接受药物治疗,怕治疗过程承受过于强烈的焦虑,幻想强迫症会随时间消失,幻想不需要任何人帮助就能独自摆脱病痛。

在青少年那里,主要是类似于他们可以独自摆脱病症,无需帮助的言论,因此他们不去治疗,或者即使有治疗也不真正参与。

总体而言,面对否认疾病的态度,家属并没有很多办法:首先必须接受不强迫病人去治疗,不让他产生负罪感,不对他说时间流逝,他在浪费生命。不管怎么说,这已经是一个僵局,所以必须换一种方法:展示情况的严重性不会奏效。总的来说,永远不要陷入急迫和夸张化:不断地对病人说强迫症,夸张地说他浪费时间,浪费生命,让所有人担心,让大家有压力,必须照顾他。这会进一步强化病人的拒绝心理和焦虑感。

我们不再烦扰病人,不再为他担心,显然,我们重新开始正常的生活,而不再围着病人打转。这不再是一个以病人为核心的家庭,而是一个照常生活的家庭,而病人则在自己的角落里处理自己的疾病。该吃饭的时候就吃饭,而不是等着病人过来上桌;按时去上班或看电影,不会为了等病人而迟到;如果他在规定的时间没有准备好,我们就不带上他,善意地告诉他"我们不阻止你去做这些仪式,但我们该走了"。这不是惩罚,也不是指责,只是事实。一些实用原则,如接待朋友、卫生间的使用时间、客厅座位的使用,都应该清楚地写入行为协议，并逐步在病人可以准备好的时候开始实施，不可贸然开始。

这让病人意识到，当家人不再那么小心翼翼，不再为他的生活提供那么多方便时，这让他减少了很多出行机会，仪式行为占据了他很多时间，对他的快乐造成了影响，于是他才真正意识到疾病的影响（一个人吃饭，"全家都去电影院了，除了我，因为我从卫生间出来得太晚；早上父亲也不再等我了，所以我只好坐公交车，迟到了校长就不高兴"……）。只有这样才能让病人意识到问题。同时，家人还是要一直对病人表达自己的爱，表达他们一贯的支持，如果有一天他愿意去咨询的话。

受强迫症困扰的人需要面对这样一个事实，即他的病会阻碍他的需要和快乐，而只要这些仪式由家里的其他成员帮他完成，他就不可能得到满足。如果家人在各自的空间里过自己的生活，不再按照病人的需要进行，那他就会回到得不到家人援助的状态，就会意识到自己真正的障碍。

对家属来说最残酷的是必须抵制自己想要替病人完成仪式以"缓解"其痛苦的欲望和无私感情，因为害怕被认为不善良，也为了少忍受他的哭喊和愤怒，因为再也受不了他的泪水和悲伤的脸。家属不应该去做仪式，一点也不！这是一切改变的基础，因为就是整个家庭对仪式行为的参与导致了患者对疾病的否认："既然是我的家人替我完成强迫症，为什么要我去治疗？只要我一喊，他们就替我去完成。"

如果受困强迫症的人对学着控制自己的症状没有积极性，家属的行为就到此为止。换言之，如果他的症状更多打扰的是家属，而非其本人，这就没有办法了。很不幸的一个事实就是，一些病人只有等到病情严重到完全无法忍受才会寻求帮助。看着我们所爱之人忍受痛苦非常残酷，但除了上述建议，没有其他的可能性。然而，家属也可以自己求助专业的医务人员，以解决个人的痛苦和无力感。

处理挑衅、要挟或者自杀威胁

强迫症患者拥有千百种计策来获得一个问题的答案，获得一种确认……他们改变问题的表达方式，用无辜的眼神看着你，或者变本加厉让家人内疚，泪流满面，哭喊着："不回答我，让我处于这样的状态，真的太过分了，如果得不到肯定答复，我会整晚不得安生，你们根本不在乎这一点！"父母会被指责传递了坏基因，对生病的孩子漫不经心，不理解他真实的痛苦……让人产生负罪感是有用的，因为患者知道家人对此是敏感的。

患者感觉自己的家人会屈服于压力，大脑就会传递焦虑和冲动，大概大脑知道只要施加压力，它就能得到自己想要的：仪式和确认。同一群病人说他们不会允许自己在学校同学、工作同事或陌生人面前这么做。这让家属在心里感到被愚弄或虐待。这是家属的过度善意、底线和坚定立场的缺乏，导致了病人在不同对象面前的不同行为。

如果家属很好掌握了此症的发作原理，尤其是强迫症的生物学基础，他们就应该回答这是强迫症，而且就如我们所说，不介入仪式和确认环节。然而怎样才能在保持坚定立场的同时不引发公开的战争？

言语暴力和有时的肢体暴力是由于家属不够坚定，最常见的是他们非常担心,掌握信息又少,因为他们害怕被患者怨恨或后者自杀。家属的这种态度加重了患者的病情,因为此疾已没有任何限制,它时时处处会冒出来。如果约定了家属为病人好而改变态度,而病人自己也同意,那这一点就必须写下来并执行。家属需和病人一起,商定在遇到要挟的情况下该怎么做,如何回答。

我们对家属的期待,既是为了帮助病人,也是为了保护他们自己的自由,就是不要在各种轰炸面前屈服:"你是病人,你可以哭泣、喊叫、威胁,让别人内疚,但你知道你不会对其他人做这些,你的焦虑在面对陌生人的时候更容易控制。你心里明白,这是因为你的家人太好了,永远不会离你而去,你就给了自己放任的权利。如果你想要取得进展,你是否同意我们给你的家人一些办法?办法就是从今天开始,他们有权利拒绝安抚你,拒绝为你做仪式行为。你的家人唯一有权利对你说的就是,不断重复血清素的病理。而你的家人为了弥补,会告诉你这是你自己同意的。这项协议不允许任何例外,否则,你知道的,你就会钻各种空子。"如果这份协议没法在和治疗师谈话期间制定,可以选择在某一天,病人心态平静,并且可以头脑冷静地和家人讨论如何取得进展的时候制定。里面应当包括所有家属因病人需要而仍然接受去做的事,和所有病人接受家属拒绝的情况。这可以避免下一次发作时回到协议上抠字眼的情况发生。

一位家属坚持一个星期不让步,是在告诉病人,有一些底线是不能逾越。患者就会意识到坚持也没有用,他不可能像前额叶指挥的那样奉行那么多仪式,这就不会强化病情。如果家属怀疑自己抵制的能力,而患者又发现了这份怀疑,这就又回到了起点。

患有强迫症同时又患有环性心境障碍的病人会有更大的冲动

倾向和自杀风险。这就是为什么，患者在场的情况下，家属和治疗师对于家属需要回答什么必须十分清楚。患者也需要参与进来："如果你说你明白自己的暴力和眼泪是由于父母的过度容忍和软弱，是为了可以实施仪式行为，但你又无法在情感上控制自己，那我们就必须知道该如何建议你的父母。如果你从心底认为你是真的有可能实施暴力行为或有自杀企图，你就应该接受家人对你的保护和即刻进行精神治疗的劝告。因为你的安全是我们所有人的首要考虑。如果你认为这更是一种为了做仪式而进行的要挟，而你既不会实施暴力也不会自杀，你是否同意现在向你的家人保证，他们对你的拒绝不会导致一场自杀？"家属不一定有很大的操作空间，所以必须把障碍都排除，然后问患者本人，在病情发作的时候他对家人有怎样的期待。这样，当患者在不情愿的情况下被送进医院时，能避免一种被背叛或抛弃的感觉，避免真正的自杀企图被误解。如果一场这样的谈话不能在治疗师在场的情况下发生，那也应该在家里冷静地进行，家属应坚持这样一个事实，即他们的态度首先出于对患者的好意，他们真的非常想知道可以做什么，而这要根据患者的需求和意愿。

考虑到家属的疲惫

和一位强迫症患者住在一起是一种极其困难的经历，而人们一般很少关注家属的痛苦。他们的行动自由被病人的仪式阻碍，他们的神经长期经受严峻的考验，他们必须一直在场、有耐心、有空闲、从不发火、做这做那，而且几乎被默认的是他们不可以抱怨，甘愿接受牺牲："生病的人不是你，所以克制一下吧！"

　　只把聚光灯对准病人，而不顾对家属的伤害是错误的：所有人都在受强迫症之苦！家属的痛苦、他们的疲惫、他们的厌倦和泪水，太容易被忘记了。然而，如果想要最大限度地帮助强迫症病人，也必须关注家属的心理健康，他们将充当护理人员和全天候的吊球[1]。

　　家属要经常去询问患者治疗师的建议，试试放松疗法，必要时治疗抑郁或"疲惫"（burn out）。家属如果没有得到必要的建议和信息就会迷失，并且一定会抑郁。治疗师应该将这个因素纳入考虑，永远不要忘记请家属参加治疗谈话，或有时邀请他们单独会谈，以增加他们对疾病的了解，给予他们建议，有时评估他们的抑郁初期症状。

总结

　　患者希望从治疗师那里获得更多的信息。他们希望更好地了解强迫症的起因、治疗、痊愈的可能性及方法。家属也需要掌握尽可能多的信息，才不会产生对患者病情转变有害的态度，或者不至于无能为力。

　　患者和家属认为，要帮助一位强迫症患者，首先应该理解他，支持他，和他说话、倾听他，陪他去看咨询专家，然后在治疗过程中支撑他。他们强调不评判患者、不让他产生负罪感的重要性，避免他感觉自己被打上了烙印。家属表达了想要以协同治疗师的角色参与治疗的意愿。

　　治疗师应十分关注病人家属并接待他们。和强迫症患者

---

　　[1]　练习拳击时用的吊球。——译注

住在一起是一种艰难的经历，可能会产生厌烦、挫败、无力感，变得无所谓，说一些泄气的话。家属也需要安慰，却总是独自面对痛苦。他们总是感到不被理解，而且太缺少处理病人暴力和自杀企图的技巧。

第五部分

顽固性强迫症和神经外科

安妮-埃莱娜·克莱尔和吕克·马莱

只有 12% 的强迫症患者自愈了,即没有通过治疗。这个数字显示了寻求治疗手段的必要性。如今,医学的进步提供了治疗强迫症的两种有效方式:认知行为疗法,作用于血清素和/或多巴胺系统的药物治疗。它们可以治疗大多数的患者。

但是对于那些强迫症症状十分严重、对治疗又产生抵抗的患者,我们又能做什么?人工操作的破坏性神经外科已经让位于神经调节技术,此项技术得益于科技和疗法的革新,使得如今的我们得以调节涉及强迫症的关键区域,而工具就是深度脑部刺激。

这一部分旨在培训和指导临床医生如何治疗和护理严重、顽固的强迫症患者,论述了严重和顽固强迫症的理论和实践层面,讲到了损伤性外科,但主要是深度脑部刺激。

第二十一章
严重和抵抗性强迫症的概念

严重性和障碍性

　　强迫症的严重性存在不同的等级。这种严重性的评估当然需要借助客观的测量工具,其中有耶鲁-布朗强迫症量表(Yale-Brown Obsessive-Compulsive Scale,Y-BOCS)(Goodman,1989),同时也借助强迫症症状学的一些元素,生活质量以及病症的社会心理影响。

Y-BOCS:强迫症严重性指标

　　Y-BOCS分别对强迫思维和强迫行为的严重性进行定量评估(分值各为20;强迫症严重性总分值=强迫思维分值+强迫行为分值,总分值40)。

　　分值计算基于从0(无症状)到4(症状极严重)的不同项目[1]:

　　　　[1]　分级和详细的分值说明见附录。

- 在强迫思维/强迫行为上**花费的时间**：症状持续的小时数或每天的发生频率。

- 症状在患者日常生活中引起的**不适程度**。

- 与之相关的**焦虑程度**：一般来说，强迫思维/强迫行为是否总是伴随着严重的焦虑。

- 患者对这些症状的**抵抗**：当强迫思维/强迫行为出现，患者是否试图将其驱逐？（尝试）

- **控制程度**：如果患者抵抗了，在多大程度上他能驱逐这些强迫思维/不实施强迫行为？（尝试成功）

根据在分级评估中获得的总分，施测者可以对强迫症的严重性有一个初步的评估：

- <16：可能是强迫综合征（症状发作的时间不超过每天一小时，引起的障碍非常微弱），或是轻微强迫症。建议使用 DSM Ⅳ - TR 的强迫症标准以明确强迫症/SOC/POC[1] 各自的比重。

- 16 至 23：中度强迫症。

- >23：重度强迫症。

- >30：超重度强迫症。

然而，Y - BOCS 的总分不能单独作为强迫症严重程度的评估。事实上，一些"非典型"强迫症在强迫思维和行为之间表现出了极大的不平衡。分级评估的小得分也应该被纳入考虑：如果两项小得分中的一项高于 15，那就有可能是（超）重度强迫症（即使总得分低于 23!）。

---

[1] SOC 即 symptômes obsessionnels compulsifs（强迫综合征），POC 即 personnalité obsessionnelle-compulsive（强迫性人格）。——编注

探究回避行为

如果说 Y-BOCS 是一项在强迫症严重性评估中不可或缺的评估标准,其实还有一些临床因素未被考虑在内。即那些被认为是**强迫症的严重元素**的回避情况。它们一般是一些令患者无法忍受的、反映慢性症状严重程度的指标。一些患者不是在淋浴室里待上几个小时,而是完全不洗澡。一些患者不是没完没了地验证大门是否已关闭,而是最大限度地减少出门次数。这样,仪式活动的时间就减少了(因此 Y-BOCS 的分数降低)然而强迫症实际上更严重! 因此,**探究回避行为在强迫症严重性的评估中是不可或缺的。**

评估强迫症的障碍程度

强迫症造成的功能影响可能会非常严重,这和病症的严重性相关。在 70% 的案例中,强迫症**对病人的家庭关系、社会生活和工作能力都产生了影响。**职业能力减弱主要表现为停工和失业持续的时间(平均在 2—3 年)。对家庭成员或亲属生活的负面影响也出现在超过 50% 的案例中。

在受强迫症困扰人群最频繁提到的社会心理影响中,我们注意到有学习成绩退步、朋友交往减少、自我评价改变、职业追求减弱、夫妻关系紧张。

强迫症患者的生活质量也发生了变化,有时比其他严重的精神疾病更糟,如精神分裂症、毒瘾或抑郁症。12% 的强迫症患者有过企图自杀的行为,57% 承认有过自杀意图。多项医学-经济学研究强调了强迫症治疗的高昂费用。**必须要指出的是,经过有效的**

医学治疗,病人生活质量得到了改善!

强迫症的严重性也包括生活质量的改变,对家庭和社会心理的影响。

因此,能够评估这些不同的领域是十分必要的:

■ **工作**:患者还在上班吗,如果是,他在工作中受到了强迫症的困扰吗?

■ **独立性**:患者在自己的日常活动中需要依赖他人吗(他是否可以自己购物、做饭、接电话、出行,等等)?

■ **社会关系**:患者是否仍然有朋友/社会交往? 他是否还和别人一起参加活动?

■ **家庭**:强迫症对家庭生活/家人的心理健康造成了怎样的影响?

■ **抑郁**:面对强迫症,尤其在十分严重的情况下,**不可避免地需要研究一些抑郁因素,尤其注意自杀风险(任何阶段的抑郁都应在强迫症之前进行治疗)。**

■ **并发症**:它们在重度和抵抗性强迫症中是非常常见的,这会增加障碍程度,成为强迫症减轻的一个阻碍。应对并发症进行系统地研究和治疗。

患有重度和抵抗性强迫症的病人通常有很多障碍:他们没有能力去工作,去独立完成自己的日常职责。

治　疗

如今主要存在两种有效治疗强迫症的技术:认知行为疗法(TCC)和药物治疗。其他治疗法(精神分析、催眠、辅助疗法、格式塔疗法等)在强迫症的治疗中没有表现出明显的效果,因此不在此书中进行介绍。

认知行为疗法

TCC疗法建立在一个条件反射和学习的过程之上,它基于这样一种假设,参与者通过重复一个更合适的行为来改变原有的病态行为(Cottraux,2001)。认知部分由贝克(Beck,1961)提出,其宗旨在于改变参与者对信息的处理,改变其思维方式和一些信仰。

传统上,此疗法的基础是暴露反应预防(exposition avecprévention de la résponse comportementale,EPR),即在**暴露**情境中,患者必须做到,如,逐步抑制自己检验或清洗的强迫行为。通过对危险来临可能性的去夸张化处理和对可能产生的结果的讨论,来应对强迫思想。

一些控制实验(Freeston,1997;Ladouceur,1995)和元分析(Abramowitz,1997;van Balkom,1998)已证实,**这项技术对50%左右的病人有效,对40%的病人有部分改善,对10%的病人完全无效。**

然而,把这些结果推广至所有受强迫症之苦的患者并非理所当然。事实上,也可能因为这些研究实施的对象有一定的性格条件,或者其症状提供了成功适应这种方式的可能性。是否参与TCC尤其要取决于患者的领悟能力,对**暴露反应预防**情境下的焦虑的容忍度,取决于一些社会心理因素,是否有并发症,还取决于是否拥有一位治疗师(经济条件或地域限制)。

药物治疗

药物治疗使得病症发生好的转变和/或促进 TCC 的暴露疗法。选择性血清素再摄取抑制剂（ISRS）构成了药物治疗的首选，一般略高于治疗抑郁症的有效剂量（参考本书第二部分）。根据研究分析，治疗可以使 22％ 至 62％ 的患者减少至少 35％ 的症状（Fineberg，1996；Flament，1997）。三环类抗抑郁药氯丙咪嗪是研究发现能明显减轻强迫症状的第一种药物（Katz，1990；McTavish，1990）。由于其可能存在的诸多副作用，它一般作为第二选择被使用，能减轻大约 40％ 的症状。在对剂量和持续时间都足够的治疗无应答的情况下，建议加入多巴胺调节剂。虽然大部分强迫症患者在经过合适的药物治疗和/或 TCC 后能获得显著改善，仍有一些患者没有应答（大约 25％）。这些患者的强迫症被称为"抵抗性"强迫症（或 ROC）。**如今，ROC 主要被定义为对各类公认有效的治疗完全无应答或产生应答微乎其微的强迫症。**多种不同程度的抵抗已在本书第二部分进行定义（Pallanti，2006）和归纳（Dr Hantouch，表 8.2）。对于一些症状表现最严重、障碍程度高，对药物治疗和 TCC 都产生抵抗的患者，我们可能会建议考虑神经外科技术。破坏性外科以及深度脑部刺激使这些患者的症状获得了明显改善。

第二十二章

破坏性外科

基 本 概 念

破坏性外科是最早介绍给重度及抵抗性强迫症患者的神经外科技术之一。其原理在于,强迫症情况下,一些脑区或大脑回路具有功能障碍,外科术可以使额皮层的一部分与皮层下结构分离。前扣带皮层、眶额皮层(cortex orbito-frontal,COF)和尾状核,以及丘脑和额叶的连接处,都是针对强迫症患者的神经外科手术的目标位置。

使用的主要技术有:

■ 双侧前扣带切断术(破坏左右两侧前扣带脑回),

■ 尾状核下束切断术(破坏无名质),

■ 边缘系统脑白质切断术(前两种技术的联合),

■ 双侧前囊切开术(破坏内囊前肢)。

这些技术的目的在于,触及处于认知-边缘系统皮层-皮层下这一回路中的目标结构,以纠正那些能支撑或产生强迫症的大脑功能障碍。如果此目标脑区功能运行障碍,会导致强迫症临床症状产生或持续，那么对其活动的破坏则有助于重建额叶纹状体系统的非病理性正常运行，从而减少强迫症状。

强迫症破坏性外科的主要目标位置

扣带切断术

前扣带皮层（cortex cingulaire antérieur，CCA）似乎在强迫症的病理生理学中介入尤其深，神经成像研究中显得过度活跃。然而，研究显示前扣带切断术只改善了大约 50% 的重度及抵抗性强迫症患者（Ballantine，1987；Dougherty，2002；Kim，2003a），其他患者的强迫症状只有些微的减轻或毫无减轻。

尾状核下束切断术

尾状核下束切断术基于同样的原理，即破坏额叶纹状体回路。此技术破坏的是眶白质的后面部分，位于尾状核头部下面的无名质。

强迫症患者的临床结果并没有明确记录在文献资料上，据我们所知，没有任何一项研究精确评估过这一外科手段对强迫症患者的效果。尾状核下束切断术对强迫症状的作用极有可能与扣带切断术后观察到的结果相近（Bridges，1994）。

边缘系统脑白质切断术

边缘系统脑白质切断术触及的是边缘系统（扣带中的帕帕兹环路）的中间部位，破坏的是额叶-边缘回路（额叶底部）的功能运

行,改变了皮层-皮层下回路(尤其是这一回路的边缘部分)的
活动。

在重度及抵抗性强迫症患者身上显示出了比前两种技术更令
人满意的改善。一些患者发现自己的症状减轻了 75％,尤其当破
坏延伸到纹状体时(Irle,1998;Hodgkiss,1995)。在此情况下,
需要说明的是,大约 50％的患者开始有一些成瘾行为(显然是由
于对纹状体的破坏)。

双侧内囊前肢切开术

最后,对内囊前肢双侧的破坏在一些重度强迫症患者身上也
得到了实施。损伤将前丘脑与额叶连接起来的纤维,因而破坏了
基底神经节的输出通道,大约 50％的患者认为症状有了显著改善
(Herner,1961;Christensen,2002;Liu,2008)。

强迫症破坏性(神经)外科小结

因此,通过对皮层-皮层下回路及其功能运行施加影响以减轻
严重的、对治疗产生抵抗的强迫症状似乎是可能的。**然而,这些介
入性的神经外科手术只对一半的案例有明显效果**,并且,通常要在
术后好几个月,症状才开始减轻。

同时还需要指出的是,这些破坏性手段并非没有副作用:癫
痫、增重、额叶功能损害等已在多项研究中被揭示(Nyman,1995;
Hay,1993;Dougherty,2002)。

这些研究也受限于对结果进行阐释的不严谨的方法。对患者

的病情跟踪基本是不规律的,对症状严重性的评估也不都使用有效的工具。最后,这些介入手术的**效果是不可逆的**,就无法进行一些交叉研究,也就无法避免某种安慰剂效应。所有这些限制,无论是治疗学上的还是方法上的,都引导了另一种神经调节技术的发展——深度脑部刺激。

第二十三章
深度脑部刺激

主 要 概 念

　　深度脑部刺激（stimulation cérébrale profonde，SCP）是一项在 1980 年代就已在人类身上实施过的治疗技术，当时主要用于减轻帕金森病的症状（Benabid，1987）。SCP 用于治疗抽搐症、帕金森病、肌张力障碍、癫痫，近来还用于治疗抽动秽语综合征。今天，对于强迫症，它仍处于实验阶段。它还被**严格限制在研究记录的框架内**，以符合一些明确的卫生和伦理规范，并且只用于治疗那些重度及抵抗性患者。

　　这项外科技术就是通过脑立体定位仪[1]将电极插入到大脑皮层下结构（纹状体和下丘脑核都是其组成部分）。

■　　在神经外科介入手术中，这些微电极被引入大脑直至其目标位置（大脑中的目标区域），这个手术需要患者的主动参与。

----

　　[1]　脑立体定位仪帮助在大脑中定位到一个点或一个目标位置，以便准确地引入电极。

　　一般来说，每个脑半球都会置入一个电极（双侧刺激）。

■　一旦电极顶端到达目标位置，电极就通过电线连接到一个电池（像一个心脏起搏器），电池位于锁骨下。

■　电池会持续释放交流电，其特性（电压、频率、脉冲持续时间等）和位置（间距几毫米的 4 个接触点沿着电极的顶端排列）可由医生调节。

■　对这些参数及其与患者症状之间关系的调整，是 SCP 的关键步骤。对症状产生效果的时间期限不一（实际操作中，对帕金森病患者立即起作用，对强迫症患者则从几分钟到几星期不等）。对参数的调整是为了针对症状获得最佳效果，这种调整可持续几个月之久。

■　患者在接受刺激之前、中、后享受了一整套规范的多学科治疗：神经科学、神经外科、精神病学、（神经）心理学。

　　SCP 对大脑结构（目标区域和邻近区域）的确切效应还未获得定义：这种刺激激活还是抑制了目标结构？释放出来的电流的影响范围有多大？曾有人提出，SCP 对目标结构产生抑制，并且刺激的电压越大，产生效果的区域就越广（McIntyre，2002）。总之，脑部刺激可以改变其功能运行，并作用于患者的行为。从治疗学角度，与破坏性外科相比，SCP 的优点是使患者有了全面改善，并且具有可逆性，完全符合"首要是不伤害"（primum non nocere）的理念。

SCP 在强迫症中的主要目标区域

　　和破坏性外科一样，这些目标区域的选择是为了作用于纹状体—苍白球—丘脑—大脑皮层这个回路,所以聚焦的中心在内囊前肢、尾状核和下丘脑(noyau-sous-thalamique,NST)(Greenberg,2010;Haynes,2012)。虽然数量还不够,SCP 的研究在总体上已经使大部分患者的症状得到显著改善[1]。

内囊前肢

和破坏性外科一样,内囊前肢被指定为 SCP 的目标区域(Nuttin,1999;Gabriels,2003;Nuttin,2003)。在尼坦(1999)的研究中只呈现了三个案例,其中两个在手术后都获得了症状的重大改善。这些结果又在其他的研究中得到确认(Lipsman,2007)。虽然数量不多,这些数据显示出 SCP 相较于破坏性外科对这同一部位的效果更好(就强迫症状而言)。

内囊/纹状体

对内囊腹部和邻近腹侧纹状体的刺激可能会在几个月后对超过 60% 患者的症状(Y‐BOCS 得分)有显著改善(Greenberg,2008;Greenberg,2006;Goodman,2011)。超过 15% 患者的病情也有改善,但没有那么显著(Y‐BOCS 得分会有大约 25% 的降低)。

纹状体也是特别规定的目标区域。据观察,在伏隔核位置得到显著刺激的患者症状也有改善(Sturn,2003)。虽然在斯特恩的研究中,没有使用任何有效测评强迫症状的分级评估,得到的结

---

[1]　强迫症患者症状显著改善的概念并未被明确定义。它一般指的是 Y‐BOCS 总得分至少有 25% 至 35% 的减少(Pallanti,2006)。

果似乎表明症状有所改善。初步的观察是由一项案例研究提供的,此研究显示在对尾状核腹部实施刺激 12 个月之后,Y－BOCS得分显著降低(Aouizerate,2004)。

下丘脑核

SCP 针对强迫症的各目标部位,到目前为止和破坏性外科非常接近,并且多启发于神经成像的研究,来自帕金森病患者的最新发现把目标区域扩大了。两例因帕金森病症状而接受下丘脑核(NST)双侧 SCP 治疗的患者,显示他们早于帕金森病患上的强迫症状减轻了大约 80%(Mallet,2002)。强迫行为 100% 的减轻和强迫思维 65% 的减轻应该与对 NST 前中部位(联合-边缘系统)高频的双侧刺激有关。与这相似的另一例在两年后给出了报告(Fontaine,2004)。

之后,16 位重度及抵抗性强迫症患者被随机分配参与一项多中心交叉研究,目的在于检测 NST 双侧刺激的效果(Mallet,2008)。测量结果是,症状平均改善超过 30%(Y－BOCS 的平均总得分在刺激手术 3 个月之后从 28 ± 7 下降到 19 ± 8,P＝0.01),75% 的患者对刺激手术有应答(Y－BOCS 得分降低超过 35%)。

对患者的 3 年期跟踪也表明症状的减轻是长期的,机能的改善也是全面的。一些患者甚至重新恢复了职业活动(数据未公开)(Chabardes,2012)。

强迫症 SCP 小结

深度脑部刺激回应的是破坏性外科的局限性:首先由于它的

可逆性,可以适应各种不良反应,使用的方法也和测试药物治疗效果的方法相近。

NST 双侧刺激获得的最新结果十分喜人,对大部分患者的症状都有快速且令人满意的效果。同样瞄准皮层下结构的其他研究,如今只局限于几位患者,所以不足以得出有效性结论。其他一些交叉研究,包括患者数量足够、测试的是其他目标部位,这些研究尚在进行中,将来一定能确定一个更理想的目标部位。

除了接受刺激的大脑结构,这项新的治疗技术又提出了一些新的问题:为什么它没有对 100％的患者产生效果? 我们是否可以定义出一些有应答的"临床素质"? 一些研究正在进行中,以便可以更好地鉴别那些可能会对深度脑部刺激有良性应答的强迫症临床亚型。最后这几点,以及为数不多的研究和缺乏后续观察(SCP 的长期效果? 多学科长期治疗的可能性)都明确解释了这一点,即如今,SCP 还应该严格停留在研究协议的框架内。

第二十四章

面对重度及抵抗性强迫症能做什么？

治疗无应答，从来都是难以令人承受的（对患者和临床医生都是！）。对一位病情没有改善的强迫症患者具体该做些什么？这部分将一步步详细给出临床推论以及面对抵抗性强迫症该采取的做法。

确认强迫症的严重性和抵抗性

步骤1：确诊

在准确评估患者强迫症的严重性和抵抗性之前，应当确认没有误诊：这真的是强迫症吗？在本书各部分有详细说明的差别化诊断可能会使这个问题变得非常困难，当面对的是病情非常严重、障碍程度非常高的患者时，他们有时表现出来的症状是非典型的，或者症状表达被一些并发症和/或某些治疗引起的副作用所改变。

在存有疑问的情况下，最好是带患者去咨询一位抵抗性强迫症的精神科专家，获得他的建议。

步骤 2：评估强迫症的严重度

如果确认是强迫症，那么现在就需要评估它的严重度，主要借助于 Y–BOCS。理想的情况是在治疗开始前有一个 Y–BOCS 得分作为参照，然后在治疗过程中再评估几次。采取的治疗（心理治疗或药物治疗）无效果表现为测试的 Y–BOCS 得分减少非常微弱（<25%）、无减少或反而增加。

Y–BOCS 是一项用一些问题来评估强迫思维（总分 20）和强迫行为（总分 20）严重度的分级评估（总分＝强迫思维＋强迫行为）。这个分级评估在本章开头有更为详细的介绍，并收录在附录中。

这个得分系统一般用于科学研究，同时也用来指导临床医生，并且便于医疗工作者之间进行交流。得分＞23 可以被认为是重度强迫症，＞30 则非常严重。还需要考虑到强迫症的一些特殊性：强迫思维或强迫行为单独得分＞15 也被认为是（非常）严重的强迫症（即使总得分＜23）。

需要在不同的时刻对强迫症的严重度进行评估，并且考虑到并发症（注意抑郁症最好要提前进行治疗！），它们会对总得分产生干扰。

除了标准评估，临床评定也是严重度评估的一个重要元素：病症产生的影响有哪些，对社会、家庭或职业生活构成了哪些障碍，患者的痛苦等。

步骤3：研究/处理会对治疗应答形成阻碍的因素

在对治疗规范的遵守、心理治疗的质量（要记得只有 TCC 在强迫症的治疗中显示了效果！）进行确认，如果是药物治疗，对是否选择了合适的药品/剂量/持续时间进行确认之后，还有许多因素可以解释治疗强迫症效果的不足：

■ **并发症**：需要找出并发症，有时需要开具特殊的药物治疗方案（参考第二部分）或辅助的 TCC 疗法。一些并发症并非如此"显性"，尤其是一些人格障碍（DSM 轴Ⅱ），却能构成临床改善的主要阻碍。找出并发的人格障碍对开始最合适的治疗是极其重要的。

■ **领悟能力**：对自身障碍的相信程度、患者对障碍的评价都必须进行评估。如果说这对 TCC 是一个无所争议的阻碍（差的悟性＝差的 TCC 应答！），对药物治疗也是同样的情况。对领悟水平的评估用 BABS 分级评估（见附录），在几分钟内可以完成。如果领悟力很差，那就要进行差别化诊断或并发症诊断（精神病综合征？偏执型或分裂型人格？）

■ **附带的"好处"**：对于一些强迫症患者，生病这件事可以带来切实的"好处"，无论是来自周遭（家庭、工作）的关注，还是疾病带给他们的人生"意义"。这些患者通常也对 TCC 产生抵抗，大部分时候一直或间断性地拒绝接受训练。在这种情况下，建议进行/引导针对患者需求和对疾病接受的心理治疗（在药物治疗之外）。

■ **周遭亲属**：无论在何种意义上，家庭或工作中周围的人都可以成为真正的治疗助推者。一些幸运的患者在家里拥有这样的"协作治疗师"，这会促进治疗应答（的速度和效果）；而另一些则相反，受到了亲属的阻碍（参见本书第四部分）。不幸的是，这种来自亲属的影响总是被医疗人员忽视。

步骤4：了解详细的治疗史

这一步显然是最令人厌烦的，但对确诊强迫症的抵抗性极重要。治疗史必须详细，并且将所有治疗类型都考虑在内（也包括TCC！）。药物治疗方案在本书第二部分有说明，心理治疗的介绍在第一和第三部分，尤其是第三部分。

对于药物治疗，使用每种药物都必须注意以下方面：

- **剂量**：这一点在强迫症中尤其特殊，IRS 以高于抑郁症要求剂量使用于强迫症患者才有效。

- **治疗持续时间**：强迫症治疗的疗效通常要在合适剂量治疗几周后才能出现（8 至 12 周，持续时间长于抑郁症）。同样，也要谨慎在治疗出现效果后过早停药，会引起强迫症反复（在持续 3 个月的明显好转后强迫症复发），但要和完全无效区别对待。

- **有效性**：如果可能，使用 Y - BOCS 分级评估或者通过对患者整体功能运行的评估来判断对症状的有效性。

- **停止治疗的动机**：可能因为没有效果，或者有时是对药物不耐受（巨大的副作用下可以考虑停止用药）。

对于该采取何种治疗方案或强迫症对治疗的抵抗性产生疑问时，**不要犹豫，去向强迫症精神科专家寻求建议**（参考步骤7）。

对于心理疗法，需要强调的是：

- **实施的心理疗法的数量和种类**：只有 TCC 显示出对强迫症有效。必须确认是由持有资质的治疗师进行正确引导，并且患者接受了治疗。为了排除"治疗师效应"，必须是多项 TCC 都无效，才能得出患者对此疗法产生抵抗的结论。
- **每种疗法的疗程数**（TCC 持续时间）。
- **停止 TCC 的动机**：因为对强迫症无效和/或患者无法做到暴露练习，缺乏顺应性，无法走动，缺乏悟性，出现并发症，社会文化水平也会成为 TCC 的障碍。

和药物治疗一样，遇到心理疗法治疗的困境，或对需要采取的做法产生疑问时，**不要犹豫，去咨询强迫症 TCC 心理学专家的建议**（参考步骤 7）。

考虑深度脑部刺激

如果你已经完成了前四步，那你面对的一定是重度及抵抗性强迫症。深度脑部刺激（仍处于研究协议框架内）可能是一种可以考虑的治疗措施。接下来的步骤会一直指引你，除非需要特殊的建议。

步骤 5：知道该向哪类患者告知深度脑部刺激

如果你面对的是抵抗性强迫症，在对你的病人提到 SCP 的可能性之前，你可以先评估一下病人是否符合研究协议。

每一种协议对于符合或不符合的标准是不同的，这里介绍的标准是从那些测试过 NST 刺激对重度及抵抗性强迫症效果的研究中得出的（Mallet，2008）。患者是否被纳入一项包括 SCP 的研究是由参与协议的专家组根据预先确定的标准决定的。

你的病人可以参与 SCP 协议，

如果他在 18 岁到 60 岁之间，

并且他的强迫症符合以下所有标准：

→ 患病至少 5 年。

→ 有"好的悟性"。

→ 病情严重：Y‑BOCS 总得分＞25 或单项得分＞15。

→ 对药物产生抵抗性：对至少三种 IRS 类抗抑郁剂（其中包括氯丙咪嗪）无应答，至少在 12 周的时间里按顺序服用可耐受的最大剂量。先单独使用 IRS，然后在至少 1 个月的时间里联合使用利培酮或哌咪清和以下一种药物：锂盐、氯硝西泮、丁螺环酮或吲哚洛尔。

→ 对 TCC 产生抵抗性：持续时间至少 1 年（参加过一些经典项目，包括暴露仪式反应阻止法），接受过至少 2 位作为法国认知行为治疗协会（如 AFTCC）成员的不同治疗师的治疗。

你的病人可能无法参加，如果他有以下表现：

→ 目前患有严重的抑郁症（通过 MADRS≥20 定义）并有自杀倾向。

→ 有以下 DSM 轴 I 中的并发症：精神分裂谱系障碍，双相障碍。物质成瘾或依赖（尼古丁除外）。

→ 人格障碍：根据 DSM 轴 II 的标准。

> → HO 或 HDT[1]，患者被监护或监管。
>
> → 认知改变（神经、心理损伤）。
>
> → 脑部核磁共振异常，患有核磁共振禁忌症，间发严重病理问题，或患有手术或麻醉禁忌症。

步骤 6：了解并懂得解释深度脑部刺激的优点/风险

除了了解 SCP 的基本概况，知道如何简洁地解释给病人听，最好还能对这项技术和参与研究协议做一个全面的优点/风险关系评估。本章最后一部分（10 个问答）可以让患者了解更多关于 SCP 的信息。

SCP 的主要优点有：

■ 显然，这是一种**改善**对已知治疗手段产生抵抗、对患者构成多年严重障碍的**强迫症**的可能途径；

■ 一种**显著改善生活质量**的可能途径；帮助患者更好地融入社会职业生活。

主要的风险有：

■ **与研究协议相关**：事实上，一位患者需要有足够强的顺应性，才能加入一项长期的研究协议（有时需要几年），包括大量的评估（有时每个月都有）、住院、奔波，以及一些痛苦的时刻。参加这样一个协议意味着患者和负责研究的医疗团队之间有一种相互的信任。

---

[1] HO 为 Hospitalisation d'office（办公室住院）缩写，HDT 为 Hospitalisation à la demande d'un tiers（应第三方要求住院）缩写。——编注

　　这些协议一般会有这样一些为期几周的时段，刺激仪器被关闭，患者可能会看到所有症状在一段时间的好转之后重新回来的可怕经历。毕竟，这些技术仍处于实验阶段，心里一定要清楚，结果是确定的：有可能会出现强迫症没有（或很少）改善这样的情况，或刺激手术的调整时间很长、很痛苦。

■　**与刺激相关**：尤其是一些短暂的副作用，能够通过刺激参数的改变而缓和。NST 的 SCP 最常见的副作用是轻躁狂发作，冲动和焦虑增加，运动障碍。

■　**与外科手术相关**：这种外科手术与帕金森病患者的手术相类似，后者在法国的多个 CHU 经常实施。只要团队经验丰富，并且是多学科背景，SCP 发生并发症的可能性较低（1%至2%可能会引起脑溢血，3%至4%出现感染，这种情况下可能需要撤下仪器设备，并选用合适的抗生素进行治疗），死亡率极低（如，在巴黎皮提耶-萨尔佩特里尔医疗小组实施的几百例手术中，无一例死亡）。

步骤 7：针对深度脑部刺激寻求建议：向谁？去哪里？如何做？

　　你已经确认强迫症的严重性和抵抗性，也向患者解释过 SCP 协议的内容，但不知该向谁寻求建议，才能让你的患者享受到这项技术。你处在一个"治疗的困境"里，也不知到底该采取怎样的态度。以下是一些实用的建议：

■　**向谁？**：如果要问的是关于药物/心理疗法的建议，向一位强迫症领域专家级别的精神科医生/心理学家询问，以单独或

357

CHU[1]的方式咨询。如果你认为你的患者可以申请加入 SCP，那就向 CHU 的精神科医生咨询。AFTOC(法国强迫症患者协会)或 AFTCC(法国认知行为治疗协会)可以帮助你找到一位专家。

■ **去哪里?:** 强迫症领域 SCP 精神科专家都在主要的几个 CHU 接受咨询，这些 CHU 是由治疗这类患者所需的多学科背景的团队所组成。你可以自选 AFTOC，以获得离你最近的某位强迫症 SCP 专家的详细的有效联系方式。

■ **如何做?:** 让患者与精神科专家面谈，并携带一封详细说明咨询动机，尤其是已接受的详细治疗史的信件(参考步骤 4)。

必须对患者说明的是，这是向一位重度及抵抗性强迫症的专家询问建议，而不是一次术前咨询!

如果建议做手术，必须确认的是，手术应该在申明的研究协议框架内，获得伦理委员会批准，患者对手术信息足够了解，并签字同意。

手术前/中/后必要的多学科治疗

SCP 是一项侵入性技术，包含在一系列面对重度患者的又沉又长的协议中，这些患者伴随着强迫症带来的障碍构筑了他们大部分的人生时光。有诸多的理由可以论证这样一种介于精神病学和神经科学/神经外科之间的长期治疗。

手术前: 心理准备

在核实患者符合参加协议的标准，向他解释过协议所包含的

---

[1] 即教学医院(Centre hospitalier universitaire)。——编注

内容之后，就开始一项"术前"准备的心理工作。这项工作主要关注的是患者的期待，强迫症在他们的日常生活、家庭关系、职业交往中所占据的位置，它在手术前就会开展起来。

考虑一下"没有强迫症的生活"是有必要的，这一点对于那些童年就得病、伴随着强迫症长大的患者来说非常难，几乎只能靠想象。手术能否让他们"像从前"一样？

同样，还需要为另一种可能性做好准备，即治疗失败：在前期如此巨大的投入之后，如何处理这第 n 次失败。这项准备也包括家人需要做的工作。

这种心理准备并不会面面俱到，通常也不在协议内。然而，就这做些准备工作可以避免一些术后的个人、家庭、社会问题，而这些问题已经在接受刺激术后的帕金森病患者身上显现了（Agid，2006）。

手术过程中：外科医生、放射科医生和神经科医生之间的交流

准确说，一共有三个手术。第一个是置入立体定位仪（固定在锁骨上），使神经放射科医生可以计算并精确获得目标结构的位置，而这个位置正是外科医生需要瞄准的。第二个手术是最长的，一般在第二天进行，是将电极引入大脑。这些电极可以让我们收集到单个神经元的电生理学活动：确认（是否）正确定位了目标部位，同时也有助于理解强迫症在研究框架内的病理生理学。在这个手术过程中，病人可被唤醒，以检测刺激术的效果，刺激产生的副作用，以及参加研究需要完成的一些任务。最后，几天以后，第

三个手术将电池置于锁骨下,并将电池与电极通过皮下线路连接起来。

手术后:调整和跟踪

在手术后,神经科医生或精神外科医生会调整刺激的仪器,以确定能对强迫症产生最佳效果的参数。患者会在医院按时地接受精神科医生、心理医生、神经科医生和神经外科医生的病情跟踪。在整个协议期间,需要患者在电脑上完成一系列的调查问卷、测试,并进行一些访谈。

在研究协议结束时,对强迫症最有效的参数会被保存下来,病情跟踪会减少,但仍然是不可省略的,并将持续终身。患者和医疗团队之间的良好关系是不可或缺的。出现对强迫症治疗无效或严重不良反应的情况时,可以应患者要求关闭或撤下设备。

第二十五章

关于强迫症深度脑部刺激的
10 组问答

这里有患者经常问自己或我们(有时是临床医生,抵抗性强迫症专家,有时又是研究者)的 **10 个问题**！我们会作出尽可能简单且准确的回答。这最后一部分可以直接给患者看。如果想了解更多的内容,这里呈现的大部分信息在本书这一部分都有详细的介绍,也可以由临床医生给出解释。

刺激术怎样进行？

深度脑部刺激在医学研究的框架内实施,目的是缓解对其他治疗(药物以及认知行为疗法)存在抵抗性的重度强迫症。

这是一项将电极植入精确的大脑区域的外科技术。电极能够释放一种电流,这个电流可以改变被触及的大脑区域的功能运行,从而改变患者的行为,减轻强迫症。

为了能够运行,这些电极通过皮下的一条线路连接到一个置于锁骨下的电池(类似心脏起搏器)。什么也不显现,而系统一直在运行。就如同我们改变某种药物的剂量,精神科医生/神经科医生可以改变释放自电极的电流的某些参数,以获得对强迫症最佳的治疗效果。调整时间有时会很长,且会带来一些不良反应。

深度脑部刺激的风险有哪些?

既然这是一个手术,那就一定会有手术的风险,可能是短暂的,可能不是:出血(大脑),感染(伤疤部位或大脑)等。但这些风险概率很小,有1%至2%的概率会出现。

另外,这些手术仍处于实验阶段的事实不能保证它们对强迫症的效果:没有100%的治愈率,"强迫症归零"并没有得到保证!因此风险就在对这"最后的机会"付出如此多努力之后,它却最终显示无效……

谁能成为深度脑部刺激的候选人?

深度脑部刺激是减轻强迫症"最后的办法"。这是一种繁重、艰难的治疗手段,比吃药或参与心理疗法包含更多的风险。因此,它针对的是那些患有重度强迫症、在日常生活中已经出现障碍的患者,以及那些对所有本该有效的治疗(药物或心理疗法)有抵抗性的患者。所有这些标准需要由一位精神科医生来验证。

另外还有一些具体的标准,这些标准根据不同的研究协议有所变化,但总体都包括:年龄18~60岁,强迫症病程至少5年,没有并发严重抑郁。

深度脑部刺激、电休克和经颅磁刺激有什么区别？

深度脑部刺激是一个大脑手术，不是电休克，也不是经颅磁刺激（TMS）。

电休克是在短暂的全麻醉下向头部发射电流，这样持续多个疗程，主要用于重度及抵抗性的抑郁症。

经颅磁刺激是经由一个线圈穿过脑颅将一种磁刺激引入大脑，目的是改变神经的活动。如同电休克，这不是一项手术，为了获得好的效果，需要经历多次对照操作。经颅磁刺激不是强迫症中常用的治疗手段。它一般在一些研究协议中使用。但不会因为强迫症对经颅磁刺激无应答，就说明它对深度脑部刺激也不会有应答。

刺激术能否治愈强迫症？

不能。深度脑部刺激会减轻强迫症的症状，但当刺激仪停下来时，强迫症又恢复从前：不会治愈疾病，只是作用于症状。

刺激术能否代替药物/心理疗法？

不能。深度脑部刺激不能代替药物，更不能代替心理疗法。接受刺激并不一定意味着没有结合其他的治疗。术后，配合的心理疗法和心理状况跟踪对于进一步对抗强迫症、更好地生活，或者最理想的情况,学习在没有强迫症的情况下生活,都是相当重要的。

刺激术会改变病人的人格吗?

在回答是或否之前,首先要确认什么是人格。我们一般赋予它的意义是所有可以构成一个人特征的行为、思想的总和,其特有的存在方式。

那么,如果问题是:"刺激术会不会改变我的存在方式,真正的我自己?",回答:是,也不是。是,强迫症可能会减轻,那么就会令患者以不同的方式看待生活。是,因为如果强迫症在其年幼时就已存在,那它一定会对人格的发展产生影响。病情减轻带来的效应可能类似于那些"瘦下来的胖子"的感受(他们总是把自己看成胖子,然而他们已经瘦下来了)。不是,接受刺激并不会改变和强迫症无关的一切,即品味、情感、喜好、思想(除了强迫思想!)。

如果一直占据首要位置的强迫症减轻了,那么患者还是原来那个人,但是又不一样了。然而这些变化是由于强迫症的减轻,并非由于刺激术本身!

终身接受刺激?

根据我们如今掌握的情况,答案是肯定的。如果说刺激减轻了强迫症,那么刺激的停止几乎立刻会引起强迫症重新出现,"和过去一样"。一旦患者接受刺激,他就必须一直接受一位心理医生、一位神经科医生和一位神经外科医生的病情跟踪。未来,神经科医生（调整刺激仪）的跟踪工作可能会完全由心理医生承担：因此将只有两位医生持续跟踪。

刺激术是否对所有类型的
强迫症都有效？

明确地说，我们不知道。研究的实施对象是重度及抵抗性强迫症患者，但所面对的临床状况是不同的（一些是清洗强迫，一些是检验强迫，他们受困于对称、计数……）。一些试图将强迫症的某些症状类型或其他临床特性（如症状初现的年龄）和深度脑部刺激后的改善效果联系起来的研究正在进行中。这些研究非常困难，因为接受刺激的患者很少，而强迫症的种类却太多！

未来的研究将走向哪里？

如今，刺激术领域正在迅速发展。人们已经在研究刺激术以何种方式发挥作用，它如何能改变大脑运行的方式，我们又能怎样进行改善。现在，我们知道它能改变神经元的活动，但我们不知道具体是怎样改变的。

我们也在寻找其他的目标部位：对大脑哪个精确的部位进行刺激能最有效地减轻强迫症？哪种强迫症类型对刺激最敏感？

我们还在寻找能调节大脑活动的更新/更好的技术：除了深度脑部刺激，我们还能使用其他的手段吗？

附录 1
他测问卷

耶鲁-布朗强迫症量表（**Y - BOCS**）（W. Goodman et coll.，1989）：以分级的形式来评估强迫症状的严重程度。包括 10 个临床评定项目，每一项目从 0 分（无症状）到 4 分（症状极重）5 级评分，评分越高说明症状越重。总分为 10 个项目评分之和（0—40 分）。耶鲁-布朗强迫症量表根据症状持续时间、干扰正常功能程度、病人主观苦恼、病人积极抵抗以及控制症状程度进行评分。

获得 16 分或以上的受测试者属于可控制研究范围内的症状。强迫症患者平均分 25 分。

根据耶鲁-布朗强迫症量表，如果总分小于 8，说明治愈；如果小于 16，说明病情有所缓解。

总分减少了 35% 说明治疗效果积极，减少 25%—35% 说明有部分效果。

耶鲁-布朗强迫症状核检表（W. Goodman et al.，1989）：列出病人不同的强迫思维和强迫行为，区分现在和过去的症状。这些强迫症状被归为 8 种强迫思维和 7 类强迫行为。

布朗信念评价量表（**Brown Assessment of Beliefs Scale,**

B. A. B. S)（Eisen et al.，1998）：包括 7 个评定项目，0—4 分（除了一个项目满分 5 分）。用它来评估病人对强迫思维和强迫意识的信念（以了解病人是否是意识到他们的信念是不现实的），由此做一个从精神障碍角度而言有差异的诊断。最大分数为 29 分，分数越低证明病人越质疑他的信念。

Y－BOCS[1]

参见表 1。

表 1　Y－BOCS

	无	轻度	中度	重度	极重度
1 强迫思维占据时间	0	1	2	3	4
2 社交或工作能力受强迫思维影响的程度	0	1	2	3	4
3 强迫思维所致痛苦烦恼程度	0	1	2	3	4
	完全抵制				完全服从
4 对强迫思维的抵制	0	1	2	3	4
	完全能控制	基本控制	能控制些	很少	完全不能控制
5 控制强迫思维的程度	0	1	2	3	4
强迫思维计分（1～5 项分数相加）_____/20					
	无	轻度	中度	重度	极重度
6 强迫行为占据的时间	0	1	2	3	4
7 受强迫行为干扰的程度	0	1	2	3	4

---

[1]　由古德曼译成法文。

（续表）

	无	轻度	中度	重度	极重度
8 强迫行为所致痛苦烦恼程度	0	1	2	3	4
	完全能控制	基本控制	能控制些	很少	完全不能控制
9 对强迫行为产生的抵制程度	0	1	2	3	4
	完全能控制	基本控制	能控制些	很少	完全不能控制
10 控制强迫行为的程度	0	1	2	3	4

强迫行为计分（1～5 项分数相加）＿＿＿＿＿＿＿/20

总分（强迫思维＋强迫行为）＿＿＿＿＿＿＿/40

耶鲁-布朗强迫症量表病人交流和评分指导

"我将对你的强迫症思维提几个问题。"请参考病人的主要强迫思维提问，在摘要表上打分。

强迫思维持续时间

"您有多少时间被强迫思维所占据？"

当强迫思维以侵入性的、简短的、间断的方式出现时，常常很难以小时评估它的持续时间。这种情况下，我们通过它出现的频率来测评。同时也要考虑一天内受这种思维影响的小时数。

"这种强迫思维每天出现几次？"

确保要区分日常生活中正常的、轻微的忧心焦虑，它不是侵入性的,而是自我精神和谐而理性的,强迫的、自我矛盾的重复思维强加于病人身上,使其产生障碍。

0　无。

1　轻度。偶尔出现(一天内少于1小时或不多于一天8次)。

2　中度。经常出现(一天内1～3小时,超过8次,但大部分时间都不受其影响)。

3　重度。频繁出现(一天内3～8小时,占用了一天中大部分时间)。

4　极重度。近乎持续出现(一天内超过8小时),强迫思维如此之多以至于难以计数,很难在一个小时之内没有这种思维入侵。

社交或工作能力受强迫思维影响的程度

"强迫思维使您在社交或工作中受到多少干扰? 有没有因此而使您不能完成某件事情?"

如果病人现在没有工作,那么假设病人在工作,以评定其受干扰强度。

0　无。

1　轻度。轻度影响社交或工作,但整体活动未受影响。

2　中度。肯定影响社交或工作,但还可加以控制。

3　重度。社交或工作受到相应程度的损害。

4　极重度。丧失社交或工作能力。

强迫思维所致痛苦烦恼程度

您感受到多少痛苦烦恼?(对于大多数病人而言,这种痛苦也就等于焦虑，但也有例外。如，病人会诉说感到"烦恼不安"，但否认有"焦虑"。在此只评定由强迫思维所致焦虑，而非广泛性焦虑或与其他症状有关的焦虑）

0　无。

1　轻度。较少有痛苦烦恼，且程度较轻。

2　中度。经常有痛苦烦恼，但还能控制。

3　重度。感到明显痛苦烦恼，且次数很多。

4　极重度。近乎持续感到烦恼，以致什么事情都不能做。

对强迫思维的抵制

"您做过多少努力来摆脱强迫思维？一旦强迫思维出现，您多少次试图转移注意力或不理会它？"

在此对试图摆脱强迫思维所做的努力做评定，而不论事实上成功与否。病人为抵抗强迫思维所做的努力可能与他控制强迫思维的能力不相符。该项不是为了直接评价思维内容，而是评价为保持健康所作出的反应，即病人为阻止强迫思维所做的努力。所以，病人越努力抵抗，这方面运作就越少受影响。

0　一直努力去克服强迫思维，或者症状轻微而无需主动抵制。

1　大部分时间里试图去克服。

2　做过一些努力试图去克服。

3　服从于所有的强迫思维而没有克服的企图，但有些勉强。

4　完全并且乐意服从于所有的强迫思维。

控制强迫思维的程度：

"您能控制住多少强迫思维？您成功地阻止或转移了多少强迫思维？"

与上面关于测评抵抗的那一项相反，病人控制强迫思维的能力与侵入思维的程度联系更紧密。

0　完全能控制。

1　基本能控制。能通过做些努力和集中思想来阻止或转移强迫思维。

2　能控制些。有时能阻止或转移强迫思维。

3　很少能控制。很少能成功阻止强迫思维的进行。可以转移注意力但需要很大努力。

4　完全不能控制。完全无意地在体验强迫思维，很少能甚至仅是瞬间地摆脱强迫思维。

"下面的问题涉及你的强迫行为"请参考病人的关键强迫行为。

强迫行为的时间

"您有多少时间用于强迫行为上？是否经常出现?"

如果强迫行为主要表现为有关日常生活的仪式动作，则做以下提问："您在日常活动中出现仪式动作时，完成这项活动所用时间比正常人增加多少?"

当强迫行为以简短、间断的行为出现时，很难以小时来评估它们。在这种情况下，以动作的频率来评估。考虑这种行为在一天之内出现的次数和受其影响的时间长度。记录下强迫行为出现的次数，而不是一次行为重复的次数；比如，病人每天都要去卫生间洗手,在一天不同时段要去 20 次,每次快速洗 5 遍,所以仪式行为是每天 20 次,不是 5 次,也不是 100 次(20×5)。

"你的仪式行为的频率如何?"

0　无。

1　轻度。每天少于 1 小时,或偶尔出现(一天不超过 8 次)。

2　中度。每天 1～3 小时,或频繁出现(一天多于 8 次,但多数时间里没有)。

3　重度。每天 3～8 小时,或出现非常频繁(一天多于 8 次,且多数时间里都有)。

4　极重度。每天多于 8 小时,或几乎持续出现(出现次数太多而无法统计,并且几乎每个小时都出现数次)。

受强迫行为干扰的程度:

"强迫行为使您在社交或在工作中受到多少干扰? 有没有因此使您不能做某些事情?"

如果目前没有工作,则假定病人在工作来评定其受干扰程度。

0　无。

1　轻度。轻度干扰社交或工作,但整体活动未受影响。

2　中度。明显干扰社交或工作,但还能控制。

3　重度。导致社交或工作相当程度受损。

4　极重度。丧失社交或工作能力。

强迫行为所致痛苦烦恼程度:

"如果阻止您正在进行中的强迫行为,您会有什么感觉?"(过一会儿再问以下问题)"您会变得怎样焦虑?"

在此指突然终止病人的强迫行为而不予保证会允许再做时,评定病人所体验的痛苦烦恼程度。对大多数病人而言,执行强迫行为时会减少焦虑,所以在做以上评定时,若检查者确定病人的焦虑确实在阻止执行强迫行为后反而减少了,那么再问:"在进行强迫行为直至完成并感到满意为止的这个时期内,您感受到多少不安?"

0 无。

1 轻度。阻止强迫行为后仅有轻度焦虑,或在进行强迫行为时只有轻度焦虑。

2 中度。在强迫行为受阻时,焦虑有所增加,但仍可忍受,或在执行强迫行为时,焦虑有所增加而仍可忍受。

3 重度。在执行强迫行为时或被阻止执行时,出现显著持久的焦虑,且越来越感到不安。

4 极重度。对旨在改变强迫行为的任何干预,或在执行强迫行为时焦虑体验难以忍受。

对强迫行为产生的抵制程度:

"您做了多少努力以摆脱强迫行为?"

只评价所做的努力,而不论事实上成功与否。病人为抵抗强迫行为所做的努力可能与他控制强迫行为的能力不相符。该项不是为了直接评价仪式行为严重度,而是评价身体健全时的反应情况,即病人为阻止强迫行为所做的努力。所以,病人越努力抵抗,这方面运作就越少受影响。如果仪式行为有很大减弱,病人可能都不会感到抵抗的需要。在这种情况下,评分为 0。

0　总在努力试图摆脱强迫行为，或症状轻微而无需摆脱。

1　大多数时间在试图摆脱。

2　做过一些努力欲摆脱。

3　执行所有的强迫行为，没有想控制它们的企图，但做时有些勉强。

4　完全并心甘情愿地执行所有的强迫行为。

控制强迫行为的程度：

"您想执行强迫行为的内心驱动力有多强？"（过一会儿再问以下问题）"您能控制住多少强迫行为？"

与上一项关于抵抗的评价相反，病人控制强迫行为的能力与强迫行为的难易度更密切相关。

0　完全控制。

1　基本能控制。感到有压力要去执行强迫行为，但往往能自主地控制住。

2　部分能控制。感到强烈的压力必须去执行强迫行为，不努力的话便控制不住。

3　很少能控制。有很强烈的欲望去执行强迫行为，费尽心力也只能延迟片刻。

4　不能控制。完全不由自主地去执行强迫行为，即使片刻的延迟也几乎做不到。

耶鲁-布朗强迫症状核检表

勾出病人的所有症状，注意用"P"表明病人的主要症状（施测者要确保所勾出症状为典型的强迫症症状，而不是其他紊乱障碍，比如恐怖症或疑病症的症状。标有"＊"的病症可能不一定是强迫症症状。

现在　过去

攻击性的强迫思维

I　I　I　I　害怕弄疼自己

I　I　I　I　害怕伤害他人

I　I　I　I　暴力恐怖的画面

I　I　I　I　害怕无意间说出猥亵或辱骂的话

I　I　I　I　害怕做一些让人处于窘境的事情＊

I　I　I　I　害怕因一时冲动行事而非自愿（比如：用刀捅死一个朋友）

I　I　I　I　害怕偷东西

I　I　I　I　害怕因疏忽伤害他人（比如：导致交通事故）

I　I　I　I　害怕由于自己的错误会发生某些可怕的事情（比如：着火，入室盗窃）

I　I　I　I　其他．．．．．．．．．．．．．．．．．．．．．．．．．．．．．

污染强迫思维

I　I　I　I　由垃圾或人体排泄物引起的不安或恶心（比如：大小便，唾液）

I　I　I　I　由脏污或细菌引起的不安

I　I　I　I　由环境中传染物质引起的过分不安（比如：石棉，放射线，有毒垃圾）

I　I　I　I　由涉及房间清洁产品引起的过度不安（比如：洗衣粉，溶剂）

375

I　I　I　I　因动物产生的过度不安（比如：昆虫）

I　I　I　I　因黏稠的物质或残渣引起的不安

I　I　I　I　被因受到污染而生病的想法困扰

I　I　I　I　被把疾病传染给别人这一想法困扰（侵入性）

I　I　I　I　被受污染后感到的不适感困扰

I　I　I　I　其他...

色情的强迫思维

I　I　I　I　关于情色的不健康的、下流的想法、画面或冲动

I　I　I　I　涉及孩子或乱伦的内容

I　I　I　I　涉及同性恋的内容

I　I　I　I　对他人的色情行为（侵入性）

I　I　I　I　其他...

收集积累强迫思维

I　I　I　I　有别于收藏有情感或金钱价值的物品的行为爱好

宗教强迫思维

I　I　I　I　由亵渎圣物或辱骂宗教的话引起的不安

I　I　I　I　对于好（善）/坏（恶）或者道德的过分在意

I　I　I　I　其他...

对称、准确、顺序强迫思维

I　I　I　I　伴随不可思议的想法（比如：认为如果东西没有摆放
整齐，母亲就会遭遇交通事故）

I I I I 没有附带任何想法

多样的强迫思维

I I I I 了解或回忆的需要

I I I I 害怕说出某些话

I I I I 害怕没有明确说出应该说的话

I I I I 害怕丢失东西

I I I I 干扰的画面(中性的)

I I I I 无意义的、干扰的声音、话语或者音乐，

I I I I 因某些声音/噪声而烦恼不安

I I I I 预示幸运或不幸的数字

I I I I 给予颜色特殊的意义

I I I I 迷信的害怕

I I I I 其他......................................

身体上的强迫思维和行为

I I I I 担心疾病

I I I I 对身体的某一部分或外表过分在意(比如：变形恐怖症)

I I I I 其他......................................

清洗/清洁强迫行为

I I I I 仪式行为化地或过度地洗手

I I I I 仪式行为化地或过度关注身体(淋浴,泡澡,刷牙)

I I I I 清洗家里或外面的物品

I I I I 其他防止或避免与传染物接触的方式

377

I I I I 其他...

反复检查强迫行为

I I I I 检查门、锁、灶炉、家用电器、汽车的手刹

I I I I 检查以期不会伤害到他人

I I I I 检查以期不会伤害到自己

I I I I 检查以期灾难不会降临

I I I I 检查以避免错误

I I I I 与身体强迫思维相关的检查

I I I I 其他检查.................................

重复的仪式行为

I I I I 重新读或书写

I I I I 重复日常活动(比如:出去/进来,起身/坐下,等等)

I I I I 其他...

与数数相关的强迫行为

I I I I ....

整理的强迫行为

I I I I ....

收集的强迫行为

I I I I 有别于收集有情感和金钱价值的收藏兴趣和行为(比如:认真细致地读没有价值的书信,折叠旧报纸,垃

圾筛选,收集没用的物品)

多样的强迫行为

I　I　I　I　精神上的仪式行为(除检查和数数外)

I　I　I　I　列清单的过分需求

I　I　I　I　说话、问询、忏悔坦白的需要

I　I　I　I　触摸、敲击或者摩擦的需要

I　I　I　I　涉及眨眼或目光定住的仪式行为

为避免以下行为的措施(检查以外的其他措施)

I　I　I　I　伤到自己

I　I　I　I　伤到他人

I　I　I　I　灾难性后果

I　I　I　I　仪式化的进食行为

I　I　I　I　迷信行为

I　I　I　I　拔毛发癖

I　I　I　I　其他自我攻击、自残的行为

I　I　I　I　其他...

B. A. B. S(布朗信念评价量表)

对于每一项,圈出最符合病人上一周情况的数字。问题可以结合病人对所发生事情的信任程度。比如:"如果你碰了门把手,那么你就会生病。对于这个想法你有多少确信度?"括号中为可选择的问题,询问说明用粗体标出。

表2　布朗信念评价量表

1 信念
你对对的想法/信仰有多大程度的信任?
你确定你的想法/信仰是准确的吗?
(什么使你对此坚信不疑?)
....

0＝完全清楚这些想法是错的(完全不信任)。
1＝他的信仰有可能是错的,或者信心只有一点点。
2＝他的信仰可能是真的,也可能不是,不能决定其真假。
3＝很确定他的信仰是真的,但有个疑惑的因素一直存在。
4＝对自己的信仰深信不疑(完全确定)。

2 对旁人对自身信仰观点的感知
你认为其他人是怎样看待你的想法的?
(停顿一下)你有多少把握认为大部分人认为你的想法是实际的?
....
(如需要的话,调查员应该明确病人应回答的内容,假设其他人都是诚实地说出了自己的想法。)

0＝完全确定大部分人认为他的想法是不真实的。
1＝差不多确定大部分人认为他的想法是不真实的。
2＝其他人或许认为他的想法是不真实的,对于其他人的想法不是很确定。
3＝基本上确定其他人认为他的想法是真实的。
4＝完全确定其他人认为他的想法是真实的。

3 对于想法不同点的解释
你说(拿出病人第一条的回答)但是(拿出病人第二条的回答)。(停顿)你如何解释你对你想法的真实性的看法和其他人对你想法真实性的看法之间的差别?
(谁有可能更有道理?)
....
(如果病人第1、第2项的答案相符,调查员不需要问此问题。在这种情况下,给予同第1、第2项相同的分数。)

0＝完全确定他的信仰和想法是不真实的、荒诞的(比如:"我的思维在玩我呢")。
1＝基本上确定他的信仰和想法是不真实的。
2＝对于其他人不同意这点不太确定,想法可能是不真实的或者其他人可能错了。
3＝基本上确定他的想法是真的,其他人的观点不太准确。
4＝完全确定他的想法是真的,其他人的观点是不准确的。

4 思想的固定性
如果我质疑你想法的真实性,你怎么回应?(停顿一会儿)我有可能说服你你是错误的吗?
....
(如有必要提供一个没有冲突的范例。此处我们对病人可能被说服评分而不是病人希望被说服。)

0＝自愿接受其想法是错误的这种可能性,对此毫无遗憾。
1＝接受其想法是错误的这种可能性,带有一丝遗憾。
2＝可以设想其想法可能是错的,但抗拒情况会出现。
3＝完全抵抗认为自己想法是错误的这种可能性;抵抗很明显。
4＝完全拒绝考虑自己想法是错误的这种可能性,想法和信仰固定。

5 抛弃这些想法的尝试
你主动尝试过质疑或抛弃你的信仰/想法吗？你为此做了多少努力来说服自己你的想法是不准确的？

································

（此处我们应该评估病人为了不信他的想法所做的尝试，而不是为了把这些想法驱赶出头脑或者想别的事情的尝试。）

0＝一直尝试反驳自己的想法，或者没有必要反驳因为它们就是错误的。
1＝经常尝试反驳自己的想法。
2＝偶尔尝试反驳自己的想法。
3＝很少尝试反驳自己的想法。
4＝不做任何尝试来反驳自己的想法。

6 产生意识
你认为，你的信仰和想法产生的根源是什么？（停顿一会儿）它们有精神病学或心理学的原因吗，还是它们就是真的？

································

（调查者应该明确病人真正相信的而不是我们对他说的或者他希望的。精神病学或心理学的成因应该被视为精神疾病。）

（如果病人自己承认其想法是过分的，也就是说花费太多时间或导致问题，则不应被视为精神病学或心理学的成因。此处我们评估的是病人是否意识到他信仰和想法的成因为精神病学或心理学的。）

0＝毫无疑问他的信仰和想法有精神病学或心理学的成因。
1＝他的信仰和想法在很大程度上有精神病学或心理学的成因。
2＝他的信仰和想法有可能有精神病学或心理学的成因。
3＝他的信仰和想法可能没有精神病学或心理学的成因。
4＝他的信仰和想法绝对没有精神病学或心理学的成因。

BABS 总分(1 至 6)

额外项目（不包含在总分内）
7 参考想法
你感觉人们会因为你的想法谈论你或者对你额外关注吗？
可选问题：你会由于你的想法和认知收到周围一些特别的信息吗？（你对此有多确定？）

································

（这个问题仅涉及该调查问卷评估的信仰和想法，而非其他对病人来讲重要的信仰。调查者不应该基于观察到的行为和病人的强迫行为而评估，而应基于病人的主观信念。）

0＝其他人根本没有注意我。
1＝其他人可能根本没有注意我。
2＝其他人或许注意我。
3＝其他人对我额外注意。
4＝其他人绝对会对我额外注意。

附录 2

自查问卷

LPO(Bouvard，Mollard，Cottraux et al.，1989)：强迫想法清单可以评估强迫症主题中最常见的想法。它包含 28 项，每项都从 0("这个想法对我没有任何干扰。")到 4("我一直被这个想法困扰。")评分。一般的强迫症主题：从 45.09(19.46)到 53.86(14.69)。可控的强迫症主题：从 9.30(7.41)到 12.19(10.51)。

轻躁狂检查表(Hantouche et al.，1998，2006)：可以用它来识别轻躁狂的症状。它包含 20 个标有"对/错"的小项。10 或 10 分以上说明轻躁狂可能存在，进而可以探究潜在的双相障碍。

环性心境障碍问卷(Hantouche et al.，1998；Hantouche et al.，2001)：它是 TEMPS - A 的一部分，是情感气质自评工具。它包含 21 个标有"是/否"的小项。10 或 10 分以上说明环性心境障碍的可能性，进而可以探究潜在的双相障碍。

LPO(强迫想法清单)

想法很有可能强留在你脑海里，你无法摆脱。下面是一份想法的清单,我们需要你根据上一周你所感受到的受干扰程度来从下面 0 至 4 的等级中选出相应分数。

　　0　我完全没有受到这个念头干扰。

　　1　我轻微受到这个念头干扰。

　　2　我经常受到这个念头干扰。

　　3　我特别频繁地受到这个念头干扰。

　　4　我一直受到这个念头干扰。

　　参见表 1。

表 1　强迫念头清单

01 我认为我有被污染的风险。

02 我对物体和家具的摆放十分在意,一定要一直是一样的摆放位置。

03 我害怕忘记某件事情,所以我不停回顾我做过的事情。

04 我认为我要对世上不好的事情负责。

05 我需要被原谅。

06 我一直被我可能在公众面前做出不当行为这一想法困扰。

07 我感到自己要对可能发生在别人身上的事情负责(交通事故,疾病)。

08 我很在意东西一定要有条理。

09 我会想着那些不断在脑海里重复的词。

10 我需要说一些词或者数字来避免灾难在其他人身上发生。

11 我应该一直追求完美。

12 我觉得自己必须要重新清洗内衣,只要它碰到了我的外衣或者从手中滑落。

13 我认为自己会忘记关煤气、水龙头、电源、门窗,所以我反复检查。

14 当某个东西被别人碰过、用过,我会感觉它被弄脏了。

15 每当看到小刀或其他危险物品,我总是会产生伤害别人的想法,这个想法挥之不去。

16 我感觉给其他人造成了损失。

17 我认为我的一些想法会造成我自己或他人的死亡。

18 我感到自己必须要清洗一切从外面来的东西。

19 我被自己会伤害到别人甚至无意识地杀死他的这种想法困扰。

20 当我出现污染或弄脏的强迫思维时，我感觉必须要清洗自己。

21 我必须重新读或者写以便确保我所做的。

22 我怀疑我所做的以至于我会检查好多遍。

23 我觉得和体液（汗水、唾液、小便、精液）最微小的接触都是危险的，并且会污染我的衣服和一切属于我的东西。

24 如果我没有能力按我期待的那样完成某件事，我会感觉很不舒服。

25 我必须弄掉家具上或地上最小的灰尘，无论何时只要它被我看到。

26 我想自己可能会伤害自己或其他人，这个想法毫无缘由地出现。

27 我过度地被细菌和疾病困扰。

28 我必须在脑海里数数或清点某些物品。

29 其他让你困惑，纠缠你的想法（写下并给予一个分数）。

....

因素 1(2、3、8、11、13、21、22、24、25、28 项相加)　　　　　　—
因素 2(4、5、6、7、9、10、15、16、17、19、26 项相加)　　　　　—
因素 3(1、12、14、18、20、23、27 项相加)　　　　　　　　　　—
总分（所有项目相加除了第 29 项）　　　　　　　　　　　　　—

轻躁狂检查表(CLH－20)

　　　请选择"正确"或"错误"来回答，同时回想最近的生活片段（习惯状态以外的事情），在此期间你感到状态很好、幸福、激动或者易怒。

　　　参见表 2。

表 2　轻躁狂检查表

睡眠时间少。	正确	错误
更多精力和体力上的抵抗。	正确	错误
对自己更加自信。	正确	错误
对于多做工作有更多的乐趣。	正确	错误
更多的社交活动(电话,来访增多)。	正确	错误
出行旅游变多;开车更加不小心。	正确	错误
过度花钱。	正确	错误
遇事行为不理智。	正确	错误
活动过多(包括工作中的)。	正确	错误
更多设想和创新的想法。	正确	错误
少了害羞和抑制。	正确	错误
比平时健谈。	正确	错误
比平时更加不耐心,易怒。	正确	错误
注意力很容易不集中。	正确	错误
性欲增多。	正确	错误
咖啡和烟的消费增加。	正确	错误
饮酒量增加。	正确	错误
过度乐观,甚至有欣快症倾向。	正确	错误
笑的次数增多(玩笑,笑话,文字游戏,双关语)。	正确	错误

总分

环性心境障碍问卷

　　请选择"是"或"否"来回答下面问题:你通常的情绪状态是什么样的?

　　参见表 3。

表3　环性心境障碍问卷

经常无缘无故地疲劳。	是	否
感到情感十分猛烈。	是	否
情绪和精力突然转变。	是	否
我的感情或精力总是"太高"或"太低",很少有在中间的情况。	是	否
经常在几天的时间里感到压抑然后又感到自己很在状态。	是	否
思想的能力多变(比如,在思维活跃和疑惑之间)。	是	否
对其他人很感兴趣,然后对他们完全失去了兴趣。	是	否
有爆发倾向,然后会责怪自己。	是	否
习惯开始做一些事情然后又对其完全不感兴趣。	是	否
情绪无缘由地多变。	是	否
有时觉得自己充满能量,有时又十分懒惰。	是	否
能够在睡前心情爆好,但是起来时觉得活着都没有什么意思。	是	否
别人说我有时会悲观一阵子,在此期间我会忘记自己乐观充满精力的时候。	是	否
对自己的信心在两个极端变化。	是	否
我可以是善于社交的,擅长逗乐大家,又可能是独自一人在角落里,这种转换十分快。	是	否
对睡眠的需求变化很大,可以从每晚几个小时到 9 个小时以上。	是	否
可以很强烈地感受到事物,或者相反,很平淡。	是	否
可以同时悲伤又喜悦。	是	否
经常在白天幻想人们觉得不现实的事情。	是	否
有时想做一些有风险或引起议论的举动。	是	否
在生活中常常恋爱。	是	否
总分		

参考文献

AFTOC, TIMMERMANS J.M., DE GRE-GORIO A., HANTOUCHE E. (2005), *Comment vivre avec une personne atteinte de TOC*, Éditions Josette Lyon, Paris.

AFTOC, HANTOUCHE E.G., TRY-BOU V. (2009), *TOC, Vivre avec, S'en libérer*, Éditions Josette Lyon, Paris, 2e édition 2011.

ABRAMOWITZ J.S. (1997), « Effectiveness of psychological and pharmacological treatments for obsessive-compulsive disorder: a quantitative review », *J Consult Clin Psychol*, 65, 44-52.

ABRAMOWITZ J.S., FRANKLIN M.E., SCHWARTZ S.A. et FURR J.M. (2003), « Symptom presentation and outcome of cognitive-behavioral therapy for obsessive-compulsive disorder », *J Consult Clin Psychol*, 71, 1049-1057.

ADAM Y., MEINLSCHMIDT G., GLOSTER A.T. et LIEB R. (2012), « Obsessive-compulsive disorder in the community: 12-month prevalence, comorbidity and impairment », *Soc Psychiatry Psychiatr Epidemiol*, 47, 339-349.

AGID Y., SCHUPBACH M., GARGIULO M., MALLET L., HOUETO J.L., BEHAR C., MALTETE D., MESNAGE V. et WELTER M.L. (2006), « Neurosurgery in Parkinson's disease: the doctor is happy, the patient less so ? », *J Neural Transm Suppl*, 409-414.

ALBIN R.L., YOUNG A.B. et PENNEY J.B. (1989), « The functional anatomy of basal ganglia disorders », *Trends Neurosci*, 12, 366-375.

AKISKAL H.S., KHANI M.K., SCOTT-STRAUSS A. (1979), « Cyclothymic temperament disorders », *Psychiatr Clin North Am*, 2, 527-554.

ALEGRET M., JUNQUE C., VALL-DEORIOLA F., VENDRELL P., MARTI M.J. et TOLOSA E. (2001), « Obsessive-compulsive symptoms in Parkinson's disease », *J Neurol Neurosurg Psychiatry*, 70, 394-396.

ALPTEKIN K., DEGIRMENCI B., KIVIR-CIK B., DURAK H., YEMEZ B., DEREBEK E. et TUNCA Z. (2001), « Tc-99m HMPAO brain perfusion SPECT in drug-free obsessive-compulsive patients without depression », *Psychiatry Res*, 107, 51-56.

AMERICAN PSYCHIATRIC ASSOCIATION (2000), « Diagnostic and Statistical Manual of Mental Disorders », 4th edition, text revision (DSM-IV-TR), *American Psychiatric Publishing*, Inc., Arlington. , *Manuel Diagnostique et Statistique des Troubles Mentaux* (DSM-IV-TR) (2003), 4e édition, texte révisé, Washington DC, 2000.

AOUIZERATE B., CUNY E., MARTIN-GUEHL C., GUEHL D., AMIEVA H., BENAZZOUZ A., FABRIGOULE C., ALLARD M., ROUGIER A., BIOU-LAC B., TIGNOL J. et BURBAUD P. (2004b), « Deep brain stimulation of the ventral caudate nucleus in the treatment of obsessive-compulsive disorder and major depression. Case report », *J Neurosurg*, 101, 682-686.

ATMACA M., YILDIRIM H., OZDE-MIR H., OZLER S., KARA B., OZLER Z., KANMAZ E., MERMI O. et TEZCAN E. (2008), « Hippocampus and amygdalar volumes in patients with refractory obsessive-compulsive disorder », *Prog Neuropsychopharmacol Biol Psychiatry*, 32, 1283-1286.

ATMACA M., YILDIRIM H., OZDE-MIR H., TEZCAN E. et POYRAZ A.K. (2007), « Volumetric MRI study of key brain regions implicated in obsessive-compulsive disorder », *Prog Neuropsychopharmacol Biol Psychiatry*, 31, 46-52.

AYERS C.R., BRATIOTIS C., SAXENA S., WETHERELL J.L. (2012), « Therapist and patient perspectives on cognitive-behavioral therapy for older adults with hoarding disorder: A collective case study », *Aging Ment Health*, May 1.

AZRIN N.H., NUNN R.G. (1973), « Habit-reversal: a method of eliminating nervous habits and tics », *Behaviour research and therapy*, Nov, 11(4), 619-628.

BAER L. (1994), « Factor analysis of symptom subtypes of obsessive compulsive disorder and their relation to personality and tic disorders », J Clin Psychiatry 55 Suppl, 18-23.

BALLANTINE H.T. JR., BOU-CKOMS A.J., THOMAS E.K. et GIRIUNAS I.E. (1987), « Treatment of psychiatric illness by stereotactic cingulotomy », *Biol Psychiatry*, 22, 807-819.

BAXTER L.R. JR., PHELPS M.E., MAZZIOTTA J.C., GUZE B.H., SCHWARTZ J.M. et SELIN C.E. (1987), « Local cerebral glucose metabolic rates in obsessive-compulsive disorder. A comparison with rates in unipolar depression and in normal controls », *Arch Gen Psychiatry*, 44, 211-218.

BAXTER L.R. JR., SAXENA S., BRODY A.L., ACKERMANN R.F., COLGAN M., SCHWARTZ J.M., ALLEN-MARTINEZ Z., FUSTER J.M. et PHELPS M.E. (1996), « Brain Mediation of Obsessive-Compulsive Disorder Symptoms: Evidence From Functional Brain Imaging Studies in the Human and Nonhuman Primate », *Semin Clin Neuropsychiatry*, 1, 32-47.

BAXTER L.R. JR., SCHWARTZ J.M., BERGMAN K.S., SZUBA M.P., GUZE B.H., MAZZIOTTA J.C., ALAZRAKI A., SELIN C.E., FERNG H.K., MUNFORD P. *et al.* (1992a), « Caudate glucose metabolic rate changes with both drug and behavior therapy for obsessive-compulsive disorder », *Arch Gen Psychiatry*, 49, 681-689.

BEBBINGTON P.E. (1998), « Epidemiology of obsessive-compulsive disorder », Br J Psychiatry Suppl, 2-6.

BECHTEREVA N.P., SHEMYAKINA N.V., STARCHENKO M.G., DANKO S.G. et MEDVEDEV S.V. (2005), « Error detection mechanisms of the brain: background and prospects », Int J Psychophysiol, 58, 227-234.

BECK A.T (2002), Prisonniers de la Haine. Les racines de la violence, Masson, 2002.

BEECH H.R. (1971), « Ritualistic activity in obsessional patients », J Psychosom Res, 15, 417-422.

BENABID A.L., POLLAK P., LOUVEAU A., HENRY S. et de ROUGEMONT J. (1987), « Combined (thalamotomy and stimulation) stereotactic surgery of the VIM thalamic nucleus for bilateral Parkinson disease », Appl Neurophysiol, 50, 344-346.

BERGERET J. (2000), Psychologie pathologique, Masson, Paris.

BLACK D.W., MONAHAN P., GABLE J., BLUM N., CLANCY G., BAKER P. (1998), « Hoarding and treatment response in 38 nondepressed subjects with obsessive-compulsive disorder », J Clin Psychiatry, 59, 420-425.

BLOCH M. H. et al. (2006), « Antipsychotic augmentation with treatment refractory OCD », Mol Psychiatry, 11, 622-632.

BLOCH M. H., LANDEROS-WEISENBERGER A., DOMBROWSKI P. et al. (2007), « Systematic review: pharmacological and behavioral treatment for trichotillomania », Biol Psychiatry, Oct 15, 62(8), 839-846.

BOSCHEN M. J., VUKSANOVIC D. (2007), « Deteriorating memory confidence, responsibility perceptions and repeated checking: comparisons in OCD and control samples », Behav Res Ther, 45, 2098-2109.

BOUVARD M. (2003), Les Troubles Obsessionnels Compulsifs, Masson : Principes, Thérapies, Applications, Paris, 2e édition 2006.

BOUVARD M., COTTRAUX J. (2005), Protocoles et échelles d'évaluation en psychiatrie et en psychologie, Masson (4e éd.), Paris.

BOUVARD M., MOLLARD E., COTTRAUX J., GUERIN J. (1989), « Étude préliminaire d'une liste de pensées obsédantes. Validation et analyse factorielle », Encéphale, 15, 351-354.

BRIDGES P.K., BARTLETT J.R., HALE A.S., POYNTON A.M., MALIZIA A.L. et HODGKISS A.D. (1994), « Psychosurgery: stereotactic subcaudate tractomy. An indispensable treatment », Br J Psychiatry, 165, 599-611, discussion 612-3.

BRUCKNER P. (2000), L'Euphorie perpétuelle, Grasset.

BURBAUD P., CLAIR A-H, LANGBOUR N., FERNANDEZ-VIDAL S., GOILLANDEAU M., MICHELET T., BARDINET E., CHÉREAU I., DURIF F., POLOSAN M., CHABARDÈS S., FONTAINE D., MAGNIÉ-MAURO M-N., HOUETO J-L., BATAILLE B., MILLET B., VÉRIN M., BAUP N., KREBS M-O., CORNU P., PELISSOLO A., ARBUS C., SIMONETTA-MOREAU M., YELNIK J., WELTER M-L. et MALLET L. (In press), « Neuronal Activity Correlated with Checking Behaviour in the Subthalamic Nucleus of OCD patients », Brain.

BURNS D., AUERBACH A. (1996), in Salkovskis P., Frontiers of cognitive therapy, Guilford Press, New York.

BUSATTO G.F., ZAMIGNANI D.R., BUCHPIGUEL C.A., GARRIDO G.E., GLABUS M.F.,

ROCHA E.T., MAIA A.F., ROSARIO-CAMPOS M.C., CAMPI CASTRO C., FURUIE S.S., GUTIERREZ M.A., MCGUIRE P.K. et MIGUEL E.C. (2000), « A voxel-based investigation of regional cerebral blood flow abnormalities in obsessive-compulsive disorder using single photon emission computed tomography (SPECT) », Psychiatry Res, 99, 15-27.

CALAMARI J.E., WIEGARTZ P.S., JANECK A.S. (1999), « Obsessive compulsive subgroups : a symptom-based clustering approach », Behaviour research and Therapy, 37, 113-125.

CANGUILHEM G. (1991), Le Normal et le Pathologique, PUF, 1991.

CANNON W.B. (1987), « The James-Lange theory of emotions: a critical examination and an alternative theory. By Walter B. Cannon, 1927 », Am J Psychol, 100, 567-586.

CHABARDES S., POLOSAN M., KRACK P., BASTIN J., KRAINIK A., DAVID O., BOUGEROL T. et BENABID A.L. (2012), « Deep Brain Stimulation for Obsessive-Compulsive Disorder: Subthalamic Nucleus Target », World Neurosurg.

CHACKO R.C., CORBIN M.A. et HARPER R.G. (2000), « Acquired obsessive-compulsive disorder associated with basal ganglia lesions », J Neuropsychiatry Clin Neurosci, 12, 269-272.

CHRISTENSEN D.D., LAITINEN L.V., SCHMIDT L.J. et HARIZ M.I. (2002), « Anterior capsulotomy for treatment of refractory obsessive-compulsive disorder: results in a young and an old patient », Stereotact Funct Neurosurg, 79, 234-244.

CHRISTIAN C.J., LENCZ T., ROBINSON D.G., BURDICK K.E., ASHTARI M., MALHOTRA A.K.,

BETENSKY J.D. et SZESZKO P.R. (2008), « Gray matter structural alterations in obsessive-compulsive disorder: relationship to neuropsychological functions », Psychiatry Res, 164, 123-131.

CIESIELSKI K.T., HAMALAINEN M.S., LESNIK P.G., GELLER D.A. et AHLFORS S.P. (2005), « Increased MEG activation in OCD reflects a compensatory mechanism specific to the phase of a visual working memory task », Neuroimage, 24, 1180-1191.

CLAIR A-H., N'DIAYE K., BAROUKH T., POCHON J-B., MORGIÈVE M., HANTOUCHE E., FALISSARD B., PELISSOLO A. et MALLET L. (In Press), « Excessive checking for non anxiogenic stimuli in obsessive-compulsive disorder », Eur Psychiatry.

CLARKE H.F., ROBBINS T.W. et ROBERTS A.C. (2008), « Lesions of the medial striatum in monkeys produce perseverative impairments during reversal learning similar to those produced by lesions of the orbitofrontal cortex », J Neurosci, 28, 10972-10982.

COFFEY B.J., BIEDERMAN J., SMOLLER J.W., GELLER D.A., SARIN P., SCHWARTZ S. ET KIM G.S. (2000), « Anxiety disorders and tic severity in juveniles with Tourette's disorder », J Am Acad Child Adolesc Psychiatry, 39, 562-568.

COSYNS P., GABRIELS L. et NUTTIN B. (2003), « Deep brain stimulation in treatment refractory obsessive compulsive disorder », Verh K Acad Geneeskd Belg, 65, 385-399, discussion 399-400.

COTTRAUX J. (2001), Les Thérapies Comportementales et Cognitives, Masson, Paris.

COTTRAUX J., NOTE I., YAO S.N. et coll. (2001), « A randomized controlled trial of cognitive therapy versus intensive behavior therapy », *Psycho-therapy and Psychosomatics*, 70, 288-297.

CRESPO-FACORRO B., CABRANES J.A., LOPEZ-IBOR ALCOCER M.I., PAYA B., FERNANDEZ PEREZ C., ENCINAS M., AYUSO MATEOS J.L. et LOPEZ-IBOR J.J. JR. (1999), « Regional cerebral blood flow in obsessive-compulsive patients with and without a chronic tic disorder. A SPECT study », *Eur Arch Psychiatry Clin Neurosci*, 249, 156-161.

DAMASIO A.R. (1994), *L'erreur de Descartes*, Trad. par Blanc M., Paris, Odile Jacob, 2006.

DAVIS K.D., TAYLOR K.S., HUTCHISON W.D., DOSTROVSKY J.O., MCANDREWS M.P., RICHTER E.O. et LOZANO A.M. (2005), « Human anterior cingulate cortex neurons encode cognitive and emotional demands », *J Neurosci*, 25, 8402-8406.

DECLOEDT E.H., STEIN D.J. (2010), « Current trends in drug therapy of OCD », *Neuropsychiatric Disease and Treatment*, 6, 233-242.

DE HAAN L., DUDEK-HODGE C., VERHOEVEN Y. et DENYS D. (2009), « Prevalence of psychotic disorders in patients with obsessive-compulsive disorder », *CNS Spectr*, 14, 415-417.

DEGONDA M., WYSS M. et ANGST J. (1993), « The Zurich Study. XVIII. Obsessive-compulsive disorders and syndromes in the general population », *Eur Arch Psychiatry Clin Neurosci*, 243, 16-22.

DENYS D., DE GEUS F., VAN MEGEN H.J. et WESTENBERG H.G. (2004), « Symptom dimensions in obsessive-compulsive disorder: factor analysis on a clinician-rated scale and a self-report measure », *Psychopathology*, 37, 181-189.

DOUGHERTY D.D., BAER L., COSGROVE G.R., CASSEM E.H., PRICE B.H., NIERENBERG A.A., JENIKE M.A. et RAUCH S.L. (2002a), « Prospective long-term follow-up of 44 patients who received cingulotomy for treatment-refractory obsessive-compulsive disorder », *Am J Psychiatry*, 159, 269-275.

DOUGHERTY D.D., BAER L., COSGROVE G.R., CASSEM E.H., PRICE B.H., NIERENBERG A.A., JENIKE M.A. et RAUCH S.L. (2002b), « Prospective long-term follow-up of 44 patients who received cingulotomy for treatment-refractory obsessive-compulsive disorder », *Am J Psychiatry*, 159, 269-275.

EICHSTEDT J.A., ARNOLD S.L. (2001), « Childhood-onset obsessive-compulsive disorder: a tic-related subtype of OCD ? », *Clin Psychol Rev*, 21, 137-157.

EISEN J.L., RASMUSSEN S.A. (1993), « Obsessive compulsive disorder with psychotic features », *J Clin Psychiatry*, 54, 373-379.

EISEN J.L., PHILLIPS K.A., BAER L. *et al.* (1998), « The Brown Assessment of Beliefs Scale: Reliability and Validity », *American Psychiatric Association*, 155, 102-108.

EL MANSARI M., BLIER P. (2006), « Mechanisms of action of current and potential pharmacotherapies of obsessive-compulsive disorder », *P. Prog Neuropsychopharmacol Biol Psychiatry*, 30(3), 362-373.

ENDRASS T., KLAWOHN J., SCHUSTER F. et KATHMANN N. (2008), « Overactive performance monitoring in obsessive-compulsive disorder: ERP evidence from correct and erroneous reactions », *Neuropsychologia*, 46, 1877-1887.

ESQUIROL J. (1838), *Des Maladies Mentales considérées sous les rapports médical, hygiénique et médico-légal*, Paris, J.B. Baillière.

FALLON B.A., LIEBOWITZ M.R., CAMPEAS R. *et al.* (1998), « Intravenous clomipramine for OCD refractory to oral clomipramine », *Arch Gen Psychiatry*, 55, 918-924.

FALS-STEWART W., LUCENTESN S. (1993), « An MCMI cluster typology of obsession-compulsions : A measure of personality characteristics and its relationship to treatment participation, compliance and outcome in behavior therapy », *Journal of Psychiatry Research*, 27, 139-229.

FANGET F. (2006), *Toujours mieux ! Psychologie du perfectionnisme*, Éditions Odile Jacob, Paris

FIGEE M., VINK M., DE GEUS F., VULINK N., VELTMAN D.J., WESTENBERG H. et DENYS D. (2011), « Dysfunctional reward circuitry in obsessive-compulsive disorder », *Biol Psychiatry*, 69, 867-874.

FILOMENSKY T. Z., ALMEIDA K.M., CASTRO NOGUEIRA M.C., DINIZ J.B., LAFER B., BORCATO S., TAVARES H. (2011), « Neither bipolar nor obsessive-compulsive disorder: compulsive buyers are impulsive acquirers », *Compr Psychiatry*, Nov 17.

FINEBERG N. (1996), « Refining treatment approaches in obsessive-compulsive disorder », *Int Clin Psychopharmacol*, 11, Suppl 5, 13-22.

FITZGERALD K.D., WELSH R.C., GEHRING W.J., ABELSON J.L., HIMLE J.A., LIBERZON I. et TAYLOR S.F. (2005), « Error-related hyperactivity of the anterior cingulate cortex in obsessive-compulsive disorder », *Biol Psychiatry*, 57, 287-294.

FLAMENT M.F. et BISSERBE J.C. (1997), « Pharmacologic treatment of obsessive-compulsive disorder: comparative studies », *J Clin Psychiatry*, 58, Suppl 12, 18-22.

FLESSNER C.A. (2011), « Cognitive Behavior Therapy for Childhood Repetitive Behavior Disorders : Tic Disorders and Trichotillomania », *Child Adolescenc Psychiatr Clin N Am*, 20(2), 319-328.

FOA E.B. (1979), « Failure in treating obsessive-compulsives », *Behavior Resarch and Therapy*, 17, 169-176.

FONTAINE D., MATTEI V., BORG M., VON LANGSDORFF D., MAGNIE M.N., CHANALET S., ROBERT P. et PAQUIS P. (2004), « Effect of subthalamic nucleus stimulation on obsessive-compulsive disorder in a patient with Parkinson disease. Case report », *J Neurosurg*, 100, 1084-1086.

FONTENELLE L.F., MENDLOWICZ M.V., MARQUES C. et VERSIANI M. (2003), « Early- and late-onset obsessive-compulsive disorder in adult patients: an exploratory clinical and therapeutic study », *J Psychiatr Res*, 37, 127-133.

FREESTON M.H., LADOUCEUR R., GAGNON F., THIBODEAU N. (1993), « Beliefs about obsessional thoughts », *Journal of Psychology and Behavioral Assesment*, 15, 1-21.

FREESTON M.H., LADOUCEUR R., GAGNON F., THIBODEAU N., RHEAUME J., LETARTE H. et BUJOLD A. (1997), « Cognitive-behavioral treatment of obsessive thoughts: a controlled study », *J Consult Clin Psychol*, 65, 405-413.

FREESTON M.H., LÉGER E., LADOUCEUR R. (2001), « Cognitive therapy of obsessive thoughts », *Cognitive and Behavioral Pratice*, 8, 61-78.

FREUD S. (1929), « La prédisposition à la névrose obsessionnelle », *Revue Française de Psychanalyse*, 3, 437-447.

FREUD S. (1954), « Remarques sur un cas de névrose obsessionnelle. "L'Homme aux rats" », in *Cinq psychanalyses*, PUF, Paris (publication originale en 1909).

FROST R. O., PEKAREVA-KOCHERGINA A, MAXNER S. (2011), « The effectiveness of a biblio-based support group for hoarding disorder », *Behav Res Ther*, Oct, 49(10), 628-634.

FROST R.O. et SHER K.J. (1989), « Checking behavior in a threatening situation », *Behav Res Ther*, 27, 385-389.

GEHRING W.J., HIMLE J. et NISENSON L.G. (2000), « Action-monitoring dysfunction in obsessive-compulsive disorder », *Psychol Sci*, 11, 1-6.

GILBERT A.R., MATAIX-COLS D., ALMEIDA J.R., LAWRENCE N., NUTCHE J., DIWADKAR V., KESHAVAN M.S. et PHILLIPS M.L. (2008), « Brain structure and symptom dimension relationships in obsessive-compulsive disorder: a voxel-based morphometry study », *J Affect Disord*, 109, 117-126.

GILLIAM C.M., NORBERG M.M., VILLAVICENCIO A., MORRISON S.,HANNAN S.E., TOLIN D.F. (2011), « Group cognitive-behavioral therapy for hoarding disorder: an open trial », *Behav Res Ther*, Nov, 49(11), 802-807.

GOODMAN W.K., PRICE L.H., RASMUSSEN S.A., MAZURE C., FLEISCHMANN R.L., HILL C.L., HENINGER G.R. ET CHARNEY D.S. (1989), « The Yale-Brown Obsessive Compulsive Scale. I. Development, use, and reliability », *Arch Gen Psychiatry*, 46, 1006-1011.

GRABLI D., MCCAIRN K., HIRSCH E.C., AGID Y., FEGER J., FRANCOIS C. et TREMBLAY L. (2004), « Behavioural disorders induced by external globus pallidus dysfunction in primates: I », *Behavioural study*, Brain 127, 2039-2054.

GRAYBIEL A.M., RAUCH S.L. (2000), « Toward a neurobiology of obsessive-compulsive disorder », *Neuron*, 28, 343-347.

GREENBERG B.D., GABRIELS L.A., MALONE D.A. JR., REZAI A.R., FRIEHS G.M., OKUN M.S., SHAPIRA N.A., FOOTE K. D., COSYNS P.R., KUBU C.S., MALLOY P.F., SALLOWAY S.P., GIFTAKIS J.E., RISE M.T., MACHADO A.G., BAKER K.B., STYPULKOWSKI P.H., GOODMAN W.K., RASMUSSEN S.A. et NUTTIN B.J. (2008), « Deep brain stimulation of the ventral internal capsule/ventral striatum for obsessive-compulsive disorder: worldwide experience », *Mol Psychiatry*.

GREENBERG, B.D., RAUCH S.L. et HABER S.N. (2012), « Invasive circuitry-based neurotherapeutics: stereotactic ablation and deep brain stimulation for OCD », *Neuropsychopharmacology*, 35, 317-336.

GREISBERG S., MCKAY D. (2003), « Neuropsychology of obsessive-compulsive disorder: a review and treatment implications », *Clin Psychol Rev*, 23, 95-117.

GRUNDLER T.O., CAVANAGH J.F., FIGUEROA C.M., FRANK M.J. et ALLEN J.J. (2009), « Task-related dissociation in ERN amplitude as a function of obsessive-compulsive symptoms », *Neuropsychologia*, 47, 1978-1987.

GU B.M., PARK J.Y., KANG D.H., LEE S.J., YOO S.Y., JO H.J., CHOI C.H., LEE J.M. et KWON J.S. (2008), « Neural correlates of cognitive inflexibility during task-switching in obsessive-compulsive disorder », *Brain*, 131, 155-164.

GUEHL D., BENAZZOUZ A., AOUIZERATE B., CUNY E., ROTGE J.Y., ROUGIER A., TIGNOL J., BIOULAC B. et BURBAUD P. (2008), « Neuronal correlates of obsessions in the caudate nucleus », *Biol Psychiatry*, 63, 557-562.

HAJCAK G., FRANKLIN M.E., FOA E.B. et SIMONS R.F. (2008), « Increased error-related brain activity in pediatric obsessive-compulsive disorder before and after treatment », *Am J Psychiatry*, 165, 116-123.

HANNA G.L., YUWILER A. et COATES J.K. (1995), « Whole blood serotonin and disruptive behaviors in juvenile obsessive-compulsive disorder », *J Am Acad Child Adolesc Psychiatry*, 34, 28-35.

HANTOUCHE E.G. (2006), *Troubles bipolaires, obsessions et compulsions*, Éditions Odile Jacob, Paris.

HANTOUCHE E. G., ANGST J., LANCRENON S. *et al.* (2006), « Faisabilité de l'autoévaluation dans le dépistage de l'hypomanie » *Ann Med Psychol*, 164, 721-725.

HANTOUCHE E.G., ANGST J., KOCHMAN F., LANCRENON S., DELEUZE M.P., ALLILAIRE J.F. (2002), « Structure factorielle des obsessions-compulsions : résultats dans une population de 3 500 patients dépistés en médecine générale », *Ann Méd Psychol*, 160, 25-33.

HANTOUCHE E.G., BOURGEOIS M. (1995), « Obsessive-compulsive disorders versus obsessive-compulsive syndromes. Comparative study of two surveys of the general population and of psychiatric consultants », *Ann Med Psychol*, 153, 314-325.

HANTOUCHE E., DEMONFAUCON C. (2008), « Resistant Obsessive Compulsive disorder (ROC) clinical picture, predictive factors and influence of affective temperaments », *L'Encéphale*, 34(6), 611-617.

HANTOUCHE E.G., KOCHMAN F., AKISKAL H.S. (2001), « Évaluation des tempéraments affectifs : version complète des outils d'autoévaluation », *L'Encéphale*, 27 (Sp III), 34-30.

HANTOUCHE E.G., KOCHMAN F., DEMONFAUCON C. *et al.* (2002), « TOC bipolaire : confirmation des résultats de l'enquête "ABC-TOC" dans deux populations de patients adhérents versus non adhérents à une association », *L'Encéphale*, XXVIII, 21-28.

HANTOUCHE E., TRYBOU V. (2009), *Soigner sa cyclothymie. Sept clés pour retrouver le contrôle de soi*, Éditions Odile Jacob, Paris.

HARBISHETTAR V., PAL P.K., JANARDHAN REDDY Y.C. et THENNARASU K. (2005), « Is there a relationship between Parkinson's disease and obsessive-compulsive disorder ? », *Parkinsonism Relat Disord*, 11, 85-88.

HARKNESS E.L., HARRIS L.M., JONES M.K. et VACCARO L. (2009), « No evidence of attentional bias in obsessive compulsive checking on the dot probe paradigm », *Behav Res Ther*.

HARTL T., FROST R.O. (1999), « Cognitive-behavioral treatment in compulsive hoarding : a multiple Baseline expérimental study », *Behaviour Research and Therapy*, 3, 451-461.

HAUSTGEN T. (2004), « À propos du centenaire de la psychasthénie

(1903). Les troubles obsessionnels-compulsifs dans la psychiatrie française : revue historique », *Annales Médico-psychologiques*, 162, 427-440.

HAY P., SACHDEV P., CUMMING S., SMITH J.S., LEE T., KITCHENER P. et MATHESON J. (1993), « Treatment of obsessive-compulsive disorder by psychosurgery », *Acta Psychiatr Scand*, 87, 197-207.

HAYNES W.I. et MALLET L. (2012), « High-frequency stimulation of deep brain structures in obsessive-compulsive disorder: the search for a valid circuit », *Eur J Neurosci*, 32, 1118-1127.

HERNER T. (1961), « Treatment of mental disorders with frontal stereotaxic thermo-lesions: a follow-up study of 116 cases », *Acata Psychiatr Scand*, Suppl 36, 941-967.

HERMANS D., ENGELEN U., GROUWELS L., JOOS E., LEMMENS J. et PIETERS G. (2008), « Cognitive confidence in obsessive-compulsive disorder: distrusting perception, attention and memory », *Behav Res Ther*, 46, 98-113.

HODGSON R.J. et RACHMAN S. (1977), « Obsessional-compulsive complaints », *Behav Res Ther*, 15, 389-395.

HODGKISS A.D., MALIZIA A.L., BARTLETT J.R. et BRIDGES P.K. (1995), « Outcome after the psychosurgical operation of stereotactic subcaudate tractotomy, 1979-1991 », *J Neuropsychiatry Clin Neurosci*, 7, 230-234.

HOLLANDER E., GREENWALD S., NEVILLE D., JOHNSON J., HORNIG C.D. et WEISSMAN M.M. (1996), « Uncomplicated and comorbid obsessive-compulsive disorder in an epidemiologic sample », *Depress Anxiety*, 4, 111-119.

HOWE M.W., ATALLAH H.E., MCCOOL A., GIBSON D.J., GRAYBIEL A.M. (2011), « Habit learning is associated with major shifts in frequencies of oscillatory activity and synchronized spike firing in striatum », *Proc Natl Acad Sci U S A*, 108, 16801-16806.

IRLE E., EXNER C., THIELEN K., WENIGER G. et RUTHER E. (1998), « Obsessive-compulsive disorder and ventromedial frontal lesions: clinical and neuropsychological findings », *Am J Psychiatry*, 155, 255-263.

INSEL T.R. (1988), « Obsessive-compulsive disorder: a neuroethological perspective », *Psychopharmacol Bull*, 24, 365-369.

IVARSSON T., MELIN K. et WALLIN L. (2008), « Categorical and dimensional aspects of co-morbidity in obsessive-compulsive disorder (OCD) », *Eur Child Adolesc Psychiatry*, 17, 20-31.

KATZ R.J., DEVEAUGH-GEISS J. et LANDAU P. (1990), « Clomipramine in obsessive-compulsive disorder », *Biol Psychiatry*, 28, 401-414.

JAISOORYA T.S., JANARDHAN REDDY Y.C. et SRINATH S. (2003), « Is juvenile obsessive-compulsive disorder a developmental subtype of the disorder ?–Findings from an Indian study », *Eur Child Adolesc Psychiatry*, 12, 290-297.

JAMES W. (1884), « What is an emotion », *Mind*, 188-204.

JANET P. (1903), *Les obsessions et la Psychasthénie*, Éditions L'Harmattan, 2005.

JOEL D., DOLJANSKY J. et SCHILLER D. (2005), « "Compulsive" lever pressing in rats is enhanced following lesions to the orbital cortex, but not to the basolateral nucleus of the amygdala or to the dorsal medial prefrontal cortex », *Eur J Neurosci*, 21, 2252-2262.

KAISER B. *et al.* (2009), « Laveurs, vérificateurs, ruminateurs : spécificité des croyances dysfonctionnelles, des obsessions et des compulsions ? », *L'Encéphale*, vol. 36, n° 1, 54-61.

KARNO M., GOLDING J.M., SORENSON S.B., BURNAM M.A. (1988), « The epidemiology of obsessive-compulsive disorder in five US communities », *Arch Gen Psychiatry*, 45, 1094-1099.

KIM C.H., CHANG J.W., KOO M.S., KIM J.W., SUH H.S., PARK I.H. et LEE H.S. (2003a), « Anterior cingulotomy for refractory obsessive-compulsive disorder », *Acta Psychiatr Scand*, 107, 283-290.

KUSHNER M.G., KIM S.W., DONAHUE C. *et al.* (2007), « D-cycloserine augmented exposure therapy for OCD », *Biol Psychiatry*, 62, 835-838.

KWON J. S., KIM J.J., LEE D.W., LEE J.S., LEE D.S., KIM M.S., LYOO I.K., CHO M.J. et LEE M.C. (2003), « Neural correlates of clinical symptoms and cognitive dysfunctions in obsessive-compulsive disorder », *Psychiatry Res*, 122, 37-47.

LACERDA A.L., DALGALARRONDO P., CAETANO D., CAMARGO E.E., ETCHEBEHERE E.C., SOARES J.C. (2003b), « Elevated thalamic and prefrontal regional cerebral blood flow in obsessive-compulsive disorder: a SPECT study », *Psychiatry Res*, 123, 125-134.

LACERDA A.L., DALGALARRONDO P., CAETANO D., HAAS G.L., CAMARGO E.E., KESHAVAN M.S. (2003), « Neuropsychological performance and regional cerebral blood flow in obsessive-compulsive disorder », *Prog Neuropsychopharmacol Biol Psychiatry*, 27, 657-665.

LADOUCEUR R., FREESTON M.H., GAGNON F., THIBODEAU N. et DUMONT J. (1995), « Cognitive-behavioral treatment of obsessions », *Behav Modif*, 19, 247-257.

LADOUCEUR R., LÉGER E., RHÉAUME J., DUBÉ D. (1996), « Correction of inflated responsability in the treatment of obsessive compulsive disorder », *Behavior Research and Therapy*, 34, 767-774.

LADOUCEUR R., RHÉAUME J., FREESTON M. (1999), « Le trouble obsessionnel compulsif », in Ladouceur R., Marchant A., Boisvert J.M., *Les troubles anxieux. Approche cognitive et comportementale*, Masson, Paris.

LANDAU D., IERVOLINO A.C., PERTUSA A., SANTO S., SINGH S., MATAIX-COLS D. (2011), « Stressful life events and material deprivation in hoarding disorder », *J Anxiety Disord*, Mar, 25(2), 192-202.

LAPLANE D. (1994), « Obsessive-compulsive disorders caused by basal ganglia diseases », *Rev Neurol*, 150, 594-598.

LECKMAN J.F., GRICE D.E., BOARDMAN J., ZHANG H., VITALE A., BONDI C., ALSOBROOK J., PETERSON B.S., COHEN D.J., RASMUSSEN S.A., GOODMAN W.K., MCDOUGLE C.J. et PAULS D.L. (1997), « Symptoms of obsessive-compulsive disorder », *Am J Psychiatry*, 154, 911-917.

LEDOUX J. (1996), *The emotional Brain. The mysterious underpinnings of emotional life*, New York, Phoenix, 2004.

LEWIS A.J. (1936), « Problems of obsessional illness », *Proceedings of the Royal Society of Medicine*, 29, 325-336.

LIPSMAN N., NEIMAT J.S. et LOZANO A.M. (2007), « Deep brain stimulation for treatment-refractory obsessive-compulsive disorder: the search for a valid target », *Neurosurgery*, 61, 1-11, discussion 11-3.

LIU K., ZHANG H., LIU C., GUAN Y., LANG L., CHENG Y., SUN B., WANG H., ZUO C., PAN L., XU H., LI S., SHI L., QIAN J. et YANG Y. (2008), « Stereotactic treatment of refractory obsessive compulsive disorder by bilateral capsulotomy with 3 years follow-up », *J Clin Neurosci*, 15, 622-629.

LOMAX C.L., OLDFIELD V.B. et SALKOVSKIS P.M. (2009), « Clinical and treatment comparisons between adults with early- and late-onset obsessive-compulsive disorder », *Behav Res Ther*, 47, 99-104.

LUCEY J.V., COSTA D.C., BLANES T., BUSATTO G. F., PILOWSKY L.S., TAKEI N., MARKS I.M., ELL P.J. et KERWIN R.W. (1995), « Regional cerebral blood flow in obsessive-compulsive disordered patients at rest. Differential correlates with obsessive-compulsive and anxious-avoidant dimensions », *Br J Psychiatry*, 167, 629-634.

MACDONALD P.A., ANTONY M.M., MACLEOD C.M. et RICHTER M.A. (1997), « Memory and confidence in memory judgements among individuals with obsessive compulsive disorder and non-clinical controls », *Behav Res Ther*, 35, 497-505.

MAIA A.F., PINTO A.S., BARBOSA E.R., MENEZES P.R. et MIGUEL E.C. (2003), « Obsessive-compulsive symptoms, obsessive-compulsive disorder, and related disorders in Parkinson's disease », *J Neuropsychiatry Clin Neurosci*, 15, 371-374.

MALLET L., MAZOYER B. et MARTINOT J.L. (1998), « Functional connectivity in depressive, obsessive-compulsive, and schizophrenic disorders: an explorative correlational analysis of regional cerebral metabolism », *Psychiatry Res*, 82, 83-93.

MALLET L., MESNAGE V., HOUETO J.L., PELISSOLO A., YELNIK J., BEHAR C., GARGIULO M., WELTER M.L., BONNET A.M., PILLON B., CORNU P., DORMONT D., PIDOUX B., ALLILAIRE J.F. et AGID Y. (2002), « Compulsions, Parkinson's disease, and stimulation », *Lancet*, 360, 1302-1304.

MALLET L., POLOSAN M., JAAFARI N., BAUP N., WELTER M.L., FONTAINE D., DU MONTCEL S.T., YELNIK J., CHEREAU I., ARBUS C., RAOUL S., AOUIZERATE B., DAMIER P., CHABARDES S., CZERNECKI V., ARDOUIN C., KREBS M.O., BARDINET E., CHAYNES P., BURBAUD P., CORNU P., DEROST P., BOUGEROL T., BATAILLE B., MATTEI V., DORMONT D., DEVAUX B., VERIN M., HOUETO J.L., POLLAK P., BENABID A.L., AGID Y., KRACK P., MILLET B. et PELISSOLO A. (2008), « Subthalamic nucleus stimulation in severe obsessive-compulsive disorder », *N Engl J Med*, 359, 2121-2134.

MALTBY N., TOLIN D.F., WORHUNSKY P., O'KEEFE T.M. et KIEHL K.A. (2005), « Dysfunctional action monitoring hyperactivates frontal-striatal circuits in obsessive-compulsive disorder: an event-related fMRI study », *Neuroimage*, 24, 495-503.

MARKS I.M. (1981), « Review of behavioral psychotherapy, I : Obsessive-compulsive disorders », *American Journal of Psychiatry*, 138, 584-592.

MARTINOT J.L., ALLILAIRE J.F., MAZOYER B.M., HANTOUCHE E., HURET J.D., LEGAUT-DEMARE F., DESLAURIERS A.G., HARDY P., PAPPATA S., BARON J. C. *et al.*

(1990), « Obsessive-compulsive disorder: a clinical, neuropsychological and positron emission tomography study », *Acta Psychiatr Scand*, 82, 233-242.

MATAIX-COLS D. (2006), « Deconstructing obsessive-compulsive disorder: a multidimensional perspective », *Curr Opin Psychiatry*, 19, 84-89.

Mataix-Cols D., Rauch S.L., Manzo P.A., Jenike M.A. et Baer L. (1999), « Use of factor-analyzed symptom dimensions to predict outcome with serotonin reuptake inhibitors and placebo in the treatment of obsessive-compulsive disorder », Am *J Psychiatry*, 156, 1409-1416.

MATAIX-COLS D., ROSARIO-CAMPOS M.C. et LECKMAN J.F. (2005), « A multidimensional model of obsessive-compulsive disorder », *Am J Psychiatry*, 162, 228-238.

MATAIX-COLS D., WOODERSON S., LAWRENCE N., BRAMMER M.J., SPECKENS A. et PHILLIPS M.L. (2004), « Distinct neural correlates of washing, checking, and hoarding symptom dimensions in obsessive-compulsive disorder », Arch *Gen Psychiatry*, 61, 564-576.

MATSUNAGA H., NAGATA T., HAYASHIDA K., OHYA K., KIRIIKE N., STEIN D.J. (2009), « A long-term trial of the effectiveness and safety of atypical antipsychotic agents in augmenting SSRI-refractory obsessive-compulsive disorder », *J Clin Psychiatry*, Jun, 70(6), 863-868.

MCINTYRE C.C. et THAKOR N.V. (2002), « Uncovering the mechanisms of deep brain stimulation for Parkinson's disease through functional imaging, neural recording, and neural modeling », *Crit Rev Biomed Eng*, 30, 249-281.

MCKAY D., ABRAMOWITZ J.S., CALAMARI J.E., KYRIOS M., RADOM-SKY A., SOOKMAN D., TAYLOR S. et WILHELM S. (2004), « A critical evaluation of obsessive-compulsive disorder subtypes: symptoms versus mechanisms », *Clin Psychol Rev*, 24, 283-313.

MCTAVISH D. et BENFIELD P. (1990), « Clomipramine. An overview of its pharmacological properties and a review of its therapeutic use in obsessive compulsive disorder and panic disorder », *Drugs*, 39, 136-153.

MILLET B., KOCHMAN F., GALLARDA T., KREBS M.O., DEMONFAUCON F., BARROT I., BOURDEL M.C., OLIE J.P., LOO H. et HANTOUCHE E.G. (2004), « Phenomenological and comorbid features associated in obsessive-compulsive disorder: influence of age of onset », *J Affect Disord*, 79, 241-246.

MINK J.W. (2001), « Basal ganglia dysfunction in Tourette's syndrome: a new hypothesis », *Pediatr Neurol*, 25, 190-198.

MODELL J.G., MOUNTZ J.M., CURTIS G.C. et GREDEN J.F. (1989), « Neurophysiologic dysfunction in basal ganglia/limbic striatal and thalamocortical circuits as a pathogenetic mechanism of obsessive-compulsive disorder », *J Neuropsychiatry Clin Neurosci*, 1, 27-36.

MONESTÈS J.L, VILLATTE M. (2011), *La Thérapie d'acceptation de d'engagement*, Éditions Masson.

MONESTÈS J.L., VILLATTE M., MOURAS H. *et al.* (2009), Traduction et validation française du questionnaire d'acceptation et d'action (AAQ-II), *Revue européenne de psychologie appliquée*, 59, 301-308.

MORITZ S., FISCHER B.K., HOTTENROTT B., KELLNER M., FRICKE S., RANDJBAR S. et JELINEK L. (2008b), « Words may not be enough ! No increased emotional Stroop effect in obsessive-compulsive disorder », *Behav Res Ther*, 46, 1101-1104.

MOWRER O.H. (1960), *Learning theory and behavior*, Wiley, New York.

MUNTE T.F., HELDMANN M., HINRICHS H., MARCO-PALLARES J., KRAMER U.M., STURM V. et HEINZE H.J. (2008a), « Nucleus Accumbens is Involved in Human Action Monitoring: Evidence from Invasive Electrophysiological Recordings », *Front Hum Neurosci*, 1, 11.

NABEYAMA M., NAKAGAWA A., YOSHIURA T., NAKAO T., NAKATANI E., TOGAO O., YOSHIZATO C., YOSHIOKA K., TOMITA M. et KANBA S. (2008), « Functional MRI study of brain activation alterations in patients with obsessive-compulsive disorder after symptom improvement », *Psychiatry Res*, 163, 236-247.

NAKAMAE T. (2011), « Diversity of obsessive-compulsive disorder and pharmacotherapy associated with obsessive-compulsive spectrum disorders », *Seishin Shinkeigaku Zasshi*, 2011, 113(10), 1016-1025.

NAKAO T., NAKAGAWA A., NAKATANI E., NABEYAMA M., SANEMATSU H., YOSHIURA T., TOGAO O., TOMITA M., MASUDA Y., YOSHIOKA K., KUROKI T. et KANBA S. (2009), « Working memory dysfunction in obsessive-compulsive disorder: A neuropsychological and functional MRI study », *J Psychiatr Res*, 784-791.

NAKAO T., NAKAGAWA A., YOSHIURA T., NAKATANI E., NABEYAMA M., YOSHIZATO C., KUDOH A., TADA K., YOSHIOKA K., KAWAMOTO M., TOGAO O. et KANBA S. (2005a), « Brain activation of patients with obsessive-compulsive disorder during neuropsychological and symptom provocation tasks before

and after symptom improvement: a functional magnetic resonance imaging study », *Biol Psychiatry*, 57, 901-910.

NAMBU A., TOKUNO H. et TAKADA M. (2002), « Functional significance of the cortico-subthalamo-pallidal "hyperdirect" pathway », *Neurosci Res*, 43, 111-117.

NATHAN P.E., GORMAN J.M. (1998), *A guide to treatments that work*, Oxford University Press, New York.

NEDELJKOVIC M., KYRIOS M., MOULDING R., DORON G., WAINWRIGHT K., PANTELIS C., PURCELL R. et MARUFF P. (2009), « Differences in neuropsychological performance between subtypes of obsessive-compulsive disorder », *Aust N Z J Psychiatry*, 43, 216-226.

NIELEN M.M. et DEN BOER J.A. (2003), « Neuropsychological performance of OCD patients before and after treatment with fluoxetine: evidence for persistent cognitive deficits », *Psychol Med*, 33, 917-925.

NUTTIN B., COSYNS P., DEMEULEMEESTER H., GYBELS J. et MEYERSON B. (1999), « Electrical stimulation in anterior limbs of internal capsules in patients with obsessive-compulsive disorder », *Lancet*, 354, 1526.

NUTTIN B.J., GABRIELS L., VAN KUYCK K. et COSYNS P. (2003), « Electrical stimulation of the anterior limbs of the internal capsules in patients with severe obsessive-compulsive disorder: anecdotal reports », *Neurosurg Clin N Am*, 14, 267-274.

NYMAN H. et MINDUS P. (1995), « Neuropsychological correlates of intractable anxiety disorder before and after capsulotomy », *Acta Psychiatr Scand*, 91, 23-31.

OHTA M., KOKAI M. et MORITA Y. (2003), « Features of obsessive-compulsive disorder in patients primarily diagnosed with schizophrenia », *Psychiatry Clin Neurosci*, 57, 67-74.

OMORI I.M., MURATA Y., YAMANISHI T., NAKAAKI S., AKECHI T., MIKUNI M. et FURUKAWA T.A. (2007), « The differential impact of executive attention dysfunction on episodic memory in obsessive-compulsive disorder patients with checking symptoms vs. those with washing symptoms », *J Psychiatr Res*, 41, 776-784.

PALLANTI S. *et al.* (2002), « Treatment non-response in OCD: methodological issues and operational definitions », *Int J Neuropsychopharmacol*, 5(2), 181-191.

PALLANTI S. et QUERCIOLI L. (2006), « Treatment-refractory obsessive-compulsive disorder: methodological issues, operational definitions and therapeutic lines », *Prog Neuropsychopharmacol Biol Psychiatry*, 30, 400-412.

PAVLOV I.P. (1927), *Conditioned reflexes*, London, Routledge and Kegan Paul.

PENADES R., CATALAN R., ANDRES S., SALAMERO M. et GASTO C. (2005), « Executive function and nonverbal memory in obsessive-compulsive disorder », *Psychiatry Res*, 133, 81-90.

PENADES R., CATALAN R., RUBIA K., ANDRES S., SALAMERO M. et GASTO C. (2007), « Impaired response inhibition in obsessive compulsive disorder », *Eur Psychiatry*, 22, 404-410.

PERANI D. *et al.* (2008), « In vivo PET study of 5HT(2A) serotonin and D(2) dopamine dysfunction in drug-naive obsessive-compulsive disorder », *Neuroimage*, Aug, 1, 42(1), 306-314.

PERTUSA A., BEJEROT S., ERIKSSON J., FERNÁNDEZ DE LA CRUZ L., BONDE S., RUSSELL A., MATAIX-COLS D. (2012), « Do patients with hoarding disorder have autistic traits ? », *Depress Anxiety*, Mar, 29(3), 210-218.

PHILLIPS K.A., ROGERS J. (2011), « Cognitive-behavioral therapy for youth with body dysmorphic disorder: current status and future directions », *Child Adolesc Psychiatr Clin N Am*, Apr., 20(2), 287-304.

PHILLIPS M.L. et MATAIX-COLS D. (2004), « Patterns of neural response to emotive stimuli distinguish the different symptom dimensions of obsessive-compulsive disorder », *CNS Spectr*, 9, 275-283.

PITMAN R.K. (1987), « A cybernetic model of obsessive-compulsive psychopathology », *Compr Psychiatry*, 28, 334-343.

POYUROVSKY M., HRAMENKOV S., ISAKOV V., RAUCHVERGER B., MODAI I., SCHNEIDMAN M., FUCHS C. et WEIZMAN A. (2001), « Obsessive-compulsive disorder in hospitalized patients with chronic schizophrenia », *Psychiatry Res*, 102, 49-57.

PUJOL J., SORIANO-MAS C., ALONSO P., CARDONER N., MENCHON J.M., DEUS J. et VALLEJO J. (2004), « Mapping structural brain alterations in obsessive-compulsive disorder », *Arch Gen Psychiatry*, 61, 720-730.

RACHMAN S. (1976), « The modification of obsessions: a new formulation », *Behav Res Ther*, 14, 437-443.

RACHMAN S. (1997), « A cognitive theory of obsessions », *Behav Res Ther*, 35, 793-802.

RACHMAN S. (2002), « A cognitive theory of compulsive checking », *Behav Res Ther*, 40, 625-639.

RAPOPORT J.L. et WISE S.P. (1988), « Obsessive-compulsive disorder: evidence for basal ganglia dysfunction », *Psychopharmacol Bull*, 24, 380-384.

RASMUSSEN S.A. et EISEN J.L. (1991), « Epidemiology, clinical features and genetics of obsessive-compulsive disorder », in M.A. Jenike et M. Asberg (eds.), *Understanding obsessive-copulsive disorder*, Kirkland, WA, Hogrefe and Huber, 17-23.

RASMUSSEN S.A. ET EISEN J.L. (1992), « The epidemiology and clinical features of obsessive compulsive disorder », *Psychiatr Clin North Am*, 15, 743-758.

RASMUSSEN S.A. et EISEN J.L. (1994), « The epidemiology and differential diagnosis of obsessive compulsive disorder », *J Clin Psychiatry*, 55, Suppl, 5-10, discussion 11-4.

RASMUSSEN S.A., EISEN J.L. (1998), « The epidemiology and clinical features of obsessive compulsive disorder », in Jenike M.A., Baer L., Minichiello W.E., *Obsessive compulsive disorders. Practical management*, Mosby, Inc, St Louis, 11-43.

RIDDLE M.A., HARDIN M.T., KING R., SCAHILL L. et WOOLSTON J.L. (1990), « Fluoxetine treatment of children and adolescents with Tourette's and obsessive compulsive disorders: preliminary clinical experience », *J Am Acad Child Adolesc Psychiatry*, 29, 45-48.

RIFFKIN J., YUCEL M., MARUFF P., WOOD S.J., SOULSBY B., OLVER J., KYRIOS M., VELAKOULIS D. et PANTELIS C. (2005), « A manual and automated MRI study of anterior cingulate and orbito-frontal cortices, and caudate nucleus in obsessive-compulsive disorder: comparison with healthy controls and patients with schizophrenia », *Psychiatry Res*, 138, 99-113.

ROH K.S., SHIN M.S., KIM M.S., HA T.H., SHIN Y.W., LEE K.J. et KWON J.S. (2005), « Persistent cognitive dysfunction in patients with obsessive-compulsive disorder: a naturalistic study », *Psychiatry Clin Neurosci*, 59, 539-545.

ROPER G., RACHMAN S. et HODGSON R. (1973), « An experiment on obsessional checking », *Behav Res Ther*, 11, 271-277.

ROSARIO-CAMPOS M.C., LECKMAN J.F., MERCADANTE M.T., SHAVITT R.G., PRADO H.S., SADA P., ZAMIGNANI D. ET MIGUEL E.C. (2001), « Adults with early-onset obsessive-compulsive disorder », *Am J Psychiatry*, 158, 1899-1903.

ROSENBERG D.R. et al. (2000), « Decrease in caudate glutamatergic concentrations in pediatric obsessive-compulsive disorder patients taking paroxetine », *J Am Acad Child Adolesc Psychiatry*, 39, 1096-1103.

ROTGE J.Y., CLAIR A.H., JAAFARI N., HANTOUCHE E.G., PELISSOLO A., GOILLANDEAU M., POCHON J.B., GUEHL D., BIOULAC B., BURBAUD P., TIGNOL J., MALLET L. et AOUIZERATE B. (2008a), « A challenging task for assessment of checking behaviors in obsessive-compulsive disorder », *Acta Psychiatr Scand*, 117, 465-473.

ROTGE J.Y., DILHARREGUY B., AOUIZERATE B., MARTIN-GUEHL C., GUEHL D., JAAFARI N., LANGBOUR N., BIOULAC B., TIGNOL J., ALLARD M. et BURBAUD P. (2009), « Inverse relationship between thalamic and orbitofrontal volumes in obsessive-compulsive disorder », *Prog*

Neuropsychopharmacol Biol Psychiatry. 15 ;33(4):682-7.

ROTGE J.Y., GUEHL D., DILHARRE-GUY B., CUNY E., TIGNOL J., BIOULAC B., ALLARD M., BURBAUD P. et AOUIZERATE B. (2008b), « Provocation of obsessive-compulsive symptoms: a quantitative voxel-based meta-analysis of functional neuroimaging studies », *J Psychiatry Neurosci*, 33, 405-412.

RUBIN R.T., VILLANUEVA-MEYER J., ANANTH J., TRAJMAR P.G. et MENA I. (1992), « Regional xenon 133 cerebral blood flow and cerebral technetium 99m HMPAO uptake in unmedicated patients with obsessive-compulsive disorder and matched normal control subjects. Determination by high-resolution single-photon emission computed tomography », *Arch Gen Psychiatry*, 49, 695-702.

SALKOVSKIS P.M. (1985), « Obsessional-compulsive problems: a cognitive-behavioural analysis », *Behav Res Ther*, 23, 571-583.

SALKOVSKIS P.M. (1999), « Understanding and treating obsessive-compulsive disorder », *Behav Res Ther*, 37, Suppl, 1, S29-52.

SALKOVSKIS P.M., KIRK J. (1997), « Obsessive-compulsive disorder », in Clark D.M., Fairbun C.G., *Science and practive of cognitive behaviour therapy*, Oxford University Press, Oxford.

SALKOVSKIS P.M., WARNICK H.M.C (1988), « Cognitive therapy for obsessive-compulsive disorder », in Perris C., Blackburn I.M., Perris H., *Cognitive psychotherapy. Theory and practice*, Springer-Verlag, Berlin.

SANAVIO E. (1988), « Obsessions and compulsions: the Padua Inventory », *Behav Res Ther*, 26, 169-177.

SAXENA S., BRODY A.L., SCHWARTZ J.M. et BAXTER L.R. (1998), « Neuroimaging and frontal-subcortical circuitry in obsessive-compulsive disorder », *Br J Psychiatry*, Suppl, 26-37.

SAXENA S. (2011), « Pharmacotherapy of compulsive hoarding », *J of clinical Psychology*, May, 67 (5), 477-484.

SCHWARTZ J.M. (1998), « Neuroanatomical aspects of cognitive-behavioural therapy response in obsessive-compulsive disorder. An evolving perspective on brain and behaviour », *Br J Psychiatry*, Suppl, 38-44.

SCHWARTZ J.M., STOESSEL P.W., BAXTER L.R. JR., MARTIN K.M. et PHELPS M.E. (1996), « Systematic changes in cerebral glucose metabolic rate after successful behavior modification treatment of obsessive-compulsive disorder », *Arch Gen Psychiatry*, 53, 109-113.

Sheehan D.V., Harnett-Sheehan K., Raj B.A. (1996), « The measurement of disability », *Int Clin Psychopharmacol*, 11 (Suppl 3), 89-95.

SHEEHAN D.V., LECRUBIER Y., SHEEHAN K.H., AMORIM P., JANAVS J., WEILLER E., HERGUETA T., BAKER R. et DUNBAR G.C. (1998), « The Mini-International Neuropsychiatric Interview (M.I.N.I.): the development and validation of a structured diagnostic psychiatric interview for DSM-IV and ICD-10 », *J Clin Psychiatry*, 59, Suppl 20, 22-33, quiz 34-57.

SOBIN C., BLUNDELL M.L. et KARAYIORGOU M. (2000), « Phenotypic differences in early- and late-onset obsessive-compulsive disorder », *Compr Psychiatry*, 41, 373-379.

SNOWDON J., PERTUSA A., MATAIX-COLS D. (2012), « On hoarding and squalor: a few considerations for dsm-

5 », *Depress Anxiety*, May, 29(5), 417-424.

SPIELBERGER C.D. (1983), *Manual for the State-Trait Anxiety Inventory* (STAI), PaloAlto, CA, Consulting Psychologists Press.

STEIN D.J., CAREY P.D., LOCHNER C., SEEDAT S., FINEBERG N., ANDERSEN E.W. (2008), « Escitalopram in obsessive-compulsive disorder: response of symptom dimensions to pharmacotherapy », *CNS Spectr.*, Jun, 13(6), 492-498.

STEKETEE G.S. (1993), *Treatment of Obsessive Compulsive Disorder, Treatment manuals for practitioners*, Guilford Press, New York.

STEKETEE G.S., FROST R.O., WINCZE J. et coll. (2000), « Group and individual treatment of compulsive hoarding : a pilot study », *Behavioural and Cognitive Therapy*, 28, 259-268.

STEKETEE G.S., SHAPIRO L. (1993), « Obsessive-compulsive disorder », in Bellack A.S., Hersen M., *Comprehensive clinical psychology, Volume 6*, Elsevier Science, Amsterdam.

STURM V., LENARTZ D., KOULOUSAKIS A., TREUER H., HERHOLZ K., KLEIN J.C. et KLOSTERKOTTER J. (2003), « The nucleus accumbens: a target for deep brain stimulation in obsessive-compulsive- and anxiety-disorders », *J Chem Neuroanat*, 26, 293-299.

SUMITANI S. *et al.* (2007), « Proton magnetic resonance spectroscopy reveals an abnormality in the anterior cingulate of a subgroup of OCD patients », *Psychiatry Res*, 154, 85-92.

SUMMERFELDT L.J. et ENDLER N.S. (1998), « Examining the evidence for anxiety-related cognitive biases in obsessive-compulsive disorder », *J Anxiety Disord*, 12, 579-598.

SUMMERFELDT S.J., RICHTER M.A., ANTONY M.M., SWINSON R.P. (1999), « Symptom structure in obsessive compulsive disorder : a confirmatory factor-analytic study », *Behaviour Research and Therapy*, 37, 297-311.

SVEVO I. (1973), *La Conscience de Zeno*, Folio, Gallimard.

SWEDO S.E., RAPOPORT J.L., LEONARD H., LENANE M. et CHESLOW D. (1989), « Obsessive-compulsive disorder in children and adolescents. Clinical phenomenology of 70 consecutive cases », *Arch Gen Psychiatry*, 46, 335-341.

SZESZKO P.R., ARDEKANI B.A., ASHTARI M., MALHOTRA A.K., ROBINSON D.G., BILDER R.M. et LIM K.O. (2005), « White matter abnormalities in obsessive-compulsive disorder: a diffusion tensor imaging study », *Arch Gen Psychiatry*, 62, 782-790.

SZESZKO P.R., CHRISTIAN C., MACMASTER F., LENCZ T., MIRZA Y., TAORMINA S.P., EASTER P., ROSE M., MICHALOPOULOU G.A. et ROSENBERG D.R. (2008), « Gray matter structural alterations in psychotropic drug-naive pediatric obsessive-compulsive disorder: an optimized voxel-based morphometry study », *Am J Psychiatry*, 165, 1299-1307.

TATA P.R., LEIBOWITZ J.A., PRUNTY M.J., CAMERON M. et PICKERING A.D. (1996), « Attentional bias in obsessional compulsive disorder », *Behav Res Ther*, 34, 53-60.

THOBOIS S., JOUANNEAU E., BOUVARD M. et SINDOU M. (2004), « Obsessive-compulsive disorder after unilateral caudate nucleus bleeding », *Acta Neurochir* (Wien), 146, 1027-1031, discussion 1031.

TIBBO P., KROETSCH M., CHUE P. et WARNEKE L. (2000), « Obsessive-compulsive disorder in schizophrenia », *J Psychiatr Res*, 34, 139-146.

TOLIN D.F., ABRAMOWITZ J.S., BRIGIDI B.D., AMIR N., STREET G.P. et FOA E.B. (2001), « Memory and memory confidence in obsessive-compulsive disorder », *Behav Res Ther*, 39, 913-927.

TOLIN D.F., VILLAVICENCIO A. (2011), « Inattention, but not OCD, predicts the core features of hoarding disorder », *Behav Res Ther*, Feb, 49(2), 120-125.

TORRES A.R., FONTENELLE L.F., FERRÃO Y.A., DO ROSÁRIO M.C., TORRESAN R.C., MIGUEL E.C., SHAVITT R.G. (2012), « Clinical features of obsessive-compulsive disorder with hoarding symptoms: A multicenter study », *J Psychiatr Res*, Mar, 30.

TRÉLAT U. (1861), *La folie lucide*, Paris, Adrien Delahaye.

TRYBOU V., HANTOUCHE E. (2009), *Les Phobies Alimentaires*, Éditions Josette Lyon, Paris.

TUCKER D.M., LUU P., FRISHKOFF G., QUIRING J. et POULSEN C. (2003), « Frontolimbic response to negative feedback in clinical depression », *J Abnorm Psychol*, 112, 667-678.

TUKEL R., ERTEKIN E., BATMAZ S., ALYANAK F., SOZEN A., ASLANTAS B., ATLI H. et OZYILDIRIM I. (2005), « Influence of age of onset on clinical features in obsessive-compulsive disorder », *Depress Anxiety*, 21, 112-117.

VAN BALKOM A.J., DE HAAN E., VAN OPPEN P., SPINHOVEN P., HOOGDUIN K. A. et VAN DYCK R. (1998), « Cognitive and behavioral therapies alone versus in combination with fluvoxamine in the treatment of obsessive compulsive disorder ». *J Nerv Ment Dis*, 186, 492-499.

VAN DEN HEUVEL O.A., REMIJNSE P.L., MATAIX-COLS D., VRENKEN H., GROENEWEGEN H.J., UYLINGS H.B., VAN BALKOM A.J. et VELTMAN D.J. (2008), « The major symptom dimensions of obsessive-compulsive disorder are mediated by partially distinct neural systems », *Brain*. 132(Pt 4):853-68.

VAN DEN HEUVEL O.A., VELTMAN D.J., GROENEWEGEN H.J., WITTER M.P., MERKELBACH J., CATH D.C., VAN BALKOM A.J., VAN OPPEN P. et VAN DYCK R. (2005b), « Disorder-specific neuroanatomical correlates of attentional bias in obsessive-compulsive disorder, panic disorder, and hypochondriasis », *Arch Gen Psychiatry*, 62, 922-933.

VAN DEN HOUT M. et KINDT M. (2003a), « Repeated checking causes memory distrust », *Behav Res Ther*, 41, 301-316.

VAN DEN HOUT M.A., ENGELHARD I.M., SMEETS M., DEK E.C., TURKSMA K. et SARIC R. (2009), « Uncertainty about perception and dissociation after compulsive-like staring: time course of effects », *Behav Res Ther*, 47, 535-539.

VAN DER WEE N.J., RAMSEY N.F., JANSMA J.M., DENYS D.A., VAN MEGEN H.J., WESTENBERG H.M. et KAHN R.S. (2003), « Spatial working memory deficits in obsessive compulsive disorder are associated with excessive engagement of the medial frontal cortex », *Neuroimage*, 20, 2271-2280.

VAN OPPEN P., DE HAAN E., VAN BALKOM A.J.L. et coll. (1995), « Cognitive therapy and exposure in vivo in the the the treatment of obsessive compulsive disorder », *Behaviour Research and Therapy*, 33, 379-390.

VAN OPPEN P. HOEKSTRA R.J., EMMELKAMP P.M. (1995), « Cognitive therapy and exposure in vivo in treatment of obsessive compulsive disorder », *Behaviour Research and Therapy*, 33, 379-390.

VAN OPPEN P., HOEKSTRA R.J. et EMMELKAMP P.M. (1995), « The structure of obsessive-compulsive symptoms », *Behav Res Ther*, 33, 15-23.

VAN VEEN V. et CARTER C.S. (2002), « The anterior cingulate as a conflict monitor: fMRI and ERP studies », *Physiol Behav*, 77, 477-482.

WALSH K.H., MCDOUGLE C.J. (2011), « Psychotherapy and medication management strategies for OCD », *Neuropsychiatric Disease and Treatment*, 7, 485-494.

WELTER M.L., BURBAUD P., FERNANDEZ-VIDAL S., BARDINET E., COSTE J., PIALLAT B., TEZENAS DU MONTCEL S., BASTIAN A., LANGBOUR N., TEILLANT A., HAYNES W., YELNIK J., KARACHI C., MALLET L. et GROUP STOC (2011), « Basal Ganglia dysfunction in OCD: subthalamic neuronal activity correlates with symptoms severity and predicts high frequency stimulation efficacy », *Translational Psychiatry*, 5.1

WILHELM S., PHILLIPS K.A., FAMA J.M., GREENBERG J.L., STEKETEE G. (2011), « Modular cognitive-behavioral therapy for body dysmorphic disorder », *Behav Ther*, 2011, Dec, 42(4), 624-33, Epub 2011 May 1.

WINSBERG M.E., CASSIC K.S., KORAN L.M. (1999), « Hoarding in obsessive compulsive disorder : a report of 20 cases », *Journal of Clinical Psychiatry*, 60, 591-597.

WOOLLEY J., HEYMAN I., BRAMMER M., FRAMPTON I., MCGUIRE P.K. et RUBIA K. (2008), « Brain activation in paediatric obsessive compulsive disorder during tasks of inhibitory control », *Br J Psychiatry*, 192, 25-31.

WORBE Y., BAUP N., GRABLI D., CHAIGNEAU M., MOUNAYAR S., MCCAIRN K., FEGER J. et TREMBLAY L. (2008), « Behavioral and Movement Disorders Induced by Local Inhibitory Dysfunction in Primate Striatum », *Cereb Cortex*, 19(8):1844-56.

WORBE Y., MALLET L., GOLMARD J.L., BEHAR C., DURIF F., JALENQUES I., DAMIER P., DERKINDEREN P., POLLAK P., ANHEIM M., BROUSSOLLE E., XIE J., MESNAGE V., MONDON K., VIALLET F., JEDYNAK P., BEN DJEBARA M., SCHUPBACH M., PELISSOLO A., VIDAILHET M., AGID Y., HOUETO J.L. ET HARTMANN A. (2010), « Repetitive behaviours in patients with Gilles de la Tourette syndrome: tics, compulsions, or both ? », *PLoS One* 5, e12959.

YOO S.Y., ROH M.S., CHOI J.S., KANG D.H., HA T.H., LEE J.M., KIM I.Y., KIM S.I. et KWON J.S. (2008), « Voxel-based morphometry study of gray matter abnormalities in obsessive-compulsive disorder », *J Korean Med Sci*, 23, 24-30.

ZARIFIAN E. (1999), *La Force de Guérir d'Edouard*, Éditions Odile Jacob.

ZOR R., KEREN H., HERMESH H., SZECHTMAN H., MORT J. et EILAM D. (2009), « Obsessive-compulsive disorder: a disorder of pessimal (non-functional) motor behavior », *Acta Psychiatr Scand*, 120, 288-298.

图书在版编目(CIP)数据

理解与治疗强迫症/(法)安妮-埃莱娜·克莱尔
等著；朱广赢，张巍译.—上海：上海社会科学院出版社，2019
ISBN 978 - 7 - 5520 - 2657 - 3

Ⅰ．①理…　Ⅱ．①安…　②朱…　③张…　Ⅲ．①强迫症—
诊疗　Ⅳ．①R749.99

中国版本图书馆 CIP 数据核字(2019)第 017482 号

Originally published in France as：
Comprendre et traiter les Troubles Obsessionnels Compulsifs，
Under the direction of Anne-Hélène Clair and Vincent Trybou.
© DUNOD Editeur，Paris，2013
Simplified Chinese language translation rights arranged through
Divas International，Paris 巴黎迪法国际版权代理(www. divas-books. com)

上海市版权局著作权合同登记号：图字 09-2014-050 号

理解与治疗强迫症

著　　者：(法)安妮-埃莱娜·克莱尔　樊尚·特里布　等
译　　者：朱广赢　张　巍
责任编辑：赵秋蕙
封面设计：黄婧昉
出版发行：上海社会科学院出版社
　　　　　上海顺昌路 622 号　邮编 200025
　　　　　电话总机 021 - 63315947　销售热线 021 - 53063735
　　　　　http://www. sassp. org. cn　E-mail：sassp@sassp. cn
排　　版：南京展望文化发展有限公司
印　　刷：上海颛辉印刷厂
开　　本：890×1240 毫米　1/32 开
印　　张：13.25
字　　数：294 千字
版　　次：2019 年 9 月第 1 版　2019 年 9 月第 1 次印刷

ISBN 978 - 7 - 5520 - 2657 - 3/R·051　　　定价：60.00 元